农村饮用水水质健康风险评估技术研究与示范

倪福全　邓　玉　著

科学出版社

北京

内 容 简 介

本书是一部关于农村饮用水水质健康风险评估研究的专著。主要介绍健康风险评估的基本理论、剂量与摄取机制和化学物质毒性；基于 NAS 健康风险评估"四步法"构建农村饮用水水质健康风险评估方法与指标体系；描述研究区基本情况并分析了农村水源水质检测结果、确定了主要危害物、污染源、暴露参数，分析饮用水和皮肤接触途径的健康风险水平、量化了水质健康风险评估中的不确定性，探讨了农村饮用水水源水质健康风险的时空变异特征，阐述了农村饮用水风险管理措施，构建农村饮用水水质健康风险管理决策支持系统，总结水质健康风险评估理论、技术与管理、示范应用。本书旨在加强农村饮水水质健康风险评估研究成果的科学交流，以期促进四川乃至全国农村饮用水安全工作。

本书对开展农村饮水健康风险评估、风险管理、农村饮水安全工程建设及水处理工艺的确定等工作具有一定的参考价值，可供水安全风险评估、管控与应急处理等相关领域的科研、技术和管理人员以及相关专业的本科生、研究生参阅。

图书在版编目(CIP)数据

农村饮用水水质健康风险评估技术研究与示范/倪福全，邓玉著.—北京：科学出版社，2014.3
　　ISBN 978-7-03-039875-8

　　Ⅰ.①农…　Ⅱ.①倪…②邓…　Ⅲ.①农村给水-饮用水-水质-影响-健康-风险评价　Ⅳ.①R123.9

　　中国版本图书馆 CIP 数据核字(2014)第 036349 号

责任编辑：朱　丽　杨新改／责任校对：朱光兰
责任印制：徐晓晨／封面设计：耕者设计工作室

科学出版社出版
北京东黄城根北街 16 号
邮政编码：100717
http://www.sciencep.com

北京中石油彩色印刷有限责任公司 印刷
科学出版社发行　各地新华书店经销

*

2014 年 3 月第　一　版　开本：720×1000 1/16
2020 年 3 月第八次印刷　印张：14 3/4
字数：278 000
定价：68.00 元
(如有印装质量问题，我社负责调换)

序

水是三农的命脉，是生命之源。水对人的生命和健康至关重要，因此获得安全饮用水是人类生存的基本需求，是涉及国计民生的重大问题。

据世界卫生组织（WHO）统计，全球 80％的疾病与直接饮用不清洁的水有关；截至 2004 年年底，全球范围内仍有 11 亿人得不到安全的饮用水，26 亿人缺乏基本的卫生条件。

中国政府对饮水安全问题也高度重视，"十五"期间制定并实施了"农村饮水解困""农村饮水安全应急规划"等计划，解决了 5600 多万农村人口的饮水问题及 1100 多万人的农村饮水安全问题，取得了较大的成效。但随着社会经济的不断发展、人口的增加，水环境污染、水资源短缺等问题日益严重，饮水安全问题逐渐凸显。根据我国农村饮水安全评价标准统计，截至 2004 年年底，除港澳台及上海等地区外，我国农村饮水不安全人口为 3.23 亿，占农村人口总数的 34％。其中，西部最为严重、中部次之、东部稍好，各区域内饮水不安全人口占其农村总人口的比例分别为 40％、35％、27％。在饮水不安全人口中，由于天然水质超标（包括高氟、高砷、苦咸水以及铁锰等物质超标）和人为水污染水质超标（包括地表水、地下水污染水质超标），饮水水质不达标的人口约为 2.26 亿，占饮水不安全总人口的 70％，饮水水质不安全问题引发的健康问题日益显现。2011 年中央一号文件提出，2015 年年底前全面解决农村饮水安全问题，力争到 2020 年农村集中供水受益人口比例达到 85％。

因此，控制环境污染导致的健康风险和加强我国环境健康领域的研究已成为当前迫切需要解决的问题。《国家环境与健康行动计划》(2007—2015)提出监测"饮用水水质卫生指标、水性疾病监测范围及其他健康影响信息""建立饮水安全与健康监测网络""完善环境与健康风险评估和风险预测、预警工作"。《国民经济和社会发展第十二个五年规划纲要》提出"'十二五'期间解决 3 亿农村居民饮水安全问题""以解决饮用水不安全和空气、土壤污染等损害群众健康的突出环境问题为重点""提高环境与健康风险评估能力"。由此可见，中央政府对饮用水安全与健康风险高度重视。

欧美等发达国家针对环境污染导致健康危害问题开展了大量的调查和研究，颁布了许多有针对性的技术导则，构建了一系列评价方法，形成了完整的评价体系，其中美国国家科学院(NAS)出版的《联邦政府的风险评估：管理程序》，即 NAS "四步法"可称为健康风险评估的典范，被荷兰、法国、日本等许多国家以及国际组织采用。基于此,发达国家建立了比较完善、适合本国国情的健康风险管理体系。

我国的健康风险评估工作始于 20 世纪 90 年代,以介绍和应用国外的研究成果为主。历经二十余年的发展,我国在健康风险评估研究以及管理等方面也取得了一定进展,相继颁布了一系列相应的技术指南和法规文件,但一套完整的风险评估指南和技术性文件目前却尚未建立,尤其是适合我国居民的暴露参数几乎为空白,严重影响到健康风险的评估和预警能力,制约了我国环境污染健康风险管理工作。

在长江上游水与资源管理的可持续利用联合研究(2012DFG91520)、四川新农村建设技术集成研究与示范(2010NZ0105)、新农村发展研究院建设(2012CPTZ0010)、四川盆地西缘典型区农村饮水水质健康风险评估(09ZA063)等项目资助下,四川农业大学倪福全教授带领团队成员针对研究区农村饮水安全中的主要水质不安全问题,通过近八年的刻苦钻研、积极思考、努力实践、认真总结,取得了丰硕的科研成果:

一是根据《生活饮用水水质标准》和化学物毒性分类,确定了四川西缘典型低丘区水源的主要危害物;

二是在大量调查工作基础上,分析获得了研究区农村居民饮水暴露参数;

三是采用 NAS "四步法"评价饮水和皮肤接触途径的饮用水源健康风险,基于 GIS 技术探讨了其时空变化规律;

四是针对研究区饮用水水源保护和供水站管理中的问题,提出相应的风险管理措施,并研发了农村饮用水健康风险评估与管理决策支持系统;

五是开展了研究区集中式供水站建设与管理的示范研究,取得了社会、经济和生态方面的综合效益约 1.53 亿元。

这些科研成果,主要在倪福全教授团队成员的博士论文、硕士论文中进行了阐述,有的以学术论文发表在国内外重要核心期刊上,有的已在国际国内会议上进行了交流、发表。

该书的研究成果和研究思路、方法可为我国相关领域的研究工作提供借鉴,对保障饮水安全、因地制宜地采用合理的农村饮水安全工程和饮用水水质处理工艺技术方案,对建立并完善饮水安全监测网络、应急机制及预案,无疑具有很强的理论和现实意义。

该书可作为水安全风险评估、管控与应急处理等相关领域科研、技术人员和相关专业的本科生、研究生的参考书,以促进我国水安全科研工作。

是为序。

宫辉力

首都师范大学校长

2013 年 12 月

前　言

随着我国社会经济的快速发展,环境污染日渐严重,由此引发了诸多环境问题,如新旧公害事件不断出现,PM$_{2.5}$、重金属污染、酸雨等环境污染问题遍布全国,使生态环境遭受严重破坏,人体健康和生存面临威胁。据报道,我国居民的主要死因和疾病已由过去的传染性疾病转变为现在的慢性非传染性疾病。近年来,脑血管疾病、癌症、呼吸疾病的死亡率呈明显上升趋势,其中全国每年新发癌症病例约350万,因癌症死亡患者约250万,而90%的癌症是由化学致癌物引起的。众所周知,化学污染物已经成为影响人体健康的第一要素。

水是人类生存的基本物质之一,水质好坏直接决定人体健康与否。近年来,人类不合理的污染排放,导致有害物进入水环境,不仅引发环境污染,还会在长时间内持续存在,最终通过食物、饮水、呼吸等途径进入人体,危害人的健康。水环境中多种化学污染物具有致癌、致畸和致突变效应,如重金属、多环芳烃、残留药物、有机农药等,这些有害物即使在剂量十分微小的情况下长期饮用,也会表现出对人体健康的毒性效应。据世界卫生组织(WHO)统计,全球每年因饮用水水质不良而死亡的人数达170万,80%的疾病与直接饮用不清洁的水有关。

以上环境污染造成的健康危害问题日益引人关注,公众特别希望了解:为什么环境污染会引起健康危害? 其形成原因是什么? 健康风险有多大? 如何规避风险? 要正确回答这些问题,健康风险评估是有效的手段,也是环境与健康问题研究中的极其重要的研究领域。

农村饮水安全一直是困扰中国经济发展的重要因素,也是新中国成立以来各届、各级领导致力解决的民生问题。特别是农村饮用水水质问题严重影响了人体健康、农村稳定,是人们最关心、最迫切需要解决的问题之一。传统的饮用水水质评价方法和标准虽然在一定程度上能够客观反映水体的污染水平,但无法直接反映水体污染对人体健康的潜在危害,已不能适应健康风险控制的要求。因此,开展农村饮用水水质健康风险评估及管理是顺应时代发展所必须开展的重要工作,非常必要,也是热门的研究领域。

本书以四川省雅安市名山区为研究区域,结合名山区农村饮用水现状与问题,开展了农村饮用水水质健康风险评估与管理技术研究,并将该技术应用于集中式供水站新建(或改扩建)方案制定中,不仅能保障饮用水水质安全,还能有效控制介水性疾病的发生和传播,改善农村居民的生活生产状况,给当地带来了巨大的社会、经济和生态效益。研究的主要创新和效益如下:

(1) 根据县域尺度(四川省雅安市名山区)农村饮用水水质现状、时空分布特征及存在的主要问题,揭示了不安全因子的地域分布规律和主要危害物在水源中的分布规律;

(2) 从水土环境的视角研究了健康风险的形成机制;

(3) 编制了四川省雅安市名山区农村饮用水水质健康风险专题地图,直观、系统、全面反映了健康风险的时空分布特征;

(4) 提出了风险管控方案,研发了农村饮用水健康风险评估与管理决策支持系统,为各级管理部门提供了一个动态、可视化的信息共享平台,为政府决策提供系统、直观的技术支撑;

(5) 将研究成果应用于研究区农村供水站的建设与水处理工艺的选择中,总计取得综合效益约 1.53 亿元。

本书共分 11 章。第 1 章综述了研究背景、健康风险评估国内外研究现状和本书的研究内容等;第 2 章阐述了健康风险的基本理论、剂量与摄取机制以及化学物质的毒性;第 3 章分析了 NAS 的健康风险评估"四步法"在本书中的具体含义及内容,建立了健康风险评估指标;第 4 章介绍了研究区的基本概况;第 5 章分析了农村饮用水水源水质检测结果,探讨了污染物的来源和可能对人体健康产生的不利影响,确定了研究区主要的危害物;第 6 章以 NAS 健康风险评估"四步法"为基本框架,对饮水和皮肤接触途径的饮用水水源水质进行了健康风险评估,查清了农村饮用水水源污染物的潜在来源,获得了研究区农村居民饮水暴露参数,分析了饮水和皮肤接触途径的健康风险水平;第 7 章建立了不确定性的水质健康风险评估模型,运用该模型评估了名山区水质健康风险;第 8 章利用 GIS 空间分析技术,分析了农村饮用水水源水质健康风险的时空变化特征;第 9 章分析了农村饮用水风险来源、管理中的问题,提出了农村饮水风险管理措施;第 10 章构建了农村饮用水水质健康风险管理决策支持系统;第 11 章对水质健康风险评估理论、技术与管理开展了示范研究。

在本书的撰写过程中,得到了雅安市水务局、名山区水务局、四川农业大学等单位领导和专家的大力支持,在此深表谢意!感谢国际科技合作计划项目(2012DFG91520)、四川省科技支撑计划项目(2010NZ0105)、四川省科技支撑计划项目(2012CPTZ0010)、四川省教育厅重点科研项目(09ZA063)的经费资助。感谢历届研究生、本科生张莹、刘小容、任化准、杨岳林、付成威、叶剑、张炅闾、蒋琳琳等在野外调研、水质检测、数据分析与处理中做出的贡献。

由于作者水平有限,书中难免有疏漏和不足之处,衷心希望广大读者批评指正,以便在今后的研究中进一步完善和提高!如有问题可与作者联系:nfq1965@163.com。

作　者

2013 年 12 月

目　　录

第1章 绪 论

1.1 研究背景、目标及意义

1.1.1 研究背景

水是生命的中心,生命的母亲,即生命之源、生态之基。民以食为天,食以水为先。水质决定体质,体质决定健康。据世界卫生组织(World Health Organization,WHO)统计,全球80%的疾病与直接饮用不清洁的水有关。截至2004年年底,全世界仍有11亿人得不到安全的饮用水,26亿人缺乏基本的卫生条件[1],每天约有3900名儿童死于由不洁水源导致的疾病[2]。

饮用水是人类生存与发展的基本需求,保障稳定、洁净、安全的饮用水是文明社会公民的基本利益和政府的不二职责。水安全问题一直是国际、国内关注的焦点问题之一,世界各国及一些国际组织均对饮用水安全高度重视。2000年9月,《联合国千年宣言》(*United Nations Millennium Declaration*)提出:在2015年年底前,要使无法得到或负担不起安全饮用水的人口比例降低一半,各国元首和政府首脑已承诺最迟在2015年实现上述目标。欧盟对各成员国饮用水水源地进行抽样检测,自2000年以来发布了4期饮用水水质的检测报告,分析了欧洲饮用水水质改善的情况[3-6]。美国于1969年调查了1000个社区,发现41%的社区饮用水水质不达标;1972年新奥良河检出36种有机化合物;1974年发现饮水消毒副产物三卤甲烷(trihalomethans,THMs),引发民众对饮用水法规和标准的极大关注,在此情况下,美国国会于1974年颁布了新的《安全饮水法》(Safety Drinking Water Act,SDWA),在1986年、1996年分别进行了修订,使饮用水法规标准日趋完善[7]。

在一定程度上,获得安全的饮用水依赖于当地的地理特征、环境保护和相关技术推广应用的成效,因此发展中国家和经济欠发达地区的水安全问题通常比发达地区要严重得多。中国,作为发展中国家之一,农村人口比例较大,水资源相对紧缺且时空分布不均,加之近年来极端气候多发、频发,广大农村地区社会经济发展相对落后,自然地理条件复杂多变,长期以来许多农村地区饮水安全问题突出,影响了人民群众的生活和身体健康。到2004年年底,全国农村地区仍有3.23亿人饮水不安全,占农村总人口的34%[8];其中,水质不达标涉及人口约2.26亿,占70%;水量不足、保证率低下和取水不方便涉及人口约9558万,占30%;按地区统计,西部地区、中部地区、东部地区饮水不安全人口分别为 1.25 亿、1.38 亿、6985 万[9]。我国西部地区由于自然和历史的原因,经济与科技发展相对落后,特别是在偏远的农村地区,水安全问题尤其突出。

从新中国成立到 2007 年年底,中国政府在全国共建成各类农村供水工程 300 多万处,累计解决了 3.4 亿人的饮水困难。新世纪以来,特别是 2000 年 9 月联合国千年发展目标提出后,我国政府针对到 2000 年年底仍有 3.79 亿农村人口饮水困难和饮水不安全的问题,承诺在 2015 年前基本解决农村饮水安全问题[10]。"十一五"期间,国家不断加大投入力度,农村饮水安全工作取得快速发展。中央累计投资 590 亿元,加上地方政府配套和群众自筹资金,先后建设了各类农村集中饮水工程 20 多万处,平均每天新增供水 1680 多万 m³,农村集中式供水工程覆盖率提高到 58%,提前一年实现"十一五"规划目标,超额完成"十一五"规划任务。到 2010 年年底,中国政府已解决 2.2 亿农村人口的饮水安全问题[11],提前六年实现了联合国千年发展目标的承诺。《中共中央、国务院关于加快水利改革发展的决定》(中发[2011]1 号)中指出,到 2020 年,基本建成水资源保护和河湖健康保障体系,主要江河湖泊水功能区水质明显改善,城镇供水水源地水质全面达标,重点区域水土流失得到有效治理,地下水超采基本得到遏制;到 2013 年解决规划内农村饮水安全问题,"十二五"期间将基本解决新增农村饮水不安全人口的饮水问题[12]。

农村饮水安全,是指农村居民能够获得并且在经济上负担得起符合国家卫生标准的足够的饮用水。建立农村饮用水保障体系,不会由于饮用数量不足或质量不合格而对生理和心理带来威胁或造成伤害,这种威胁和伤害包括为了获取饮用水花费过高的代价,如时间、体力、物力、财力等,间接影响农民的生活水平和生活质量。饮水不安全的类型分为天然水质超标型、人为污染水质超标型以及水量缺乏型(包括保证率低、取水不方便)。水利部及卫生部于 2004 年制定了《农村饮水安全卫生评价指标体系》(水农[2004]547 号),将农村饮用水分为安全和基本安全两个档次,按水质、水量、方便程度和保证率 4 项指标进行评价。4 项指标中只要有 1 项指标低于安全或基本安全最低值,就不能确定为饮水安全或基本安全。

目前,饮水不安全的主要原因有以下几个方面[9]:

(1) 水源污染严重。据四川省农业厅统计:2004 年全省化肥用量 215 万 t (纯),平均每公顷 550kg,超过发达国家为防止化肥对水体造成污染而设置的平均每公顷 225kg 的安全上限;农药 5 万 t/a,除草剂 2917t/a,杀鼠剂 13.5t/a,植物调节剂 145t/a,其中只有 10%～20%得到利用,80%～90%流失在土壤、空气和水体中,对湖泊、河道及地下水造成氨氮、磷、重金属等污染。

(2) 部分地区农民饮用高氟水、高砷水、苦咸水,导致骨骼变形乃至瘫痪,皮肤病、癌症、智力低下等水性地方病多发。

(3) 水中病原菌和致病微生物等超标。

（4）铁锰等其他水质问题。由于水文地质原因，造成地下水水质感官性状差，呈红色或黄色。

（5）局部地区季节性缺水和水源保证率低下等问题突出。

农村饮用水水质安全已成为影响人类生存与健康的主要问题。例如，人类已在水源中发现了多种具有致癌、致畸和致突变的化学物质，它们可能源自直接排放也可能源自水环境中其他物质的转化，而这些转化往往发生在环境多介质和多界面之上，过程十分复杂。饮用水中很多危害物即使在剂量十分微小的情形之下，当它们中的几种共存时就会产生复合污染，从而表现出毒性效应；水质及其变化十分复杂，农村饮用水中有毒物的危害往往没有阈值，风险控制才是保障农村饮用水水质安全的根本途径。传统的饮用水水质评价方法和标准虽然在一定程度上能够客观反映水体的污染水平，但无法直接反映水体污染对人体健康的潜在危害，已不能适应健康风险控制的要求。因此，开展农村饮用水水质健康风险评估及管理是顺应时代发展所必须开展的重要工作，非常必要，正日益成为热门的研究领域。

健康风险评估（health risk assessment，HRA）是一种方法或工具，用于描述和评估某一个体未来发生某种特定疾病或因为某种特定疾病导致死亡的可能性。这种分析过程的目的在于估计特定时间发生风险的概率，而非做出明确的诊断[13]；主要描述人类暴露于环境危害物之后可能出现不良健康效应的特征[14]。饮用水健康风险评估的主要特点是以风险度作为评估指标，将水环境与人体健康联系起来，定量描述饮水环境污染物对人体健康可能产生的危害风险[15]。开展水质健康风险评估将有利于充分了解水体污染状况、污染物迁移转化途径和对人体健康、生态的危害，确定水体中污染物的主次及治理的优先顺序，改进制水工艺[16-17]，提高饮用水的安全性。

1.1.2 研究目标

保障饮水安全是关系到每个人日常生活、健康和切身利益的社会公益事业。农村饮水安全问题，特别是农村饮用水水质问题严重影响了人体健康、农村稳定，是人们最关心、最迫切需要解决的问题之一。

综合考虑农村饮水安全现状、水环境情况、人口密度、地形地貌特征、社会经济发展状况、农村饮水安全工程项目进展情况及前期研究基础条件等因素，选择四川省雅安市名山区作为研究区域，主要理由如下：

（1）该区属于四川盆地西缘典型区，为长江上游生态环境脆弱区，资源环境承载能力较弱、灾害风险较大。选择该区能代表四川盆地西缘区的主要水源和供水类型，能反映当地的经水传播传染病和水性地方病情况，能代表原生环境及次生环境污染对饮用水水质的影响，能满足采样时的水样保存时间的要求，能覆盖国家、省级和当地疾病监测点。

（2）该区村民生活用水长期依靠坑塘水、山泉水、井水、山浸水、河湖水等水源，水质差、水量少，严重影响了村民的生产、生活、生存及农村生态环境。据2004年年底调查，该区农村饮用水水质不达标涉及人口8.5万，其中，饮用未经处理的Ⅳ类及超Ⅳ类地表水涉及人口2.6万；细菌学指标超标严重、未经处理的地表水涉及人口1.1万；污染严重、未经处理的地下水涉及人口0.9万；血吸虫病疫区涉及人口3.9万。农村饮水安全问题，特别是农村饮用水水质问题严重影响了人体健康、农村稳定，是人们最关心、最迫切需要解决的问题之一。积极开展水质健康风险评估、尽快改善该区农村饮水条件是十分迫切和必要的[18]。

（3）自2005年起，相关部门及有关研究人员对该区农村饮水安全作了大量的研究工作，资料丰富。选择该区开展研究有助于进一步实现对该区水质健康风险的动态监管与深入研究。

（4）受"4·20"芦山地震的影响，研究区多处集中式供水站受到不同程度损毁，导致11.91万人饮水困难。黑竹镇、茅河乡、联江乡、廖场乡部分区域地下水中铁、锰含量猛增，严重超标，根本无法饮用。名山区降雨时空分布不均，冬干、春旱连年发生，水源保证率低，特别是高岗地区、蒙顶山及总岗山地区居民，季节性缺水现象严重。为确保全区受灾居民正常供水，根据地震、干旱等突发事件对农村供水影响，以及名山区供水工程损毁现状和问题，非常需要开展农村供水应急预案研究。

本书以四川省雅安市名山区为研究区域，以农村饮用水水质健康风险评估为研究对象，研究目标是：

（1）厘清该区农村水质健康风险与原生环境及次生环境之间的关系，查清农村饮用水水源水环境污染来源和水平，确定水体中污染物的主次及治理的优先顺序，判断农村水环境潜在危害物的优先治理顺序和敏感人群。

（2）探索农村饮用水水质健康风险的动态性、方向性、过程性、时空性，揭示农村饮用水水质健康风险的成因机制。

（3）提高公众对农村水环境现实与潜在水环境危害的认识与区别，从而减少对公众的健康危害，帮助科研人员证实污染物健康危害的程度，判断潜在危害的主次和敏感人群。

（4）构建适于四川西缘山地农村饮用水水质健康风险评估的理论体系和工作模式，为强化农村饮用水水质健康风险管理的可操作性提供理论依据，为寻找避免和削减农村饮用水水质健康风险的工程措施和非工程措施提供科学支撑。

（5）开展农村供水应急预案的研究，为相关部门建立应急预案提供科学参考，保障居民在突发事件中也能获得正常、安全的供水。

（6）根据健康风险评估结果制定水源保护可行性方案，改进供水站净水工艺，提高供水水质安全性，实现对农村饮用水水质风险的有效管理。

1.1.3 研究意义

本书的研究可为改善名山区农村饮水安全现状提供重要的科学依据,不仅能保障饮用水水质安全,还能有效控制介水性疾病的发生和传播,同时对农村水源地的管理、饮水处理技术的选择、水质分级风险控制、促进水资源保护与合理开发利用、农村生态环境的改善等十分重要。研究成果可以为四川省"十二五"期间水源地的水质评估提供科学的示范,切实做到确保水质安全、人群健康、人水和谐,按照"生产发展、生活宽裕、乡风文明、村容整洁、管理民主"的标准建设社会主义新农村、美丽乡村,提高农业现代化,缩小城乡差距,实现城乡一体化的目标。因此,本项目的研究、推广和应用具有重大的社会和经济效益,十分必要,同时也具有重要的实际价值和科学意义。

首先,本项目属于应用性基础研究,对保障民生、构建和谐社会意义重大。饮用水水质不安全对人体健康危害极大,引发介水性疾病的发病率增高,加大农村居民的生活负担,影响生活质量和健康。开展本项研究可起到预测和预警的作用,及时将可能发生的水质不安全事故消除在萌芽状态。因此,具有显著的经济效益。

其次,农村饮水健康风险评估将饮用水水质与人体健康定量地有机耦合起来,对不安全饮用水水质造成的危害的可能性及其程度的大小做出科学评估,并指导农村居民饮用水水质改良,有利于保障民生、保护人们身体健康,提高人们的生存、生活质量。因此,具有重要的社会意义。

再次,该研究模式可推广应用于其他农村地区饮用水的健康风险评估工作中,有利于揭示饮用水水质的现状、趋势和时空变化规律,从而为有关部门根据健康风险现状对其未来健康风险进行预测、预警。因此,应用前景广阔。

最后,根据该研究模式,可将健康风险评估结果用于制定水源保护可行性方案,改进供水站净水工艺,提高供水水质安全性,实现对农村饮用水水质风险的有效管理。

1.2 国内外研究现状及趋势分析

风险评估,就是通过一系列的研究过程,回答人们关注的这样一些问题[19]:什么会变得有害?为什么会变得有害?可能性有多大?最大危害到什么程度?我们应该如何做?

风险评估主要分为安全风险评估、健康风险评估、生态/环境风险评估等,三类风险评估程序对比见表 1-1。

表 1-1 三类风险评估的程序对比

安全风险评估	健康风险评估	生态/环境风险评估
1. 危害鉴别(hazard identification) 物质、设备、过程,如财产目录、大小、位置;初始事件(错误使用设备、人员误操作、限制失败等)	1. 数据分析/危害鉴别(data analysis/hazard identification) 某地区化学、物理、生物等的数量与密度;关注的化学品的选择等	1. 问题规范化(problem formation) 研究区受到威胁的种群的调查
2. 原因的概率/频率估计(probability/frequency estimation of causes) 源自内部原因与外部原因的各初始事件的概率分布	2. 暴露评估(exposure assessment) 敏感子群、暴露比率及时间在内的潜在承担者	2. 暴露评估(exposure assessment) 承担者的数量,特别是珍稀种群;暴露点的集中性
3. 后果分析(consequence analysis) 有害影响的性质、程度与概率	3. 剂量-反应评估(dose-response or toxicity assessment) 剂量与有害影响之间的关系	3. 毒性影响评估(toxicity effects assessment) 水生、陆生及微生物测试
4. 风险评价(risk evaluation) 将概率与后果综合起来得到安全风险的定量表达	4. 风险表征(risk characterization) 将反应与剂量数据综合起来得到健康风险的定量或定性表达	4. 风险表征(risk characterization) 将场地调查、毒性与暴露数据综合起来以评价重要的生态风险

在国外,与风险评估相关的词组及涵义分别有:risk assessment,指的是风险评估;risk estimation,指的是风险估算,对应于风险评估中的第二步骤;risk evaluation,指的是风险评价,对应于险评估中的最后一步;risk analysis,指的是从系统内部出发,研究各组成部分之间的事故联系,识别可能存在的风险和风险因素以及事故发生的可能路径,通过风险控制技术,以最小的成本减少或消除风险因素,将发生风险的概率和损失降到最低限度,获得最大的安全保障。

国内常将风险评估(risk assessment)与风险分析(risk analysis)混为一谈。事实上在很多情形下,风险分析包含风险管理的内容,风险管理又是基于风险评估之上的决策选择与调整过程。

HRA 是 20 世纪 80 年代以后才兴起的狭义的环境评估的重点,目前在世界各国,特别是一些发展中国家,如中国、巴勒斯坦、印度、柬埔寨、泰国、南非等的饮用水评估中得到了一定的应用研究。

1.2.1 健康风险评估现状

1. 国外健康风险评估研究现状

第二次世界大战后,科学技术以及现代医学的飞速发展与普及,有力地遏制了传染病的猖獗,极大地增强了人类对自身生存环境的控制能力,显著提高了世界人口的平均寿命。但是之后一些更严重的疾病(如心脏病、癌症、中风等)导致死亡率大幅增加。20 世纪 60 年代,美国心脏病医生罗宾逊博士在多年研究的基础上,创立了预测医学学科,并初次提出了健康危害评估(health hazard appraisal,HHA)的概念[20]。20 世纪 70~80 年代为健康风险评估研究的高峰期,基本形成较完整的评估体系。美国环境保护署(United States Environmental Protection Agency,USEPA) 于 1976 年公布了可疑致癌物的风险评估准则,并提出了有毒化学品的致癌风险评估方法,这一方法引起了学术界的极大兴趣,被许多环境立法机构所接受,同时该方法日渐普遍和成熟。但遗憾的是,由于缺乏规范化的操作程序和标准,不同的学者常采用不同的评估方法。基于这一状况,美国国家科学院(United States National Academy of Sciences,USNAS) 于 1983 年编制了《联邦政府的风险评估:管理程序》,该报告明确提出了风险评估的具体程序和操作标准,并将健康风险评价规定为 4 个步骤与方法,即危害鉴别、剂量-反应评估、暴露评估以及风险表征等[21]。USEPA 与国际癌症研究中心(International Agency for Research on Cancer,IARC)、美国能源部环境管理办公室(United States Department of Energy Office of Environmental Management)等机构合作,制定了一系列的技术文件、准则和数据库,如《健康风险评估导则》《暴露风险评估指南》《暴露因子手册》《超级基金场地健康风险评估手册》《风险评估信息系统》《综合风险信息系统》《健康影响评估概要表》《暂定毒性数据库》等[22-39],此外美国有毒物质与疾病登记署(Agency for Toxic Substances and Disease Registry,ATSDR)也提出了健康风险评估方法体系。截至当前,已有许多国家、地区和组织,如英国、荷兰、意大利、加拿大、澳大利亚、新西兰、日本、印度、巴基斯坦、越南、柬埔寨、中国的台湾和香港、欧洲环境署(European Environment Agency,EEA)等开展了大量的环境风险评估工作,同时借鉴美国现有的风险评估方法,构建起了更加适合研究区域实际情况的健康风险评估体系、方法、手册和数据库等[40-51]。20 世纪 90 年代,人们又开始探讨健康风险与生态风险相结合的综合风险评估法。WHO 在 USEPA 和世界经济合作与发展组织(OECD)的帮助下,于 2001 年建立了健康风险与生态风险的综合评估体系[52],并提出了健康风险与生态风险综合评价的方法和建议。同年,欧盟发布了健康与生态风险综合评价的技术指南,建议和指导其成员国采用该指南开展环境风险评价[53-54]。目前,健康风险评估在食品安全领域越来越受重视。欧洲食品安全局(European Food Safety Authority，EFAS)针对食物链化学污染的健康风险研究取得了很大进展[55-56]。WHO[57]于 2009 年发布了《食品中化学物的风险评估指南和方法》。

2. 国内健康风险评估研究现状

健康风险评估工作在我国始于 20 世纪 90 年代初期,主要是介绍和应用国外的研究成果。潘自强院士自 1990 年开始在核工业系统内开展了非致癌化学物、致癌化学物和放射性污染物的环境健康评价研究。汪晶和阎雷生[58]于 1993 年介绍了健康风险评估方法的发展历程、在环境管理中的意义以及健康风险评估的基本程序与方法,详细阐述了风险评价的四个阶段:危害鉴别、剂量-反应评估、暴露评估、风险表征的基本概念和计算公式。之后,健康风险评估逐渐获得国内学者的关注,并广泛应用于饮用水、土壤、污染场地、大气、地下水、食品等领域。1997 年燃煤大气污染对健康的危害被国家科委列入国家攻关计划研究项目之一[59]。曾光明等[60]简要介绍了水环境健康风险评估模型,以实例研究结果说明健康风险评估能定量描述环境污染对公众健康的危害。毛小苓和刘阳生[61]介绍了环境风险评估的基本概念、发展过程,着重阐述国内外最新研究成果和主要研究方法,以及环境风险评估在实际生活中的应用状况等,分析了环境风险评估中存在的主要问题,并对今后环境风险评估的发展方向提出了一些建议。我国政府也先后出台了一系列行业标准、技术导则文件,如 1993 年原国家环境保护总局颁布的中华人民共和国环境保护行业标准《环境影响评估技术导则(总则)》(HJ/T 2.1—1993);原国家经济贸易委员会于 2001 年发布的《职业安全健康管理体系指导意见》和《职业安全健康管理体系审核规范》。中央政府对环境保护的重视不断提高,先后出台了《污染场地风险评估技术导则》(征求意见稿)、《环境影响评估技术导则:人体健康》(征求意见稿)、《化学物质风险评估导则》(征求意见稿)等多项技术指导准则。

历经二十余年的发展,我国在健康风险评估研究以及管理等方面也取得了一定进展,相继颁布了一系列相应的技术指南和法规文件,但一套完整的风险评估指南和技术性文件目前却尚未建立。近年来,我国学者利用风险概念和分析方法对环境健康风险进行评估的应用研究取得了较大进步。王永杰和贾东红[62]介绍了HRA 过程中的不确定性(uncertainty)因素,讨论了非致癌以及致癌物 HRA 方法中的不确定性问题,列举了不确定性分析(uncertainty analysis)的方法,如蒙特卡罗(MC)法、泰勒简化法、概率树法和专家判断法等;Luo 等[63]研究了厦门 14 个公园土壤中重金属具有生物可利用性部分的致癌和非致癌风险,评价结果表明非致癌风险在可接受水平,但是通过口入途径的铅对儿童的非致癌风险应优先考虑,成人的致癌风险均超过了目标值 10^{-6},主要是铬、铅通过皮肤接触和口入途径引起的。Wang 等[64]评价了广州城区儿童和成人终身暴露于地表灰尘多环芳烃

(PAHs)的致癌风险分别是 3.03×10^{-6} 和 2.92×10^{-6}，其中市中心、商业区、高速路和工业园区为高风险的地方，风险主要来源于汽车尾气排放和煤炭燃烧。Wang 等[65]针对北京-天津城市群周围污水灌溉的污染问题，计算了 6 种蔬菜中重金属对人体的健康风险，结果表明，即使每天食用该地区的蔬菜，摄入的重金属量远低于容许限度，其非致癌总风险低于风险可接受水平 1，因此认为食用该地区的蔬菜是安全的。谌宏伟等[66]以常州市某厂 4 种苯系污染物为目标，研究了其对厂区及下游居民的 3 种暴露途径非致癌风险，结果表明，厂区人群同时遭受皮肤接触污染土壤和呼吸污染空气带来的非致癌风险，厂区下游居民主要饮用污染的地下水导致了非致癌风险。汪万芬等[67]对六安市城区饮用水中的重金属健康风险进行了评估研究。Zeng 等[68]等对华中地区黄兴镇饮用水中的锰进行了健康风险的空间分析研究。Du 等[69]评价了北京市 13 个公园的灰尘中 Cr、Ni、Pb、Zn、Cu、Cd 等重金属对当地居民的健康风险，儿童和成人的健康风险主要来源于摄入途径，且儿童潜在的健康风险高于成人；Zhong 等[70]探讨了焦炭厂和化工厂污染场地中多环芳烃的健康风险，苯并[a]蒽、苯并[b，k]荧蒽、苯并[a]芘、茚并[1，2，3-cd]芘、二苯并[a，h]蒽 5 种污染物的致癌风险高于风险接受水平，经口摄入和皮肤接触是最主要的暴露途径；Ollson 等[71]在调查环境背景条件下，预测了 2 种规模垃圾焚烧发电厂（年处理能力 14 万 t 和 40 万 t）对周围居民健康风险，在年处理能力 40 万 t 情景的非正常情况下，居民吸入氢氰酸、婴儿食用母乳会存在细微的健康风险；Zhao 等[72]分析了天津市塘沽工业园区周围地表土壤重金属的来源和人体健康风险，园区西北、东南区域居民存在明显的健康风险；李如忠[73-74]运用模糊集理论和盲信息技术，分别建立模糊环境健康风险评估模型，并将其应用于城市水源的环境健康风险评估研究，减小了不确定性因素对评价结果的影响；许海萍等[75]应用预期寿命损失法（loss of life expectancy，LLE）对目前我国危害较大的 6 种致癌与非致癌污染物[砷、滴滴涕（dichlorodipenyltri-chloroethane，DDT）、苯并芘、铅、汞、镉等]可能造成的人体预期寿命损失进行了评价，并分析比较了 6 种污染物的环境健康风险值。

1.2.2 水质健康风险评估现状

水是人类生存和发展的物质基础，对人的生命和健康至关重要。但是当水体受到有毒化学物污染后，其可通过饮水、食物的形式进入人体，影响人体健康，引起急慢性中毒，甚至死亡。

水质健康风险评估是专门针对水质开展的基于人群健康的风险评价，是指对已经或可能污染的水环境中污染物对人体健康的危害程度进行概率估计，并据此提出减小风险的方案和对策，为水环境污染防治提供决策依据。作为一项重要的环境因子，水质对人体健康的危害已受到各国的高度重视，各国也开展了许多研究。Muhammad 等[76]对科希斯坦地区饮用水中重金属进行了健康风险评估,结果表明该地区重金属的危害指数在可接受水平内。Machdar 等[77]从暴露和剂量-反应角度出发,定量评价了加纳人口密集区饮用水的 5 种暴露途径的微生物健康危害,平均每人每年疾病负荷为 0.5DALYs,高于 WHO 的推荐水平。Wu 等[78]在收集、转换、统一已发布的水源和饮用水的 PAHs 监测数据基础上,综合评价了不同年龄人群不同暴露途径的健康风险,风险分析表明成人和全年龄段的 PAHs 致癌风险分别有 5.8% 和 6.7%,高于 10^{-5},总体来说,我国水源和饮用水的 PAHs 致癌风险大多在可接受范围,但是黄河兰州段和钱塘江仍应给予更多关注。Gan 等[79]检测了广州、佛山和珠海 3 个城市 10 个水厂出厂水的消毒副产物,并从摄入、呼吸、皮肤接触等途径对三卤甲烷(trihalomethanes,THMs)进行了致癌风险评价,结果显示所有水厂出厂水中 THMs 的致癌风险均高于 10^{-6},其中二氯一溴甲烷占摄入途径致癌风险的比例最高,THMs 则占呼吸途径致癌风险的比例最高。Murakami 和 Oki[80]研究了 2011 年日本福岛核泄漏事件对东京市民身体的健康影响,通过对饮用水中放射性物质 I-131 进行致癌风险评价,发现因核泄漏事件引起的婴儿致癌风险的发生率和死亡率最高,其次是儿童,成人最小。Törnqvist 等[81]对咸海流域内地表水、地下水中农业和工业污染物进行了健康风险评估,结果表明该流域下游地表水的健康风险高于风险可接受水平,主要是由于高含量的铜、砷、硝酸盐和双对氯苯基三氯乙烷(DDT)所致。倪福全等[82]在检测四川盆地西缘地区农村饮用水源水质基础上,对该地区由饮水方式引起的健康风险进行了健康风险评估。罗大成等[83]对南田县丰水期和枯水期农村不同深度的饮用地下水中硝酸盐进行了健康风险评估,评价结果表明南部塬区和河谷阶地的儿童健康风险指数大于 1,且小部分区域成人健康风险指数也大于 1。白璐等[84]研究了华东某县深层井水、浅层井水、地表沟塘等农村饮用水源中多氯联苯的人体健康危害。王丽萍等[85]在国外健康风险评估的研究成果上,建立了水环境健康风险评估模式,以某河流水质监测数据进行了实例研究;武晓峰等[86]对地下水中有机污染物苯分别采用 RBCA 模式和 Csoil 模式进行了健康风险评估,饮水暴露是最主要的暴露途径,而洗澡过程中地下水的使用也会带来较大的风险;张菊等[87]采用 USEPA 健康风险评估模型对聊城市城区河湖水中 Hg、As 进行了评价,As 的致癌风险高于最大可接受风险水平($1.0 \times 10^{-6} a^{-1}$),是非致癌物 Hg 的 $10^3 \sim 10^6$ 倍;孟晓琦等[88]对青岛市某饮用水源地中 15 种重金属进行了健康风险评估模型,结果表明:通过饮水途径所致健康风险中,由致癌物砷所致的健康风险水平为 $8.15 \times 10^{-6} a^{-1}$,低于国际辐射防护委员会(ICRP)推荐的最大可接受风险水平 $5.0 \times 10^{-5} a^{-1}$;由非致癌物所致的健康风险中砷最大,铜和硼次之,二者的风险水平为 $10^{-9} a^{-1}$ 和 $10^{-10} a^{-1}$,均低于 ICRP 推荐的最大可接受风险水平;Chai 等[89]基于不规则三角网(TIN)模型和暴露评估方法对地下水多种重金属元素进行了健康风险评估研究。

综上所述,国内外对水质健康风险评估研究比较多,但大多侧重于城市饮用水和流域水环境,而对于农村饮用水源健康风险评估研究较少,针对县域尺度的研究更少。实际上,农村人口多、地域广,水质污染情况更加复杂。因此,应在广泛了解县域内水质状况的基础上,加强对县域尺度农村饮用水源健康风险评估的研究。

1.2.3 暴露参数研究现状

暴露参数是描述人体通过呼吸道、消化道、皮肤等途径接触到外源污染物的数量、速率,以及人体基本参数(如体重、寿命、皮肤暴露面积等),是评估人体暴露于外源物质剂量的重要参数。化学污染物的健康风险评估过程必须建立在暴露参数定量化的基础上,并结合剂量-反应关系开展研究。因此,暴露参数不仅是健康风险评估的关键数据,而且其准确性还将直接影响评价结果的可靠性。

国外的暴露参数研究卓有成效,许多发达国家已经颁布了参数手册,尤其是美国。USEPA 基于大量的实验研究和部分全国性大规模调查数据,针对本国居民特点,制定并发布了暴露参数手册,包括居民的呼吸、饮水、饮食、皮肤以及基本生理指标等[90]。加拿大[91]、日本[92]、澳大利亚[93,94]、韩国[95]等也在参考 USEPA 暴露参数手册的基础上,根据本国居民的特点制定、颁布了国民的暴露参数手册或指南。

我国暴露参数方面的研究起步较晚,目前还没有发布相关的暴露参数手册,但是相关的报道已有一些。例如,王宗爽等[96]在借鉴 USEPA 暴露参数制定方法的基础上,根据我国居民的基本身体特征和相关调查统计数据,获得了我国居民呼吸、饮食、皮肤等方面的暴露参数。Xu 等[97]采用随机入户调查的方式对北京、上海两地居民饮用水习惯进行了研究,结果表明两市居民冬季和夏季的日均饮水率分别为 2.2L/d、1.7L/d 和 2L/d、1.8L/d,且男性每日平均饮水率高于女性。段小丽等[98,99]研究了河南省泌阳县城乡居民饮水暴露参数,并将其运用到饮用水重金属健康风险评估中。张倩等[100]采用多阶段随机抽样法,统计分析了我国 4 个城市1483 名 18~60 岁城乡居民连续 7 天的饮水量,北京、上海、成都、广州等 4 个市居民饮水率中位数分别为 1579mL、1793mL、1150mL、1467mL,且男性饮水率的中位数高于女性,城市居民饮水率的中位数高于农村居民。杨彦等[101]以浙江温岭市人群为研究对象,采用问卷调查方式进行暴露参数研究,结果表明该地区男性、女性的呼吸速率分别为 13.95m³/d、10.88m³/d,男性、女性的体表面积分别为1.89m²、1.65m²,成人饮水量为 3355.9mL/d。

就我国现有的暴露参数调查结果而言,与美国、欧盟、日本等国家和组织的暴露参数明显不一致,即使是同一国家,暴露参数也不完全相同。如果在水质健康风险评估研究过程中直接引用别国的暴露参数,也会影响健康风险评估结果的准确性和可靠性。

1.2.4　不确定性研究现状

风险评估中的不确定性是指在估算变量大小或出现概率时,缺少置信度,或者说在考虑系统目前和将来状况时,由于认识的局限性而产生的风险的组成部分[102]。在水质健康风险评估中,不确定性贯穿于整个评价过程,主要是由于对各种各样的物理及生化过程缺乏足够的认识和足够的实测数据而造成的[103]。

当前,国内外有关水质健康风险的研究,大多从确定性角度进行评价。实际上,水质健康风险评估过程中包含了很多不确定性因素,且这些因素的来源、性质和类型等比较复杂。如果忽视水质健康风险评估中的不确定性,评价结果的可信度就无法保证。因此,在水质健康风险评估时必须充分重视不确定性问题。Chowdhury 等[104]对饮用水风险评估中的不确定性进行了阐述和优化处理,使风险水平在理论上与实际情况更接近。Chen 和 Ma[105]对台北三个灰渣填埋场的监测井水与溢出水中的二噁英(dioxins)进行了风险评估,同时运用 MC 模拟法进行不确定性分析。Houeto 等[106]对饮用水中低剂量残留药物卡巴西平进行了健康风险评估,定量分析了评价过程中的不确定性,说明最大污染含量的健康风险被过高评估。Kumar 和 Xagoraraki[107]应用 MC 模拟法定量评价了水环境三种残留药物的健康风险,99%置信度的危害度小于 10^{-4},残留药物对人体健康无不良影响。Hung 等[108]对台湾 5 种灰渣垃圾填埋场 $400km^2$ 范围内地下水中铅和铬进行了健康风险评估,其致癌和非致癌风险均在可接受水平;考虑参数不确定性,MC 模拟法量化评价结果显示非致癌风险高于 1,超过了可接受水平,仅密封式垃圾填埋场非致癌风险低于 1。Deng 等[109]针对农村饮用水水质健康风险不确定性问题,将MC 模拟法引入健康风险评估中,并对名山区水质健康风险进行了评价,结果表明 Cr^{6+} 的致癌风险超过了可接受水平 10^{-6},非致癌风险在风险可接受范围内。Li 等[110]基于模糊数学建立了综合模糊随机健康风险评估模型,并将该模型应用于加拿大西部某污染区地下水健康风险评估,获得了很好的效果。

不确定的存在是由于客观世界的复杂性和人们认识能力的局限性引起的,是不可避免的,减少不确定性的关键在于收集大量数据和资料,需要消耗大量的人力、物力、财力和时间,技术手段可以在短时间、低成本的情况下有效减小风险评估中的不确定性而被广泛采纳。

1.2.5　GIS 技术的应用现状

环境中污染物的暴露在时间和空间上都是动态变化的,并具有地理参考位置的属性,因此可以将其作为 GIS 中的空间分析对象进行时空分布特征研究。

地理信息系统(geographic information system,GIS)经过 50 年的不断完善和发展,已成为一种兼容存储、管理、分析、显示与应用地理信息的计算机系统,是分析和处理海量地理数据的通用技术,能够为分析、决策提供重要的支撑平台,是一种多信息源的空间化、动态化、多学科交叉的信息科学和技术[111,112]。GIS 的主要特点表现在它能存储和处理所研究对象的空间位置信息及其属性信息,因此被广泛应用于各行各业。GIS 对数据强大的分析、处理功能在健康风险评估中也得到了一定的应用,最为常用的功能是空间分析(又称地统计分析,geo-statistical analysis)。空间分析功能是帮助确定地理要素之间新的空间关系,它不仅已成为区别于其他类型系统的一个重要标志,而且为用户提供了灵活地解决各类专门问题的有效工具。Jalba 等[113]基于 GIS 技术,研究评估农业面源污染物硝酸盐在地下水污染中的动态风险;Ni 等[114]在检测四川省雅安市名山区农村饮用水水源水质基础上,应用 USEPA 推荐的健康风险模型计算并分析了饮用水中污染物的致癌与非致癌风险,基于 ArcGIS 技术插值生成了致癌物、非致癌物的单因子和组合因子的专题图,更直观地表达了区域健康风险的空间分布情况。刘庆等[115]在 GIS 平台支撑下,对浙江省慈溪市农业土壤中重金属污染分别开展了单因子和组合因子的健康风险评估以及空间可视化表达研究。廖永丰等[116]采用环境健康风险评估的基本框架(浓度、暴露、剂量、效应 4 个部分),运用 GIS 栅格数据模型和域面分析技术建立起了城市空气质量健康风险空间量化评估模型,模拟了主要大气污染物 NO_x 的剂量-反应,并根据污染物的空间分布进行城市局地尺度 NO_x 的健康风险评估。Damian 和 Barbars[117]为验证暴露时间是否为癌症风险的重要因素,统计分析了波兰西里西亚省 1995~2004 年出生儿童的所有癌症病例,并采用 GIS 方法研究了其空间分布情况。Wang 等[118]用 GIS 制作了北京平原区地下水污染健康风险专题地图,结果表明垃圾填埋场、加气站、石油仓库以及平原区西部和北部部分地方是潜在危害最大的地方,建议将这些地方视为污染优先治理区。全世界有 1 亿多人饮用砷超标的水,特别是东南亚人口密集的河口三角洲地区,对此,Winkel 等[119]基于 GIS 平台,在不检测水质的情况下,利用土壤、地形、气象、水文等资料,结合逻辑斯谛回归分析模型,建立了以蒸散/降水、表土黏土含量、有机质、三角洲沉积物、冲击物等砷污染地区关键指标表达的地下水砷污染风险评价模型,其预测值与已知砷风险空间分布高度一致,该成果发表在 *Nature* 和 *Science* 杂志上,*Science Daily* 还对其作了专门报道[120],引起了学界广泛关注和高度评价。

由计算机技术与空间数据相耦合而产生的 GIS 这一高新技术,包含了信息处理的各种高级功能,但其基本功能仍是数据的采集、管理、处理、分析和输出。GIS 依托这些功能[121],通过空间分析、模型分析、网络、数据库和数据集成等技术,以及二次开发环境等,演绎出丰富多彩的系统应用功能,从而更好地满足用户的广泛需求,在系统开发中得到应用。例如,王志霞和陆雍森[122]在 GIS 平台上,集成了复杂工业源扩散模型(ISCST3)和传统风险评估中的多种风险源累积的风险评估模型,建立基于 GIS 技术的区域健康风险评估方法(RHRA),并在上海市杨浦区进行了应用研究;倪福全等[123]基于 ComGIS 技术开发了四川省雅安市农村饮水安全决策支持系统;任化准和倪福全[124]基于 ComGIS 技术初步设计雅安农村饮水安全预警系统。

1.2.6　主要问题及研究趋势

1. 主要问题

理论研究方面:HRA 本质上是研究不确定性问题的,其目的是试图将不确定性以确定的方式进行表征,以期将不确定性降到最低限度。如此做法有时可能会降低其科学性。

研究方法方面:各行各业的评估者根据自己的专业领域兴趣进行评估研究,缺乏科学的一致性;大多建立在大量统计数据的基础之上,但在实际操作中很难具备这样的基础[19]。

实际应用方面:自 2005 年以来,国内饮用水健康风险评估得到了长足发展,大多采用 NAS 或 USEPA 推荐的健康风险评估模型对我国河段、水库、湖泊、地下水中的有毒污染物[69,86,89,124],以及污染水回灌[125]、垃圾填埋场对地下水的污染[126]等进行了健康风险及水环境健康风险模型中的不确定性研究[69,73-74]。上述研究大多以单个水源地作为研究对象开展评估工作,而对区域性农村饮用水健康风险评估研究较少,基于组件式 GIS(component object model GIS,COMGIS) 技术的农村饮用水水质健康风险评估决策支持系统(rural drinking water health risk assessment decision support system,COMGIS-Based RDWHRADSS)的研究几乎是空白;饮水率、人均体重、人均寿命等基础数据资料对计算各种危害物的风险度是十分必要的,虽然上述数据资料的积累在国家层面上以及一些大城市已有开展,但是在乡镇和许多小城市等地区,饮水率、人均体重、人均寿命等基础数据资料仍是空白,严重阻碍了健康风险评估的正确开展。因此,开展饮水率、人均体重、人均寿命等基础数据资料的调查、收集以及统计分析十分必要。实际应用方面的主要问题见表 1-2。

2. 研究趋势

随着健康风险评估的理论框架与技术路线基本形成,越来越多的国家、地区和国际组织已逐渐重视其重要性,并通过制定法律、法规等推动评估工作开展。目前,已进入以数学模型、计算机为重要工具,综合应用毒理学、生态学、统计学、卫生学、地理学、水文学、地质学、物理学、化学、社会学等自然科学和部分社会科学有关的成果、内容以及先进方法为手段进行分析研究的阶段。主要研究趋势[127]见表 1-3。

表 1-2　实际应用方面的主要问题

主要问题	问题因素
缺乏完整性	有些评估研究成果表现为套用评价模型对一个或若干监测点一次或几次的监测数据进行计算,缺乏对污染源的过程分析、缺乏对污染地区的深入调查研究;有些评估研究成果表现为仅列出风险计算值,对计算结果的表述过于简单,缺少对风险构成的分析
内容不丰富	多数评估研究成果表现为:①仅就污染物通过某一种携带介质及某一种途径进入人体的方式进行了研究,而实际情况是污染物进入环境后会通过多种携带介质以及多种途径对人体产生危害;②很少针对有机物及微生物污染进行评估,评估因子基本都为无机污染物;③大多针对地表水和空气进行评估研究,而较少针对持久性要远大于地表水和空气的地下水和土壤污染的评估
计算粗略	多数评估研究成果不考虑污染物的迁移转化过程,认为当前的污染状况长期不发生改变,评估成果无法代表未来的实际状况
与实际状况的结合不密切	多数评估研究成果表现为:①简单套用国外模型,绝少根据实际情况对模型进行改进;②对模型参数的研究与欧美等西方发达国家差距较大
忽略其他一些重要因素	多数评估研究成果只关注有毒化学物质或放射性引发癌症的风险,忽略了致死风险、发病率、代际影响、累积影响等因素,导致应用受到很大的限制
未对结果进行检验	多数评估研究成果缺少对评估结果可靠性的检验,忽视评估结果存在一个可能性的问题,即不确定性
未深入研究风险管理方案	忽略了风险管理中所存在的大量的社会、经济、政治、技术、法律等方面的风险数据,导致评估成果对风险管理没有什么价值

表 1-3　主要研究趋势

编号	主要研究趋势
1	总结国内、国外成功的风险评估的经验和好的做法,建立、建全并完善 HRA 的技术细则和指南
2	选择典型地区、典型案例、典型时段开展示范性的研究和评估试点,探索 HRA 方法,为 HRA 提供实践经验
3	建立适合实际情况的暴露参数及毒理学数据库、HRA 模型
4	实现不确定性问题的定量化表征

1.3　研究内容、方法及技术路线

1.3.1　研究内容

以四川省雅安市名山区水土复合系统为研究对象,以探索该区农村水源水质健康风险的形成原因和条件、发生机制为目标,以协调人水关系达到人水和谐为主线,以从定性分析到定量计算的综合方法为指导,以系统分析为手段构建研究的基本内容,主要包括理论研究、方法研究、应用研究等 3 个方面,见图 1-1。

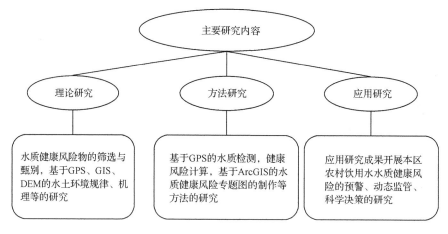

图 1-1　主要研究内容

由此确定本项研究的主要内容是:

(1) 检测该区农村居民饮用地表水源和地下水源水质,确定暴露剂量;

(2) 确定主要危害物,开展危害识别;

(3) 调查暴露参数、介水性疾病等,探讨暴露途径;

(4) 优选并确定饮用水水质健康风险计算模型;

(5) 定量表征饮用水水质健康风险水平;

(6) 定量化处理不确定性,分析不同参数对评价结果的敏感性;

(7) 基于全球定位系统(global positioning system,GPS)、GIS 等技术制作致癌物和非致癌物的健康风险专题地图,阐明和揭示农村供水现状及特点、饮用水水质分布特征、饮水健康风险、水质污染影响因子、潜在危害物形成机制,分析水质健康风险时空分布水平及动态变化特征,确定主要治理对象及其治理的优先顺序;

(8) 探讨该区水质健康风险形成原因、发生条件、形成过程;

(9) 确定"十二五"期间该区农村饮水分级风险管控规划方案;

(10) 研发农村饮用水健康风险评估与管理决策支持系统,创建可视化地理信息管理平台,为风险管制提供科学的决策依据;

(11) 根据健康风险评估结果制定水源保护可行性方案,改进供水站净水工艺,提高供水水质安全性,实现对农村饮用水水质风险的有效管理;

(12) 将农村饮用水水质健康风险评估的研究成果应用于新店供水站和临溪供水站,开展供水站水质健康风险与风险管理示范研究。

1.3.2　研究方法

采取野外调研、水质检测、室内计算、风险专题图的制作、饮用水风险管理决策支持系统的研发等综合研究手段进行科学研究。

本书的研究整合了水文水资源学、环境科学、水文地质学、地理学、土壤学、农学、计算机科学等多学科的理论知识和技术方法。涉及的技术主要包括现场调查、采样、检测与定位技术，健康风险表征模型，蒙特卡罗法，地理信息技术，计算机软件编程技术等。

1.3.3　技术路线

本课题属于新兴的边缘学科的研究范畴，其突出特点是将环境地学、水文地球化学、水文水资源、农村饮水安全等与人体健康紧密结合，以人水关系为中心，以水土平衡、水盐平衡、生态平衡为线索，实现对水土环境的调控，达到综合整治水源地的目的，有利于指导水源地的管理、饮水处理技术的选择、水质分级风险控制，促进水资源保护与合理开发利用和农村生态环境建设，对水源地的水质风险评估具有典型的示范意义。技术路线见图 1-2。

1.4　拟解决的关键问题、特色与创新

1.4.1　拟解决的关键问题

（1）研究区暴露参数（如饮水率、人均年龄和平均体重等）基础数据的调查和确定；

（2）饮用水水质健康风险计算模型的确立，风险度的表征，基于 GIS 技术风险专题图的制作，成因机制研究，不确定性因素的判定分析；

（3）主要污染物来源及优先治理污染物的确定；

（4）分级风险管理模式研究；

（5）农村饮用水风险管理决策支持系统的研发；

（6）研究成果的实际示范研究。

1.4.2　特色与创新

1. 特色

基于对研究区农村饮用水水质的全面检测和关键的致癌物、非致癌物的筛选，来源识别，流行病调查，建立该区饮用水风险污染物筛选方法，形成四川盆地西缘典型区——四川省雅安市名山区农村居民饮用水消费数据库及饮用水健康暴露评

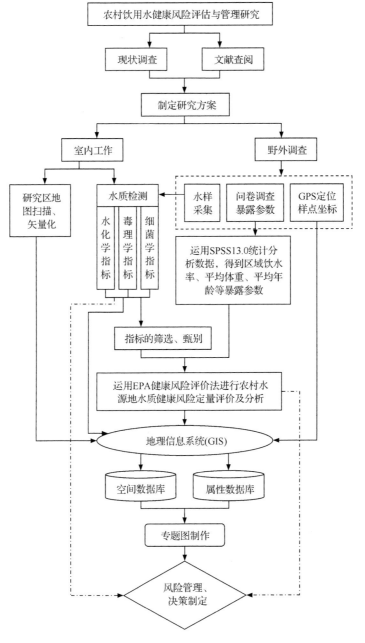

图 1-2 技术路线

估方法,系统分析饮用水暴露水平、暴露特征、潜在风险及成因机制。研究中,将人体健康与水源地水土环境相耦合,宏观环境与人体微观环境相耦合,水土环境中致癌物、非致癌物的地球化学特性与生物学特性相耦合,人体病因研究与综合防治相耦合,水土环境质量评估与环境综合整治相耦合,环境地球化学规律的普遍性与特殊性相耦合,水源地水质健康风险现状评估与预警相耦合,水源地水质健康风险分析的专业知识与 GPS、GIS 技术相耦合,水源地水质健康风险分析的时间和空间分析相耦合,分级风险管控工程措施与非工程措施相耦合,并将研究成果运用于供水站风险管理的示范研究中,取得了很好的社会、经济、生态效益。

2. 主要创新点

本书的研究综合应用 GPS、GIS 等技术及 NAS“四步法”对县域尺度开展农村饮用水水质健康风险评估研究,实现了县域尺度农村饮用水水质健康风险评估的时空性、动态性、过程性、方向性、机制性、建设性等方面的创新研究。主要体现在:

(1) 根据县域尺度(四川省雅安市名山区)农村饮用水水质现状、时空分布特征及存在的主要问题,揭示了不安全因子的地域分布规律和主要危害物在水源中的分布规律;

(2) 从水土环境的视角研究了健康风险的形成机制;

(3) 编制了四川省雅安市名山区农村饮用水水质健康风险专题地图,直观、系统、全面反映了健康风险的时空分布特征;

(4) 提出了风险管控方案,研发了农村饮用水健康风险评估与管理决策支持系统,为各级管理部门提供了一个动态、可视化的信息共享平台,为政府决策提供系统、直观的技术支撑。

(5) 将农村饮用水水质健康风险评估的研究成果,应用于新店供水站和临溪供水站,开展供水站水质健康风险与风险管理示范研究。

第2章 健康风险评估基本理论

2.1 基本概念的内涵与外延

2.1.1 风险

很早以前人类就有了风险意识的萌芽,可以说风险是一个非常古老的概念。但至今,风险(risk)还没有统一的定义。主要定义有:

《韦氏新国际词典》中对风险的定义是"冒险;危险;严重危险;面对损失、伤害、不利或毁灭"[128]。这个解释说明风险常常是更自愿的,而冒险是机遇的产物。

美国的小阿瑟·威廉斯、理查德·汉斯在《风险管理与保险》[129]中认为,风险是在特定情况和特定时间,可能发生的结果之间的差异。如果仅仅有一个结果是可能的,则这种差异为0,风险也为0;如果有多种结果是可能的,则风险不为0。这种差异越大,风险也就越大。

蒋维和金磊[130]认为,风险是可使未来管理过程遭遇损失的不确定性,是指发生不幸事件的概率,是一个事件产生不符合人们期望后果的可能性。

Dooley[131]认为,没有完全正确的风险定义,因为没有一个定义适用于全部的风险问题。

风险一词在不同领域又衍生出不同含义[132],如以下几种情况。

安全风险,特点是发生概率小,后果严重,具有偶然性,其核心是人类的安全与损失。例如,核事故风险、巨灾风险等。

健康风险,特点是发生概率大,后果较轻,具有不间断性,其核心是人类健康。例如,各种疾病风险。

生态/环境风险,特点是相互作用复杂,潜伏期长,其核心是生态系统。

公共福利/信誉风险,核心是价值。

金融风险,包括各种企业生产、流通风险,保险公司的精算风险,投资风险等,核心是经济。

投资风险,是指一个投资事件产生不期结果的可能性[133]。

灾害风险,是指灾害发生及其对人类生命财产带来损害的可能性,即某一地区某个时间跨度内可能发生的自然灾害,及其引起的破坏程度[95]。

农业风险,是指在农业生产过程中,由于农业决策、环境气候变化等不确定性因素而可能引起的后果,与预期目标发生负偏离的综合[134]。

水灾风险,是指在一定的时空范围内,水灾所造成的损失的不确定性[135]。

饮用水风险,虽然目前国内外很多文献对城市饮用水风险、农村饮用水风险、饮用水水源地风险、水厂消毒副产物风险、饮用水污染风险、饮用水成本风险、突发性水污染风险、地震灾区水质健康风险等进行了评估分析研究,但目前国内外文献中尚未见有饮用水风险的正式定义。饮用水风险包括广义和狭义之分:广义的饮用水风险,是指饮用水在水量、水质、方便程度、保证率等方面表现出的不安全性的概率及损失的不确定性,包括饮用水水量风险、饮用水水质风险、饮用水保证率风险、饮用水方便程度风险等,其特点是强调人们能够及时、方便地获得洁净足量的饮用水,即人们在需要时能够在自来水龙头或者距离较近的集中供水点以及庭院附近分散式供水点取水,水量能够满足日常生活做饭、饮用、刷牙、洗衣、洗澡等方面的使用要求,消费支出与当地经济条件相适应,水质符合生活饮用水卫生标准要求的洁净水,其核心是强调饮用水的安全性。狭义的饮用水风险,是指由于自然的和人为的原因所造成的饮用水水质不安全性的概率及损失的不确定性,如农村饮用水水质健康风险、城市饮用水水质健康风险、饮用水水厂消毒副产物风险、饮用水水质污染风险、饮用水突发性污染风险、地震灾区水质健康风险、战争状态下的水质风险、原生环境水质风险、自来水水质风险、直接饮用水水质风险等,其特点是强调饮用水水质的安全性,其核心是人体健康。

总之,风险一词的定义十分广泛,其基本的核心含义是"未来结果的不确定性或损失""个人和群体在未来遇到伤害的可能性以及对这种可能性的判断与认知"。如何采用恰当的措施使破坏或损失的概率降低至人们可以容忍的范围或不出现,则风险可能带来机遇和效益。有时风险越大,回报越高、机会越多,在风险中寻求机会创造收益,意义更深远。

2.1.2　风险评估

风险评估(risk assessment,RA)指在某一风险事件发生之前和之后的持续时间内,对该事件给人类生命财产等各个方面可能造成的不利影响和损失进行量化评价的全过程,即量化、测评某一事件或事物可能带来的不利影响或损失程度的全过程[136]。

风险评估的内容主要包括:①界定风险;②界定风险作用的方式;③界定风险后果。

尽管由于研究领域和研究对象的不同,各种类别风险的内涵、外延根本不同,对风险度的解释也千差万别,但综观国内外研究成果,风险评估还是有一个相对统一的程序和模式。

目前,国内外普遍采用的风险评估程序是 1983 年美国国家科学院(NAS)"四步法"[21]，具体步骤如下：

第一步：危害鉴别(hazard identification)。寻找可能造成风险的各种因素，确定这些因素的确定性与不确定性性质特性。

第二步：剂量-反应评估(dose-response assessment)。确定暴露群体对一种致灾因子的暴露范围与其反应的范围及可能性之间的关系；

第三步：暴露评估(exposure assessment，EA)。确定潜在承担者的数量及区域分布。所谓暴露，是指致灾因子与承担者在时间、空间上的重叠，仅仅当存在这种接触或者暴露时，一个致灾因子才会构成风险。

第四步：风险表征(risk characterization)。本步骤是将风险评估与风险管理联系起来的桥梁和纽带。基于暴露评估与强度-反应评估成果，通过综合分析，从而得到定量的风险估计数值，并清晰表达出关键的假设与不确定性的来源。

与之相对应是"风险度"，也称危害度、危险性，系指一种物质在具体的接触条件下，对机体造成损害可能性的定量估计。广义上，风险度是指危险因素(与发生疾病有联系，不一定是充分致病因子)导致不良结果的概率。

风险度评价，则是对人类接触有害因素或有害环境条件所产生的潜在健康危害作出系统和科学判断的过程，一般根据化合物对机体造成损害的能力和与机体可能接触的程度，以定量的概念进行估计并用预期频率表示，即基于毒理学试验、化学物接触、人群流行病学等资料数据的科学分析，确定接触外源化学物后对公众健康危害的可能性，发生损害效应的性质、强度、概率，确定可接受危险度水平和相应的实际安全剂量，为管理部门制定和修正卫生标准，制定相应法规，确定污染治理的先后次序，评价治理效果提供科学依据的过程。风险度评价的内容包括4部分：危害鉴别、剂量-反应、接触评定、危险度特征分析。

风险度评价是流行病学的基本研究方法，在探索疾病的病因方面已经取得了显著的成绩，并得到广泛应用。最经典的案例当属英国医生 Doll 和 Hill 对吸烟与肺癌的关联研究[137]。

对外来化合物的风险度评价是毒理学的主要任务之一。由于安全性评价中涉及许多无阈值物质，而导致不实际的"零"接触结论。所以在解决实际问题的过程中提出了"可接受危险度"的概念，而强调"实际安全"，并以此来评价化学物质对健康的危险度。

2.1.3　健康风险评估

健康的定义多种多样，都有其依据也都有其不完善之处。

WHO 将健康定义为：体格上、精神上、社会上的完全安逸状态以及良好的适应力，而不只是没有疾病、身体不适或不衰弱。本书所指的健康风险是指由于农村饮用水水质不良而造成的人体适应能力、生活能力和正常功能等受到影响的一种状态,即由于农村饮用水水质不良而造成的对人体的组织、器官、系统等的伤害,从而诱发人体细胞、组织、器官等发生病变的一种状态。

健康风险评估(health risk assessment,HRA),是指通过恰当的模型计算和估计有毒物、有害物的危害对人体健康的影响程度的概率大小,提出恰当的削减风险危害的方案和正确对策[138,139],也就是说,人们通过大量收集与分析的个人健康信息情况,提出并构建个人生活方式、生存环境、遗传特性等因素与个人健康状态之间的定量化相关关系,预测个人在未来的一段时间内可能发生某种特定疾病或者因某种特定疾病导致死亡的概率,也就是对个人的健康状况及未来患疾病或者死亡危险性的量化评估[140]。其主要目的就是评估健康状态、计算健康风险强度、降低健康风险等。健康风险评估本质上属于一种分析方法或工具,其目的在于估计在某一特定时间段内的特定疾病或者因某种特定疾病导致死亡发生的概率的大小,而不在于做出明确的诊断。健康风险评估与生态风险评估,是环境风险评价的两个重要组成部分[141,142]。

因此,可将农村饮用水健康风险定义为:农村居民通过摄入不良饮用水的方式,致使不良饮用水中的危害物的毒性和污染物的摄取量可能危害人体健康的程度或者概率的大小。

微观上讲,饮用水与健康的关系主要是饮用水中常量无机物质(如 C、H、O、N、Ca、K、P、S、Mg、Na、Cl 等 11 种)、生物微量元素(Fe、Zn、Cu、I、Mn、Se、F、Mo、Co、Cr、Ni、V、Sn、Si 等 14 种)、其他有毒元素或化合物(Al、As、Hg、Cd、Pb、硝酸盐、亚硝酸盐、氨氮等)、常量有机物(指的是因为生活污水的污染而带来的杂质,比如腐殖质、糖类、蛋白质、脂肪等)、微量有机物(如卤代有机物、多环芳烃、邻苯二甲酸酯、农药、亚硝胺、有机氯农药等)、微生物(如伤寒沙门氏杆菌、传染菌痢的志贺氏菌、霍乱弧菌等)、藻毒素(多肽毒素、生物碱毒素及其他毒素等)、放射性核素等与人体的关系。通过调查统计其高于危险性水平较高的特殊地区和人群,通过流行病学和实验室毒性试验研究评价其危害,建立其与人体健康的对应关系,确立相应危害物的作用阈值。

2.2　剂量与摄取机制

2.2.1　剂量

剂量的概念十分广泛,主要有[143]:

(1)机体本身的或机体接触到的外源化学物的数量;

(2)外源化学物质吸收进入机体的数量;

(3)外源化学物在主要组织器官、体液中的浓度。

　　由于外源化学物被吸收的量或在体内组织中的浓度或含量不易准确测定,所以一般剂量概念是指给予机体的或机体接触的外来化学物的数量。剂量的单位通常是以机体生存环境中的浓度,如饮用水通常以 mg/L 表示。

　　剂量是决定外源化学物对机体造成伤害作用的最主要因素,同一种化学物,不同剂量对机体的性质和程度不同,毒理学中常用的剂量概念有[144]:

　　(1)致死剂量(lethal dose,LD):指以机体死亡为观察指标而确定的外源化学物剂量。按可引起机体死亡率的不同而分为以下几种致死剂量:①绝对致死剂量(LD_{100}),引起所观察个体全部死亡的最低剂量或实验中可引起实验动物全部死亡的最低剂量;②半致死剂量(LD_{50}),亦称致死中量,是指引起一群个体 50% 死亡时所需剂量;③最小致死量(MLD 或 LD_{min} 或 LD_{01}),指在一群个体中仅引起个别死亡的最低剂量;④最大耐受量(MTD 或 LD_0),指在一群个体中不引起死亡的最高剂量。

　　(2)半数效应剂量(ED_{50}),指外源化学物引起机体某项生物效应发生 50% 改变所需的剂量。

　　(3)最小有作用剂量(LOAEL)或中毒阈值,是指外源化学物按一定的方式或途径与机体接触时,在一定时间内使某项灵敏的观察指标开始出现异常变化或机体开始出现损害所需的最低剂量。

　　(4)最大无作用剂量(NOEL),指外源化学物在一定时间内按一定方式或途径与机体接触后,用目前最为灵敏的方法和观察指标,未能观察到任何对机体损害作用的最高剂量。NOEL 是根据慢性毒性试验的结果确定的,是评定外源化学物对机体损害的主要依据,是制定每日容许摄入量(acceptable daily intake,ADI)和最高容许浓度(maximal allowable concentration,MAC)的主要依据。

2.2.2　摄取机制

　　据 WHO 的相关资料[145],污染物可以通过呼吸、饮食和皮肤接触等途径进入人体;而饮水和食物又是人体通过饮食途径摄取污染物质的主要方式。饮水和食物直接进入人体胃、肠之后,首先参与物理性消化过程,在此过程中,除极少部分在口腔中通过物理性粉碎以及化学消化分解外,绝大部分饮水和食物在胃和小肠中被消化、分解为可吸收的小分子物质,然后通过小肠肠壁黏膜进入血液,并参与到人体新陈代谢之中。显然,在此过程中,可将剂量理解为某一个可以影响人体健康的物质(即危害物)一旦通过摄取或者吸收进入人体的数量。

　　有 1/3 的危害物通过饮用水的途径进入人体,饮用水一旦进入人体就会经历各种物理的作用和生物化学的作用,其数量和形态必然会将发生较大的变化,这种变化不仅与危害物的性质有着密切的关系,而且与人体相应组织和器官的结构以及特征也存在着密切的关系。用剂量表示饮用水进入人体的危害物数量变化情况见图 2-1[146]。

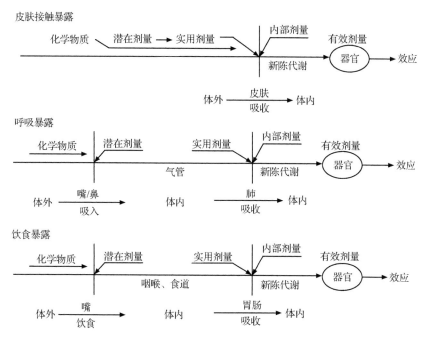

图 2-1　人体摄取污染物质的 3 种途径的剂量示意图

（1）摄入潜在剂量：指实际摄入至人体口腔的危害物的数量。它是每单位时间进入人体与环境界面的危害物数量（摄入率）与暴露浓度的乘积，是可能被人体吸收的污染物质的数量。单位时间横跨身体障蔽的危害物的数量称为吸收率。

摄入潜在剂量的一般性计算公式为

$$D_{potential} = C(t)\mathrm{IR}(t)\mathrm{d}t \tag{2-1}$$

暴露期如果分为多个时间段，且不同时间段危害物的变化情况可用浓度-时间曲线表达，那么潜在剂量可表述为

$$D_{potential} = \sum_i \int_{t_1}^{t_2} C(t)\mathrm{IR}(t)\mathrm{d}t \tag{2-2}$$

暴露期内或者说各时间段内，若危害物的浓度变化较小，或者无法获得浓度-时间曲线，可采用危害物的平均浓度进行平均表达，则潜在剂量可分别表述为

$$D_{potential} = \bar{C} \times \overline{\mathrm{IR}} \times \mathrm{ED} \tag{2-3}$$

$$D_{potential} = \sum_i \bar{C}_i \times \overline{\mathrm{IR}}_i \times \mathrm{ED}_i \tag{2-4}$$

式中，$D_{potential}$ 为潜在剂量；$C(t)$ 为污染物的浓度时间函数关系式；IR 为饮水率；t_1、t_2 为总暴露时间的起、止时刻；ED 暴露历时时段。

（2）摄入实用剂量：指危害物到达胃和小肠的污染物（如肠胃道及其他可吸收

的部分)可被吸收的数量,也就是说,到达胃肠交换界面上可被吸收或利用的危害物的数量。由于人体组织存在对危害物的生物利用率的问题,因而,实用剂量一般小于潜在剂量。

摄入实用剂量的一般性计算公式为

$$D_{\text{applied}} = \int_{t_1}^{t_2} C(t) \text{IR}(t) \mathrm{d}t \tag{2-5}$$

亦即,实用剂量为潜在剂量减去排泄量:

$$D_{\text{applied}} = D_{\text{potential}} - D_{\text{loss}} \tag{2-6}$$

式中,D_{applied} 为摄入实用剂量;D_{loss}(损失量)主要是指不能被人体吸收,最终以排泄物排出的那部分污染物数量。

(3)摄入内部剂量:指危害物被人体消化吸收后,能够进入人体血液,与人体细胞等受体发生作用的污染物质数量,亦即可经过代谢、传输、储存、排泄的危害物的数量,在皮肤接触途径中也称为吸收剂量。计算公式为

$$D_{\text{internal}} = D_{\text{applied}} \int_{t_1}^{t_2} f(t) \mathrm{d}t \tag{2-7}$$

内部剂量的确定是十分复杂的事情,通常可以采用实用剂量乘上摄入分数(AF)进行表示。人群不同,污染物质不同,吸收分数也必然会存在一定的差别。

$$D_{\text{internal}} = D_{\text{applied}} \times \text{AF} \tag{2-8}$$

当用潜在剂量代替实用剂量时,内部剂量可表示为

$$D_{\text{internal}} \approx D_{\text{potential}} \times \text{AF} \tag{2-9}$$

式中,D_{internal} 为摄入内部剂量;$f(t)$ 为非线性吸收函数。

(4)摄入传递剂量:指的是运输至人体组织以及器官的危害物的数量,它可能只是内部剂量的一部分,甚至是很少的一部分。

(5)摄入有效剂量:指的是到达一个或数个毒性作用位置的一部分传递剂量,即实际达到细胞、隔膜等场所并最终引起负面效应的危害物的数量,显然,摄入有效剂量或标的剂量只是传递剂量的一部分。

(6)生物效应:指生物有效剂量和与之产生疾病的联结关系,由剂量-反应关系曲线、药物动力学机制(如代谢、损伤、修复)以及重要的感受因子(如健康状况、营养、压力、遗传特质)等决定。

2.3 化学物质毒性

饮用水中的化学物质及其与健康的关系见表 2-1[147]。

表 2-1 饮用水中的某些化学物质与健康的关系

分类	项目	与健康的关系
常量无机元素	钙	饮用水中钙过量,可使肾炎、关节炎发病率增高,造成局部缺血性心脏病;饮用水中缺钙,可诱发骨质疏松、高血压,发生结肠、直肠癌
	镁	缺镁可能会引发慢性呼吸障碍症候群、慢性肾衰竭、急性腹泻、心脏功能失调等疾病
	钠	高钠引起高血压、脑血管病
	钾	人体内钾过量、缺乏或含量变化,都会导致电解质代谢紊乱。缺钾:精神萎靡、食欲不振、腹胀口苦、身体软弱无力;血液中长期钾含量偏低可引起心血管系统病变
	氯	在水中含量规定为介于 25~250mg/L
生物微量元素	硒	缺硒:四肢无力、食欲不振、癞皮、斑齿、头皮瘙痒、毛发和指甲脱落
	铬	其化合物对人体有全身致毒、致畸、致癌、致突变作用,刺激性大,且六价铬毒性比三价铬大 100 倍
	氟	水中氟含量低:发生龋齿病;含量高:导致斑齿症、氟骨症,甚至全身瘫痪致癌
	镍	致癌,欧洲共同体规定饮水中镍量为 0.005~0.05mg/L
其他有毒元素或化合物	铝	动物实验属低毒性
	氰化物	有剧毒,水中氰化物规定不大于 0.05mg/L
	砷	长期饮用高砷水皮肤癌发病率增高
	汞	是日本水俣病的病因;长期每天摄入导致神经损伤
	镉	有毒,如日本骨痛病
	铅	慢性中毒可妨碍儿童发育,胎儿畸形
	硝酸盐	水中硝酸盐含量过高可引起婴儿变性血红蛋白症
	亚硝酸盐	亚硝酸盐与仲胺结合转变成亚硝胺而致癌
	氨氮	水中氨氮的存在使水有臭味,对鱼有毒性
常量有机物	腐殖质、蛋白质、糖类、脂肪等	消耗水中的溶解氧,使水发黑变臭,在水厂净水工艺中因加入消毒剂而生成消毒副产品(disinfection by-products,DBPs),如氯仿等,对动物是致癌的,有些 DBPs 是致突变的
微量有机物	挥发性卤代烃类、多环芳烃、苯系物等	美国认定有致癌物 20 种,促癌物 18 种,可疑致癌物 26 种,致突变物 46 种,它们的存在会使饮用水有臭味
微生物	霍乱弧菌等	痢疾,胃肠炎,周期性腹泻、军团病、肺炎、血吸虫病等
藻毒素	多肽毒素,生物碱毒素和其他毒素 3 类	有的是促癌剂,有的经动物吞食后,中毒现象为角弓反张,流涎,呼吸困难等等,终至死亡。有的可引起胃肠炎,有的有抗生作用。湖泊水藻类滋生,导致水有土霉味、鱼腥味。藻类还产生藻毒素。农村地区以池塘、宅沟水为饮用水也会发生藻毒素问题

根据不同的性质可以分为生物性、物理性和化学性危害物。分述如下：

（1）生物性危害物。主要指各种病原微生物，可导致介水性传染病比如伤寒、细菌性痢疾、病毒性肝炎、血吸虫病等的传播和流行。一般而言，经过常规饮水消毒处理和加强水源卫生管理就能基本保障饮用水生物性污染物问题。

（2）物理性危害物。主要包括各种放射性物质，可以诱发、引导人体细胞发生基因突变、先天性畸形、癌变等。饮用水水源的水体中放射性污染程度一般很轻微，常常低于检测范围[148]。

（3）化学性危害物。主要指有机、无机化学物，能引起慢性中毒、人体急性、致畸、致癌、致突变等远期危害，如日本甲基汞污染引起的水俣病和镉污染引起的骨痛病。目前，饮用水水质安全的威胁主要来自于化学危害物，常规的饮用水处理工艺对于去除绝大部分化学性危害物还无能为力。因此，卫生部2001年颁布实施的《生活饮用水水质卫生规范》中规定的常规检验项目与非常规检验项目中的70项毒理学指标和附录A中添加的30项指标均直接针对源水[149]。

化学危害物，根据其对人体危害性质的不同可以分为致癌污染物和非致癌污染物。USEPA通过分析流行病学、临床统计资料以及动物实验数据，根据化学致癌物质对人体和动物致癌证据的充分程度将其分为A类（致癌）、B1类（很可能致癌）、B2类（可能致癌）、C类（可疑致癌）；IARC也做了类似分类。美国能源部资助橡树岭国家实验室建立的风险评估信息系统（risk assessment information system，RAIS）收集整理了包括USEPA的综合风险信息系统（integrated risk information system，IRIS）和健康影响评价概要表（health effects assessment summary tables，HEAST），以及暂定毒性数据库（provisional peer reviewed toxicity values database，PPRTV）等数据源中放射性核素以及化学污染物对人体健康危害的数据[29,150-151]。以USEPA的分类标准为基础，同时结合参考IARC的分类数据，确定《生活饮用水检验规范》（2001）中列入的化学物指标中有46项对人体有致癌作用，其中A类4种、B1类5种、B2类26种、C类11种；非致癌化学污染物52种，并且化学致癌物质基本上同时对人体具有非致癌慢性毒害作用；此外，附录A中有8种物质对人体的健康危害暂时不能定性。分类见表2-2。

2.3.1 化学物质非致癌毒性

化学物质的非致癌毒性包括神经毒性、生殖毒性和发育毒性。

（1）神经毒性，是指由于暴露于生物、物理和化学物质等有害物环境条件下所致的中枢神经系统以及外周神经系统的结构或功能上的不良变化，可表现为神经化学、神经生理学、神经行为学和形态学等方面改变[152]。在神经化学水平，神经毒物可改变离子渗透细胞膜的能力，抑制高分子或神经传递素的合成，抑制神经传递素从神经末梢上的释放，导致细胞和神经轴突变化；在神经生理学水平上，神经

表 2-2　《生活饮用水检验规范》(2001)中化学污染物对人体健康危害的分类

A 类	砷	苯	铬(六价)	氯乙烯	
B1 类	镉[#]	铍	钴	甲醛	丙烯腈
B2 类	铅	溴仿	百菌清	四氯乙烯	2,4,6-三氯酚
	氯仿	甲草胺	六六六	二氯甲烷	1,2-二氧乙烷
	七氯	六氯苯	五氯酚	苯并[a]芘	1,2-二氯乙烷
	林丹	滴滴涕	2,4-滴	丙烯酰胺	七氯环氧化物
	苯胺	水合肼	四氯化碳	环氧氯丙烷	一溴二氯甲烷
	乙醛				
C 类	对硫磷	三氯乙烯	1,4-二氯苯	三硝基甲苯	1,1-二氯乙烯
	丙烯醛	三氯乙酸	三氯乙醛	六氯丁二烯	二溴一氯甲烷
	二氯乙酸				
非致癌	铝	镍	黄磷	异丙苯	亚氯酸盐
	铁	银	石油	内吸磷	二硫化碳
	锰	铊	氰化物	甲萘威	二硝基苯
	铜	钒	氟化物	一氯胺	己内酰胺
	锌	钛	硝酸盐	氯化氰	1,2-二氯苯
	汞	甲苯	二甲苯	灭草松	1,2-二氯乙烯
	硒	乙苯	苯乙烯	溴氰菊酯	甲基对硫磷
	锑	氯苯	三氯苯	挥发酚类	1,1,1-三氯乙烷
	钡	乐果	叶枯唑	马拉硫磷	微囊藻毒素-LR
	硼	乙腈	四氯苯	四乙基铅	邻苯二甲酸二酯
	钼	吡啶			
暂未定性	松节油	三乙胺	活性氯	丁基黄原酸	二硝基氯苯
	苦味酸	氯丁二烯	硝基氯苯		

♯研究表明镉对人体的致癌主要经由呼吸,经由饮用水未发现致癌作用。

毒物可改变神经活化阈值或降低神经传递速度,导致触觉、反射、运动能力、视觉、听觉以及记忆力或注意力、理解能力、方向感丧失、情绪变化等认知能力的改变,从而产生幻觉和错觉等[153]。四溴双酚 A、甲醛、锰、铅、多氯联苯、汞及其化合物、正己烷、有机磷等被证实具有神经毒性[152,154-159]。

(2)生殖毒性,指的是暴露环境中危害物质引起的雄性或雌性生殖系统产生的不良反应或损害,是指可能造成对成人性功能或生育能力的不良影响,同时包括其后代产生的发育毒性,表现为对雄性或雌性生殖器官、内分泌系统和后代发育的毒性[160-162],主要包括影响青少年青春期的开始、性行为、配偶的生成与转运、妊娠、分娩、哺乳、生育能力、幼儿发育以及其他与生殖系统有关的功能。迄今为止，已报道至少 50 种广泛使用的化学物质，如邻苯二甲酸酯类、有机农药、黄酮；以及重金属，如铅、氟、汞、砷和锰、铬等[163-166]等对试验动物具有生殖毒性。

（3）发育毒性，是指在个体发育期间由于外源性物理化学因素的毒性而产生的改变，可通过损伤功能、引起生长迟缓发育体长期存活，不同接触时期和接触程度可导致到达成体之前诱发的任何不良影响，包括在胚期和胎期诱发或显示的影响，以及在出生后诱发和显示的不良影响[167]。发育毒性的主要表现为：发育生物体死亡、生长改变、功能缺陷、结构异常等，具体包括自然流产、胎儿生长发育迟缓、听力或视力异常、行为发育迟缓、胎儿发育畸形等。造成生殖发育损害的环境化学物有黄体酮、己烯雌酚、多氯联苯、反应停、二噁英等。

2.3.2　化学物质致癌毒性

化学物质的致癌毒性，亦称为化学致癌（chemical carcinogenesis），是指化学物质引起正常细胞发生恶性转化并发展成肿瘤的过程，具有这种作用的化学物质称为化学致癌物（chemical carcinogen）。

早在 1775 年英国 Perciral Pott 医生发现许多扫烟囱工人患阴囊癌，怀疑是煤烟尘引起的；1895 年德国医生 Rehn 报告染料厂工人发生职业性膀胱癌。此后逐渐展开了化学物质与癌的关系研究。1922 年英国化学家 Kennway 从煤焦油中分离出许多种多环芳烃，其中有几种诱发出动物的皮肤癌，证实了化学物质的致癌性。Higginson 于 1969 年和 1972 年根据流行病学的资料认为 80%～90% 的人类癌症与环境因素有关，1977 年 Boyland 进一步分析认为其中化学因素占 90% 以上。由于生活和医疗卫生条件的不断改善，很多疾病逐渐受到控制，取而代之的癌症成为威胁人类的主要疾病之一，各国都相当重视，并对癌变的机理、致癌因子和癌症的治疗进行了大量的研究[167]。

化学致癌是指化学物质引起正常细胞发生良、恶性肿瘤的过程。具体来说，接触化学致癌物人群或实验动物可出现以下几种反应形式：某一肿瘤的发生率增高；出现新的肿瘤类型；肿瘤潜伏期缩短；平均肿瘤数增加（多发性）。具有诱发肿瘤形成能力的化学物称为化学致癌物。

根据化学致癌物的作用机制，Weisburger 和 William 将化学致癌物分为遗传毒性、非遗传毒性及暂未确定遗传毒性三大类[168]。

1. 遗传毒性致癌物

遗传毒性致癌物（genotoxic carcinogen）可对 DNA 造成损害，属于遗传毒性致癌物有以下几种：

（1）直接致癌物：亲电子性有机化合物，不依赖代谢活化，能直接与 DNA 反应,如内酯类、烯化环氧化物、亚胺类、活性卤代烃等。

(2) 间接致癌物:需经宿主或体外代谢活化成亲电子剂后才能与 DNA 反应,如多环或杂环芳香烃、偶氮化合物、黄曲霉素 B_1 等。

(3) 无机致癌物:有些可能是亲电子剂,但有些是通过选择性改变 DNA 复制保真性,导致 DNA 的改变,如金属镍、铬、钛。

2. 非遗传毒性致癌物

非遗传毒性致癌物(non-genotoxic carcinogen)不与 DNA 反应,可能间接地影响 DNA 并改变基因组,导致细胞癌变,或者通过促长作用、增强作用导致癌的发展。非遗传毒性致癌物包括以下几种:

(1) 促长剂:自身不具致癌性,是在给以遗传毒性致癌物之后再使用促长剂,发现有明显增强遗传毒性致癌物的致癌作用,还可促进"自发性"转化细胞发展成癌细胞,如佛波酯、苯巴比妥、二丁基羟基甲苯、1,8,9-蒽三醇、滴滴涕、二噁英及胆盐等。

(2) 激素调控剂:主要改变内分泌系统平衡及细胞正常分化,常起促长剂作用,如己烯雌酚、雌二醇、硫脲。

(3) 细胞毒剂:可能引起细胞死亡,导致细胞增殖活跃及癌发展,如次氮基三乙酸及氯仿等。

(4) 过氧化物酶体增殖剂:过氧化物酶体增殖可导致细胞内氧自由基过量生成,如祛脂乙酯、邻苯二甲酸乙基己酯。

(5) 免疫抑制剂:主要对病毒诱导的恶性转化起增强作用,如嘌呤同型物。

(6) 固态物质:物理状态是关键性因素,可能涉及细胞毒性,如石棉、玻璃纤维、矿物粉尘等。

3. 暂未确定遗传毒性致癌物

暂未确定遗传毒性致癌物并无与 DNA 反应的证据,对其作用所知有限,不足以归为非遗传性致癌物一类,而在慢性染毒时可引起实验动物癌症发生率增加,其中某些非遗传毒性致癌物是对自发性引发细胞起促长剂作用。但并非所有的非遗传毒性致癌物均有促长活性。这些致癌物可能经多种机制起作用,包括:①引起细胞增殖失调,直接的或持续的组织损伤,并随之导致细胞增殖;②增强氧应激,生成活性氧自由基,导致 DNA 损伤;③扰乱受体中介细胞信号转导过程。

此外,已鉴定了一类助癌物(cocarcinogen)。助癌物本身不具致癌性,而在使用致癌物之前或同时使用助癌物可显著增加癌症的发生概率,如苯并[a]芘在皮肤肿瘤形成过程中起助癌作用,烟草燃烧后的产物儿茶酚和其他酚类化合物可能兼具促长剂和助癌物的特性。助癌作用的机制可涉及增加致癌物的细胞摄入、增加活化的致癌物的比例、耗尽竞争性亲核剂、抑制 DNA 修复、促进 DNA 损伤固定为突变等。与促长剂相比,助癌物的作用机制明显不同,但其对人类癌变的产生同样具有重要意义。

2.4　微生物的毒性

如伤寒沙门氏杆菌、传染菌痢的志贺氏菌、霍乱弧菌等,现已确认传染性肝炎是由甲型肝炎病引起的,小儿麻痹症是由脊椎灰白质炎病毒引起的,这些病毒能通过水污染。

介水传染的病原原生物中有痢疾内变形虫（*Entamoeba histolytica*）,小隐孢子虫（*Cryptosporidium parvum*）和兰伯氏贾弟氏虫（*Giardia lambia*）。变形虫引起的阿米巴痢疾,隐孢子虫病和贾弟氏虫病都是一种胃肠炎的病,隐孢子虫病具有周期性腹泻特征。这些原生动物的传染病在美国前几年还发生过多起。另外一种由嗜肺军团菌（*Legionelle pnixumophia*）传播导致的军团病（Legionellosis）能引起严重胃肠炎病的神秘肺炎。此外,血吸虫病也可介水传染。

水传播疾病患者的粪便中通常会检测出病菌、病毒、病原原生动物的孢囊或肠虫的虫卵。而从被这些病菌污染的水源取水,若不经有效消毒处理,某种病原因子的密度较高而直接饮用,便可能染上相应的传染病。这些传染病因子直接测定是比较困难的,因为携带致病因子的人数少,粪便进入水环境被稀释,降低致病因子密度,或因死亡而减少,因此一般是通过检测大肠菌间接控制传染病因子。近年来,新增了粪大肠菌指标,对粪球菌的检测可用来检查是否存在致病因子。仅仅依靠大肠菌作为病毒、病菌、致病原生动物的替代参数还不能说明问题,必须要借助于其他水质参数。

不少数据可以证明浊度的降低,水处理中穿过滤池的病毒百分率就降低,原生动物胞囊要靠缜密的过滤和消毒方能保证水质的安全,国外水厂往往将浊度降低至 0.1°甚至 0.02°,浊度低的水,有机物含量也低,也就较安全。

第3章　水质健康风险评估方法与指标

　　健康风险评估(health risk assessment，HRA)是描述人类暴露于环境有害因子之后，可能出现的不良健康效应的特征。它是以毒理学、流行病学、环境监测和临床医学资料等为基础，判定潜在不良健康效应的性质；在特定暴露条件下对不良健康效应的类型和严重程度作出估计和外推；对不同暴露强度和时间条件下受影响的人群数量和特征给出判断；对所存在的公共卫生问题进行综合分析。目前，有两种评估程序模式被广泛采用：①1983年NAS提出的健康风险评估"四步法"：危害鉴别、剂量-反应评估、暴露评估和风险表征[169]。本书用此评估程序模式进行研究；②1989年USEPA超级基金针对污染场地提出人类健康风险评估指南，其步骤包括：数据收集和评价、毒性评价、暴露评价和风险表征[170]。

　　这两种评估模式存在的细微差别是，NAS模式的内容更为通用，适用于由于事故、空气、水和土壤等环境介质污染造成的人体健康风险评估；而USEPA模式较为具体，强调对某一环境各种参数的收集，其操作性更强[170-172]。此外，还有生命周期分析、预期寿命损失法等健康风险评估法。

　　农村饮用水源健康风险评估主要是针对农村地区居民饮用水源水质开展的健康风险评估工作，根据评价结果提出合理的解决方案。

3.1　健康风险评估方法

　　本书采用NAS提出的风险评估"四步法"[21]，即危害鉴别、剂量-反应评估、暴露评估和风险表征四个方面进行研究(见图3-1)。"四步法"中的各部分内涵分述如下。

3.1.1　危害鉴别

　　危害鉴别(hazard identification)是根据污染物的生物学和化学资料，通过筛选饮用水中的污染物判定是否对饮用人群健康产生危害。分析各国或组织机构提出的健康风险评估程序，其最初阶段的工作都是收集与分析研究区数据，这里是指对水源地信息进行调查和分析，识别可能的研究区域的范围，初步判定直接或潜在污染源和途径。该阶段收集资料主要有：水源地附近土地利用变化资料，水源地周围工业生产的历史、现状、产业结构布局等详细资料，与水源地有关的自然环境、社会经济、污染源和污染历史等方面的资料；水源地以往废物的产生与处理过程，与水源地相关的有害物质及有害物质的潜在来源、扩散途径和受影响的介质等资料；研究区内流行病学、病例报告和毒理学等方面的统计数据；对饮用水水源地和附近居民进行调查，获取水源地居民的人群分布、人群结构、人群生活方式、健康状况等信息；根据 IARC 对化学致癌物的分类，判定其是否有致癌性及毒性大小等情况。一般地，一个待评的化学物质在定性分析中被认为是人类致癌物或很可能的人类致癌物后，就应对其进行剂量-反应关系评定以及危险性特征分析等定量危险性评估。对于可能的人类致癌物，要根据实际情况确定是否进行定量危险评定。

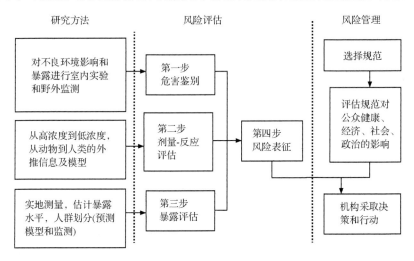

图 3-1 健康风险评估步骤

3.1.2 剂量-反应评估

剂量-反应评估(dose-response assessment)，是毒理学中确定有毒有害物质毒性类型和大小的一种最重要方法，主要探讨某化学物质在什么条件下导致产生某种致毒作用，并试图了解接触量与毒性反应之间的定量关系。通常情况下，认为大部分致癌物在任何剂量下(除非是零接触)都可能产生风险，但是接触致癌物在超过一定量(即阈剂量)时才产生致毒作用[173]。人类活动总会有风险相伴随，接触和使用化学物质也要冒一定的风险，关键在于发生危险的可能性有多大。

根据暴露历时的长短，化学物对人体的危害可以分为：

(1) 急性危害，暴露历时在 2 周以内，通常针对突发性污染事故短历时高浓度污染排放的情形；

(2) 亚慢性危害，暴露历时为 2 周至 7 年，通常针对突发性污染事故结束后污染物在环境中后期残留的情形；

(3) 慢性危害，暴露时间大于人均寿命的 10%，如人均寿命为 70 年，暴露历时至少大于 7 年甚至终生,主要针对常规污染状况下污染物长历时低浓度暴露的情形。

　　饮水是人体终生的必需并且水源地源水中化学物浓度通常很低,因此其对人体的危害主要是慢性危害。根据危害物导致人体疾病类型的不同,可将危害物慢性危害效应分为致癌效应(导致人体罹患癌症)和非致癌毒害效应(导致人体产生癌症以外的其他疾病)。不同的危害效应其致病的毒理学机理是不一样的,因此其剂量-反应评估亦是不同的。放射性核素和化学污染物的致癌效应通常用致癌物的斜率因子(slope factor,SF)来表示暴露剂量与致癌概率之间的定量关系;化学污染物的非致癌慢性毒害则通常用参考剂量(reference dose,RfD)来表示暴露剂量与人群健康效应间的定量关系。

1. 非致癌性剂量-反应评估

　　非致癌风险的标准建议值,即参考剂量(RfD)值,往往是根据化学物质的阈值计算出来的。非致癌性评估,其本质就是通过估计化学物质的致毒阈值而开展的评价工作。一般地来讲,人们普遍认为化学危害物质的非致癌性剂量-反应关系当中普遍存在着阈值现象,即化学危害物质低于某一剂量时,不会产生可观察到的任何对机体有影响或损害的现象。

　　非致癌效应阈值的表征方法主要有三种:

　　(1) 第一种是指不能观察到不良反应的受试物的最高剂量,也就是说不可见有害作用水平(no observed adverse effect level,NOAEL);

　　(2) 第二种是指可观察到出现不良反应时受试物的最小剂量,也就是说最低可见有害作用水平(lowest observed adverse effect level,LOAEL);

　　(3) 第三种是指对应于所定义的效应水平,即某一不良健康效应(通常为 $1\% \sim 10\%$ 的发生率)的有效剂量,也就是说基准剂量(benchmark dose,BMD)。

　　参考剂量(RfD)指人群(包括敏感亚群)在终生接触该剂量水平化学物质的条件下,预期一生中发生非致癌或非致突变有害效应的危险度可低至不能检出的程度。在推算 RfD 时常使用 NOAEL,但由于 NOAEL 存在一定缺陷,NOAEL 只是受试动物中单一试验组的剂量,往往忽视剂量-反应关系曲线中的其他剂量,少数动物试验的结果得出较大的或不可靠的 NOAEL,以及 NOAEL 随实验设计而发生变异,因此影响不确定性因子(uncertainty factors,UFs)的推算。因此,近年来多推荐采用 BMD 代替 NOAEL。采用 BMD_x 代替 NOAEL 时的 RfD 计算公式为

$$RfD = BMD_x / UFs \times MF \tag{3-1}$$

式中,BMD_x 为 $x\%$ 反应率的基准剂量;UFs 为不确定性因子系数;MF 为修正因子[173]。

2. 致癌性剂量-反应评估

无阈化学物质通常指致癌化合物,是已知或假设其作用是无阈的,即大于零的所有剂量都可以诱导出致癌反应的化合物。因此,致癌效应也称无阈效应,指癌症效应在最低剂量下就可能出现。理解致癌作用的机理非常重要,近期对癌症的剂量-反应关系研究表明,能产生基因毒性的致癌物的致癌效应为非阈效应。量化致癌效应的最常用的毒性指标是斜率系数及与之相联系的致癌能力分级系统。致癌强度系数是指受试动物或人体终生接触剂量为 1mg/(kg·d)致癌物时可能引起的终生超额危险度,单位为 mg/(kg·d)。当以动物实验资料为依据时,其值为剂量-反应关系曲线斜率的 95% 可信限上限;根据人群流行病学调查资料为斜率的最大似然估计值。

斜率因子(slope factor,SF)、单位风险、RfD(或 RCf)等三种标准常常用于估算致癌风险的大小。斜率因子 SF[mg/(kg·d)],表示人体终身暴露于某种致癌污染物一定剂量(每日每千克体重)时可能引起的终生患癌症的风险度;对于基因致癌物,在低剂量条件下,其剂量-反应关系常常呈现线性变化关系的趋势,可以采用斜率因子乘以日平均暴露剂量计算得出致癌风险。单位风险,指的是人体摄取单位浓度化学物质的风险,经过饮水途径产生的单位风险可以通过公式:斜率因子×日饮水量/平均体重进行计算。对于非基因致癌物,其剂量-反应关系常常表现为非线性的关系。

3.1.3 暴露评估

暴露,针对不同的具体问题和危害途径具有不同的定义。主要有:

暴露是个体与一个或者多个生物的、化学的或者物理的危害物质,经过时间、空间的接触;

暴露是指某一特定浓度下,人与有害物在一个或多个界面上接触的一段特定时间;

暴露是人类的外部(如皮肤、口或者鼻孔)与生物的、化学的或者物理的危害物质的接触。

在针对饮用水水质进行的健康风险评估时,暴露评估(exposure assessment)包括:测定饮用水中污染物的浓度,确定饮用人群的范围、性别、年龄结构和活动特性,估计人群的饮水率、饮水持续时间、暴露频率等参数,然后依据这些信息计算饮用人群的日均暴露剂量。

通过暴露评估,可以探寻饮用水中有害物暴露与疾病发生的关联性,即因果关系;建立暴露程度的高低和疾病发生概率或者症状严重程度的反应关系,即剂量-反应关系;提供暴露管制标准建立的基本资料数据,即风险评估。

1. 暴露途径分析

暴露途径分析,是指分析饮用水中化学物质从污染源到暴露点的可能路径以及人群饮用水的暴露方式,建立饮用水中化学物质由污染源—污染物迁移—暴露点—人群暴露方式的暴露途径物理模型。具体做法是:依据对饮用水源项类型、释放方式方法、化学物质在环境场所中的位置、可能的饮用水中的化学物质对环境的最终影响结果,以及人群与污染物或饮用水污染介质接触点及人群摄取饮用水中化学物质的方式,如存留、分离、运转和介质之间的相互转换,以及潜在暴露人群的位置和生活活动状况,进而对每种暴露途径确定暴露点和暴露方式。

2. 最大合理暴露情形的确定

暴露浓度、摄取速率、暴露频率、暴露期、体重和平均时间等是影响人体暴露的因素,见表 3-1。

表 3-1　暴露影响因素

影响因素	含义
暴露浓度	实际应用中,一般是将暴露期内饮用水中各物质浓度的算术平均值作为暴露浓度
摄取速率	指机体通过呼吸道以及消化道摄入一个甚至多个物质的总和
暴露频率和暴露期	主要根据水源地人群实际暴露情况确定暴露期和暴露频率,一般以常住人口为重点评价对象
体重	一般是以暴露期内农村饮水人群的平均体重表示的
平均时间	非致癌效应评估时,平均时间等于暴露期;致癌效应评估时,平均时间等于人群平均寿命

表中暴露浓度、摄取速率、暴露频率、暴露期、体重和平均时间等每一个变量均有一定的取值范围。为了使暴露评估能够更加客观地反映客观实际情况,确定合理的最大暴露情形时必须对各个变量进行综合考虑。

影响饮用水中化学物质对人体健康作用的因素主要有:

(1) 剂量以及个体的敏感差异性。决定饮用水中某种组分对人体健康是否有害的重要因素是其含量的多寡。德国科学家伯特兰德在研究生物必需元素时[174],发现在植物的生长环境中,如果元素适量则苗壮成长;当元素过量或者缺少时,植物生长表现就出毒害作用甚至死亡。例如人体对必需元素氟就十分敏感,饮水中含氟的最适浓度为 0.5～10mg/L。同时,个人的健康、生理状况、遗传基因、年龄和性别等都可能影响人体对环境异常变化的反应强度、性质甚至于改变危害物对人体的作用。

(2) 作用时间。当长时间对重金属以及其他许多化学元素的摄入量大于排泄量时,就可能导致其在体内蓄积并达到中毒阈值,即重金属以及其他许多化学元素具有蓄积性。元素在体内蓄积的大小程度主要取决于两个方面:元素和器官组织的亲和力以及在生物体内的半衰期长短。一般而言,半衰期越长,蓄积量也就越大,该元素在体内就愈难排出。例如,Sr 的半衰期长达 36 年;而 Mo 和 Se 半衰期较短,分别只有 5 天和 11 天。这就决定了 Sr 一旦在体内蓄积就很难自然排出,而 Mo 和 Se 却很容易从体内排出。

（3）化学元素的相互作用。不同的化学元素在体内的作用常常不是单一进行的。当两种或两种以上元素作用于人体时,机体的反应往往表现为:相互无影响、相加作用、相乘作用和拮抗作用 4 种情况。相互无影响的情况比较多见,即机体的剂量-反应关系效应表现为相互独立。相加作用,就是化学元素的反应是共同的,如,铜和铁在机体内表现为生理上的协同作用,如果没有铜元素,铁就不能进入血红蛋白分子。因此,当铁充足而铜缺少时,人就会发生贫血症。相乘的情况并不多见。拮抗作用,是最引人注目的,如 Ag-Cu,Au-Cu,Cu-Zn,Zn-Cd,As-Se,Li-Na,Rb -K,Ba-Sr,Hg-Se 等,它们的作用就表现为相互的。例如在高砷的水环境中,当硒含量也很高时,便可降低砷的毒性。杨克敌等[175]的研究发现,饮水中添加硒元素能促进体内氟的排泄,增强机体的抗氧化能力,推测硒对氟引起的脂质过氧化作用的拮抗机制可能与机体的排氟能力提高、体内抗氧化酶活力显著增强有关。砷、汞中毒时可选用含硒药物来进行拮抗[176]。

3. 化学物的量化

化学物的量化,也称暴露浓度,它是指获取暴露期内暴露点的污染物平均浓度。具体到饮用水就是指确定饮用水中化学物质的暴露浓度,可以利用日常监测数据或者采用化学物质在水环境中的迁移转化模型来计算,主要方法有三种:直接检测法、生物监测法和根据暴露情形假设估计暴露。饮用水是人群所能直接接触的监测介质,因此可以直接使用监测数据(即通过检测一定时间内与人体直接接触的饮用水中化学物质的浓度)计算暴露浓度。

4. 化学物质摄取量化

进入人体血液,作用于人体组织、器官的有效剂量,称为化学物质摄取量。通过饮水对化学物质的摄取量往往是根据潜在剂量、实用剂量或内部剂量计算出的,主要原因是研究水平的限制和安全的考虑。摄取量往往是以单位时间单位体重人体摄取的饮用水中化学物质数量进行计算。本书主要针对饮水摄入和皮肤接触两种途径进行研究,其日均暴露剂量 CDI 的计算公式如下[177]:

经口摄入：

$$CDI = \frac{C \times IR \times ABS \times EF \times ED}{BW \times AT} \tag{3-2}$$

经皮肤接触：

$$CDI = \frac{C \times SA \times K_p \times EV \times ET \times EF \times ED \times CF}{BW \times AT} \tag{3-3}$$

式中，C 为水中污染物的实测浓度，mg/L；IR 为饮水率，L/d；ABS 为胃肠吸收系数，与污染物质有关；EF 为暴露频率，d/a；ED 为暴露持续时间，a；BW 为居民平均体重，kg；AT 为预期寿命，d；SA 为皮肤暴露面积，cm²；K_p 为污染物的皮肤渗透系数，cm/h；EV 为洗澡频率，d/event；ET 为洗澡时间，h/d；CF 为体积转换因子。

3.1.4　风险表征

风险表征是在前三个阶段所获得的数据基础上，估算在不同暴露条件下，人群可能产生的健康风险水平或某种健康效应发生的概率[178]，分析评价过程中的不确定性因素，提供人群暴露于有害物质的健康风险信息，为环境管理和决策提供科学依据。根据化学污染物健康危害效应的不同，风险表征计算的具体公式有所差别。

1. 非致癌物单因子风险

一般认为非致癌健康效应是阈值效应，低于阈值则认为不会产生不利于人体健康的影响。非致癌风险通常采用危害商（HQ），其计算式如下：

$$HQ = \frac{CDI}{RfD} \tag{3-4}$$

式中，CDI 为人体的日暴露剂量，mg/(kg·d)；RfD 为参考剂量 mg/(kg·d)。

2. 非致癌物组合因子风险

假设各有毒物质对人体健康的非致癌效应呈叠加关系，而非协同或拮抗关系，则不同物质同一种暴露途径的非致癌风险可按下列方法进行计算。

暴露途径累积非致癌危害指数计算公式：

$$HI = \sum_{i=1}^{n} \frac{CDI_i}{RfD_i} \tag{3-5}$$

式中，HI 为暴露途径累积非致癌危害指数；CDI_i 为第 i 种污染物的日常暴露剂量，mg/(kg·d)；RfD_i 为第 i 种污染物的参考剂量，mg/(kg·d)；n 为某暴露途径非致癌污染物数量。

同理，多物质多暴露途径的非致癌风险计算式为

$$HI = \sum_{j=1}^{m} \sum_{i=1}^{n} \frac{CDI_{ij}}{RfD_{ij}} \tag{3-6}$$

式中，CDI_{ij} 为第 i 种污染物第 j 种暴露途径的日常暴露剂量，$mg/(kg \cdot d)$；RfD_{ij} 为第 i 种污染物第 j 种暴露途径的参考剂，$mg/(kg \cdot d)$；n 为某暴露途径非致癌污染物数量；m 为污染物的暴露途径数量。

对于给定的物质，若 HI>1，则其可能对人体健康造成不利的非致癌效应，必须立即采取措施限制暴露；若 HI<1，表明其对人体健康所造成的不利影响在可接受水平。对于多种物质，HI 值越大，其对人体健康所造成的不利非致癌效应发生的可能性越大，反之越小。特别注意的是，即使是单个污染指标的平均每日暴露剂量低于各自的参考剂量，全部污染物质的总风险也可能远大于 1。

3. 致癌物单因子风险

根据健康风险表征方法，污染物致癌风险、暴露途径累积致癌风险、暴露途径同种污染物累积致癌风险和综合致癌风险均是致癌风险的不同观点的表示方法。

单因子致癌风险计算公式：

$$\begin{cases} R < 0.01, & R = CDI \times SF \\ R \geqslant 0.01, & R = 1 - \exp(CDI \times SF) \end{cases} \tag{3-7}$$

式中，R 为致癌风险，表示某人群癌症发生的概率或人体终生超额患癌症的概率，通常以一定数量人口中出现癌症患者的个数表示；CDI 为日平均暴露剂量，表示致癌物质在单位体重平均每日内的摄取量 $mg/(kg \cdot d)$；SF 为斜率因子，$mg/(kg \cdot d)$，表示人体终身暴露于某种致癌污染物一定剂量（每日每千克体重）时可能引起的终生患癌症的风险度。

4. 致癌物组合因子风险

多种致癌物的组合致癌风险计算公式：

$$R_t = \sum_{i=1}^{n} R_i \tag{3-8}$$

式中，R_t 为组合致癌风险，R_i 为第 i 致癌污染物的致癌风险，$i = 1, 2, \cdots, n$。

5. 总风险

总风险即综合风险，为同一暴露人群各个暴露途径叠加致癌或非致癌风险的总和。

在计算同一物质多暴露途径、多种物质同一暴露途径以及多种物质多种暴露途径的致癌风险时，如果没有明确的资料表明各种物质各暴露途径之间的致癌关系时，为了便于安全考虑，其总风险为各种物质各暴露途径的风险值之和。

3.1.5 不确定性分析

不确定性（uncertainty analysis），指的是风险评估中由于研究者对系统目前以及将来的状态认识不完全、危害的程度、表征方式的认识不充分而产生的不肯定性[179]。

不确定性是风险的重要组成部分。不确定性是健康风险评估的重要特征,贯穿于评估的全过程。健康风险评估须对评估结果的不确定性进行分析,确定不确定性的来源、性质以及在评估过程中的传播,尽可能对不确定性做出定量评估,并采用技术手段减少不确定性,从而提高评估结果的可信度,为公众和环境管理者提供相对准确和科学的信息。目前,在健康风险评估中如何正确处理不确定性,已经成为了环境健康领域的一个重要研究方向。

不确定性包括不确定性和变异性两种。不确定性与风险相关的因子知识的缺乏或是资料不足有关,而变异性起源于因人与人或是与风险相关因子在时间、空间上的差异。

健康风险评估的不确定性主要表现在以下几方面:

(1)剂量-反应评估是利用动物实验的结果由一定模型外推到人体;

(2)评估中涉及复杂的暴露环境,如气象变化、水文状况、土壤及地下水特性等及暴露个体的多样性生活条件等;

(3)由于没有足够的信息描述实际的暴露、追踪危害物的时空分布规律、了解毒性化学物质对于人体的影响效应等。

不确定性的分类见表 3-2。

风险值本身的大小变化范围、风险评估是否可靠等往往成为风险管理决策者最为关心的问题。因此,健康风险评估的不确定性研究是很必要的。为减小不确定性对评估结果的影响,理论上应用更加先进的方法描述不确定性,更明确地描述

表 3-2　不确定性的分类

不确定性分类	内涵
情景型(scenario) 不确定性	由描述暴露和剂量的资料缺乏或者不充分引起的。包括:描述性误差,对化学物质的组成信息认识有误;专业判断误差,风险评估的专业人士均有自己固定独特的风险评估习性,但并非每个风险评估案例都相同,这便会形成专业判断误差;不完整分析,风险源自于某一个危害物质的释放,该物质的释放源可能有多个,考虑不完全会使暴露评估结果形成不完整的分析
参数型(parameter) 不确定性	包括测量误差、采样误差、资料不具代表性等。测量误差,是因量测技术不达标或仪器精度过低而造成与实际值的偏差;采样误差,是由于人力、物力、经费及时间等原因,导致获取资料只能以部分样本代替总体样本,但是由于采样方案的设计不当,而可能导致采样误差;资料不具代表性,是指在评估过程中,如果资料不足,通常以借用资料或者假设一般性的状况以作为评估的依据,但是借用资料或者假设不具有代表性,由此增加的不确定性

续表

不确定性分类	内涵
模型(model) 不确定性	根据不正确的假设或者推论而导致的不确定性,包括:关系型误差,评估中要求对化学物的性质与环境致癌、非致癌危害目标之间的相关性进行判别,往往会假设具有某种性质的化学物的致癌、非致癌危害目标,由此带来关系型误差,常用统计方法进行验证说明;模式误差,源于数值模拟过程,由于常常以简化的数学公式表达复杂的环境现象,由此形成了模式误差,如用二维数学公式模拟现实中的复杂的三维现象,因此,风险评估者须选择最恰当的公式,同时考虑其精确性
定性风险评估 的不确定性	风险表征的结果可以给定一个发生癌症的可能概率(如 10^{-6}),但 10^{-6} 这个数值并不能完整的告知大众其评估结论的依据和确切的涵义。一个接受平均暴露的个体(average exposed person)的致癌风险为 10^{-6} 与一个接受最大暴露的个体(maximally exposed individual)的致癌可能风险为 10^{-6},两者量化数值代表的意义是不同的。例如,假设有一化学物质,在动物实验中,发现其会对雄性的老鼠产生致癌影响而对雌性的老鼠则不会产生致癌影响,另外一种化学物质对同种实验用的雄性、雌性的老鼠均会产生致癌影响,假设实验结果显示两者的风险值均为 10^{-6},如果缺乏定性描述风险量化的过程,一般人很难分清楚到底属于什么类型的风险

不确定性的范围,但无法降低不确定性。情景型与参数型的不确定性可能会影响数据统计分布的范围,其结果依赖于对数据与参数的收集程度;模型不确定性,可通过比较不同的模式,假设与模拟结果的验证,甚至重新建立符合当地实际情况的新模型。目前,用于不确定性分析的方法主要有:均值一级二矩法、改良一级二矩法、罗森布鲁斯点估计法、哈尔点估计法、蒙特卡罗、拉丁超立方取样法、模糊数学、灰色理论、泰勒简化法、概率树及专家判断法等[180-187]。

3.2　健康风险评估指标

3.2.1　指标分类

第一类为风险评价指标。包括:风险表征指标,如致癌风险、非致癌风险或危害指数等;风险评价标准,如致癌斜率因子、非致癌参考剂量等。

第二类为生理学指标,就是与暴露人群属性相关的指标,如体重、寿命、日饮水量、皮肤暴露面积等。

第三类是与化学物质性质相关的指标,包括胃肠吸收系数(ABS)、皮肤渗透系数(K_p)等。

健康风险包括群体风险和个体风险。所谓群体风险,指的是一定时间内群体中可能产生某一负面健康效应的个体数。所谓个体风险,指的是研究群体中的个体所承受的风险,通常选择群体中有代表性的部分个体或全部计算个体风险,并与群体风险进行比较,从而确定高风险人群,如敏感人群、高暴露人群往往成为是风险评价的重要对象。对于敏感人群,如果能明确其敏感性特征,则必须将其视为一个特殊的群体,即亚人群,选择与整个群体不同的剂量-反应效应关系单独进行风险评估。

3.2.2　风险评估指标

1. 风险表征指标

本书采用参考剂量(或参考浓度)RfD、斜率因子 SF 分别作为非致癌风险、致癌风险的评估标准,其主要理由有两点:①本书中所谓的健康,指的是人体组织、器官和系统等发生病变;②参考剂量(或参考浓度)RfD、斜率因子 SF 的推导是基于关键临界效应的研究而得出的。

目前,许多国家以及组织机构的健康风险评估标准千差万别;有的标准尽管内涵相同,但表述方式各异。如,USEPA 用 RfD 表示慢性呼吸暴露参考剂量,而有的文献中却表示为 RCf,其结果是很容易引起混淆的,而且也没区分暴露时间,直观效果差。为此,USEPA 于 2005 年提出了建立统一评价标准的建议[26]。本书采用的健康风险评估标准,见表 3-3。

表 3-3　非致癌风险评估标准

暴露时间	参考值	饮水暴露
急性暴露	A-RfV	A-RfD$_o$
短期暴露	S-RfV	S-RfD$_o$
长期暴露	L-RfV	L-RfD$_o$
慢性暴露	C-RfV	C-RfD$_o$

(1) 如果摄取方式不加以区分,则非致癌风险评估的标准统称为参考值(reference value,RfV),而根据暴露时间的不同分别称为急性参考值(acute RfV,A-RfV)、短期暴露参考值(short-term RfV,S-RfV)、长期暴露参考值(long-term RfV,L-RfV)和慢性参考值(chronic RfV,C-RfV);

(2) 以参考剂量(referenee dose,RfD)表示饮用水经口暴露方式的评价标准,表示为 RfD$_o$(oral RfD);

(3) 在综合考虑上述两点的基础之上,分别区分出急性、短期、长期和慢性暴露;

(4) 致癌风险评估采用 USEPA 推荐的斜率因子,经口暴露的斜率因子以 SF 表示。

2. 风险的判定

风险判定主要包括风险判定条件、国际上普遍采用的最大可接受水平和可忽略水平、评价标准确定和风险评价内容等。

最大风险可接受水平的判定条件：①风险水平低于任意定义的概率；②风险低于可忍受水平；③风险水平低于群落中疾病负担总数中任意定义的分数；④降低风险的成本大于节约的成本；⑤机会成本应该更多的用于其他更紧迫的公共问题上；⑥公共健康专家认为这种风险水平是可接受的；⑦公众认为这种风险水平是可接受的；⑧政治家认为这种风险水平是可接受的[188]。

通常，国际上采用非致癌危害指数和致癌风险来分别表征个体或群体的非致癌风险和致癌风险。

非致癌危害指数为人体日摄取量和参考值的比值，并以"1"作为非致癌风险警戒值，如果计算出的危害指数大于1，认为暴露于此环境很可能会产生危害性的健康反应；如果计算出的危害指数小于1，表示低于人体会产生健康危害反应的最低剂量，很可能不会产生危害性的健康反应。

致癌风险表示一定数量人口出现癌症患者的个体数，常常以人体终生日摄取量和斜率因子描述。国际上普遍采用风险最大可接受水平和可忽略水平，见表 3-4。

表 3-4　部分机构推荐的风险最大可接受水平和可忽略水平

机构	最大可接受水平/a	可忽略水平/a
USEPA	1×10^{-4}	
瑞典环境保护局	1×10^{-6}	
荷兰建设和环保部	1×10^{-6}	1×10^{-8}
英国皇家学会	1×10^{-6}	1×10^{-7}
IAEA		5×10^{-7}
ICRP	5×10^{-5}	

注：IAEA 为 International Atomic Energy Agency；ICRP 为 International Commission on Radiological Protection。

本书将分别以 10^{-6} 和 1 为致癌和非致癌风险的最大限值，即健康风险最大可接受水平。

3.2.3　生理学指标

主要包括预期寿命、体重、日均饮水量、皮肤暴露面积、暴露频率、暴露持续时间等，与性别、年龄、生活方式、地域等因素密切相关，需要根据暴露人群的特征进行确定。

1. 体重

Hamill 等[189]根据美国人体健康中心测量的 3 岁儿童体重数据,按性别建立了儿童体重与年龄的关系曲线。Braninard 和 Burmaster[190]根据不同性别、种族、年龄调查了 18～74 岁的 5916 名男性和 6588 名女性的身高和体重,发现人体身高和体重呈正态对数分布,且线性回归拟合程度很高,男女拟合曲线的 R^2 值均达到0.999。王宗爽等[96]在前人研究成果基础上,推算出我国成年男性体重平均值为62.70kg,成年女性平均值为 54.40kg。体重的确定常采用统计学方法,在建立了体重与年龄的关系后,即可根据暴露人群的年龄结构加以确定。

2. 人均寿命

据 2007 年 WHO 报告,中国男、女寿命分别是 71 岁和 74 岁,平均为 72 岁。同时,《中国疾病与癌症报告》指出身患慢性病或癌症与年龄成正比,即年龄越大,癌症或慢性病患病率越高,并且 70%以上的癌症患者为 60 岁以上的老人。

3. 饮水率

作为 HRA 的关键暴露参数之一,饮水率决定着人体对饮水中危害物暴露和HRA 的准确性。根据加拿大联邦健康与福利部(Department of National Health and Welfare,DNHW)对不同区域的各年龄组的 970 人在夏季和冬季进行为期 2天的自来水和间接饮水消费调查,人群日饮水量呈对数正态分布,自来水平均日饮水量为 1.34L。Ershow 和 Cantor[191]分别按人群的年龄、性别对自来水日消耗量和日消耗总水量进行了统计分析,结果两类数据均呈对数正态分布,且分别在50%、90%置信度水平下,成人(20～65 岁)平均每日总饮水量分别为 1.41L/d 和2.28L/d,全部年龄组人群的平均日总饮水量为 1.19L/d 和 2.09L/d,男性在各年龄组人群的总饮水量和自来水消耗量比女性高 8%左右。段小丽等[98-99]采用问卷调查和实际量测等方法,研究了我国北方某地城市和农村 2500 名居民的夏、秋季节直接饮水和间接饮水特征,分析结果表明:该地区男性、女性和全体被调查者饮水率平均值分别为 2852.8mL/d,2586.4mL/d 和 2720.5mL/d,各年龄段居民的间接饮水率在总饮水率中所占比重平均值达 62.4%;全体被调查者的直接饮水率比美国和日本分别高 36.0%和 54.05%。

4. 皮肤暴露参数

人体的皮肤是一个复杂的多层次、多通道的生物膜,具有复杂的结构和功能。人体不同部位皮肤厚度不同,在 0.5～4mm 之间,主要分为三部分:表皮、真皮和皮下组织(图 3-2)。这三部分各有不同的结构和物理化学特性。皮肤具有防护、吸收、分泌、排泄、感觉和调节体温等生理功能,还参与各种新陈代谢,也是一个重要的免疫器官,使机体保持一个稳定的内环境。

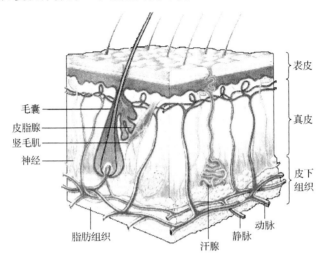

图 3-2 皮肤的基本结构

皮肤暴露途径作为污染物进入人体的暴露途径之一,是最近 10 年才得到认识和研究的。皮肤暴露可能发生在不同的环境介质中,包括水、土壤、空气、沉积物等,影响这些介质中污染物的皮肤暴露途径吸收剂量的暴露参数很多,包括:皮肤体表面积、化合物-皮肤吸收系数、土壤-皮肤黏附系数等。Shof 等[192]研究了儿童在湿地区域玩耍时皮肤对底泥的黏附系数。王喆等[193]研究了我国居民的皮肤表面积,结果表明我国成年男性、成年女性的皮肤表明积分别为 $1.697m^2$、$1.531m^2$,与美国成年男性、成年女性的皮肤表面积相比,分别低 15％、10％。段小丽等[98]对河南泌阳县居民开展涉水活动皮肤暴露参数调查,统计结果显示该地区成人皮肤表面积为 $1.68m^2$,男性和女性分别为 $1.75m^2$、$1.62m^2$。《日本暴露手册》中指出日本男性和女性的皮肤表面积平均值分别是 $1.69m^2$、$1.51m^2$,其与段小丽等的研究结果也有差异。

第4章 研究区概况

4.1 自然条件

4.1.1 地理位置

名山区原为名山县,2012年11月撤县设区,其位于四川盆地西南部,隶属雅安市,介于东经 103°02′～103°23′,北纬 29°58′～30°16′ 之间。全区面积 614.27km²。东西长32km,南北宽30.5km,区境东临蒲江,西靠雨城,南接洪雅、丹棱,北壤邛崃,城区东距成都110km,西离雅安14km。

全区辖9个镇(蒙阳镇、百丈镇、车岭镇、永兴镇、马岭镇、新店镇、黑竹镇、红星镇、蒙顶山镇)、11个乡(茅河乡、双河乡、解放乡、红岩乡、建山乡、城东乡、前进乡、中峰乡、联江乡、廖场乡、万古乡)(图4-1)、192个行政村、1244个村民小组。

4.1.2 地形地貌

名山境内地势西北高,东南低。地形以丘陵、平坝为主,西北经西面至东南为低山,呈"U"形。处于青衣江与岷江流域的分水岭地带,是四川盆地与川西北丘状高原山地过渡地带,境内为一向斜盆地构造,呈三面环山,坪岗交错,溪谷纷呈。海拔高程在 548～1456m 之间,其中海拔高程650m以下的平坝占辖区面积的22.1%,海拔高程在 650～850m 的丘陵占辖区面积的64.2%,海拔高程850～1456m占辖区面积的13.7%。深丘高岗为该区主要地貌,此外,还有部分高山。蒙顶山上清峰海拔最高,为1456m,红岩乡青龙村骆河扁海拔最低,为548m,城区所在地平均海拔612.50m。

1. 平坝

平坝主要分布于名山河、延镇河、百丈河、两合水、朱场河两侧和其支流的冲沟、坳谷中,面积51.83km²,占总面积的8.45%。海拔一般在 580～620m 之间,地形坡度一般小于7°。地层平缓,倾角呈水平至12°之间。河流分别沿向斜两翼弱地带和向斜东北段中心低洼部分形成河流,因而河流的侧蚀作用较为强烈,再加上间歇性新构造运动的影响,河道左右袭夺,所以沿河岸两侧形成地面开阔、地形平坦的冲积平坝,一般呈二至五级阶地出现。平坝一般呈三层结构,下伏基岩为第三系或白垩系灌口组地层,上覆砂砾石层,表层为砂泥土或黏土。

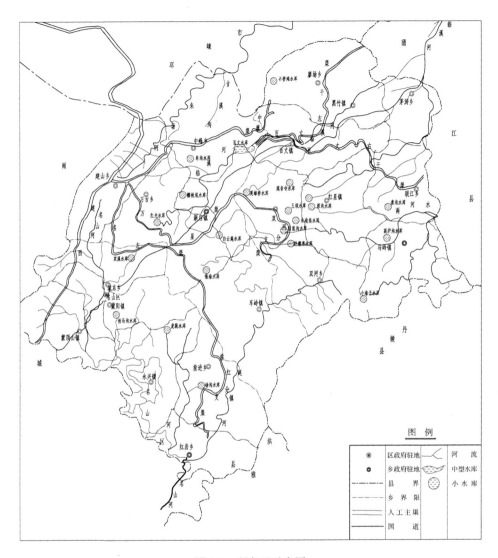

图 4-1　研究区示意图

2. 台地

　　台地主要位于区域中北部及北部,沿成雅公路从和尚脑至百丈朱家坡一带,是宽 15~20km 的开阔地带,面积 222.90km²,占总面积的 36.29%。海拔一般为720~780m,地势较为平坦,由第四系冰水堆积物覆盖,表层为褐色砂质黏土和白膳泥,中部为冰碛砾石层,下伏第三系地层。台地前缘被地表径流切割成几十米的陡坎,腹心地带常被切割成树枝状。

3. 丘陵

根据丘体相对高差的大小可把区域内的丘陵分为浅丘、中丘和深丘。

（1）浅丘主要分布在永兴、前进等部分地段,面积 18.79km²,占总面积的 3.05%。主要因地表水流剥蚀而成,海拔一般为 570～620m,相对高差 20～40m,岩层倾角小,产状近水平,丘体呈馒头状,丘包连续性差。丘体上部出露钙质泥岩夹泥质粉砂岩。丘陵之间多发育宽缓冲沟或坳谷,地势平坦、沟谷坡降小。

（2）中丘主要分布在区域南部名山河、延镇河下游的河谷平坝后缘,面积 27.91km²,占总面积的 4.54%。主要因地表水流剥蚀而成,海拔一般为 620～720m,相对高差 50～100m,岩层倾角较小,丘包呈较连续的脊状,出露钙质泥岩夹泥质粉砂岩。丘间枝状冲沟发育,沟谷较窄,一般宽 50～100m,迫降较小,谷坡上陡下缓。

（3）深丘主要在台地周围和河谷后缘分布,面积 159.40km²,占总面积的 25.95%,海拔在 640～840m 之间。丘包呈较连续的脊状,中部缓,上下部陡,坡度一般为 15°～20°,局部形成陡坎。绕台地分布的丘陵,其地层倾向台地,倾角 3°～5°;山前分布的丘陵位于背斜翼部,为单斜岩层构成,倾角一般 5°～15°。丘间枝状沟谷发育,沟谷较窄,一般宽 40～80m,多数有常年流水。

4. 低、中山

区域内山区根据山的高度可以分为低山和低中山,主要分布在区域内西北边缘和东南边缘,山脉和背斜构造带走向一致,面积为 133.45km²,占总面积的 21.72%。其中低山多数位于背斜翼部,为单面山,出露地层除局部为侏罗系蓬莱镇组外多数为白垩系夹关组和灌口组地层,地形坡度一般 8°～25°,局部形成陡坡高崖;低中山多数位于背斜轴部,山顶多为浑圆状或猪脊背山岭,地形坡度一般 18°～30°,在砂岩出露处坡度较陡,甚至形成陡崖。

4.1.3　地质

名山区境内中新世喜马拉雅运动高潮时,蜀湖褶皱隆起,在褶皱时出现断层,故称芦山褶断带。

褶皱构造主要有:莲花山背斜、名山向斜、总岗山背斜、金鸡关背斜。

（1）莲花山背斜:又称蒙顶山背斜,位于雨城区北部与名山区西部交界处。由雨城区北郊乡往北,经蒙山再沿莲花山延入邛崃市境称三和场背斜。轴线走向为北北东 15°～20°,西南端偏转成南 50°,被峡口张扭性断裂破坏,南东翼被蒙泉院断层破坏,又与新开店冲断层呈 50°反接,与罗纯岗背斜相横跨。背斜核部为侏罗系蓬莱组,两翼为白垩系天马山组及夹关组。轴面倾北西、倾角 70°左右,北西翼倾角 8°～15°,南东翼倾角 50°～70°,两翼不对称。

(2) 名山向斜:位于名山区中部,西南延伸至雨城区境内,在总岗山背斜与莲花山背斜之间。轴线在名山区蒙阳镇、百丈镇、廖场乡一线,向北东延伸常有第四系岩层覆盖,但其踪迹仍可追索到邛崃市的平落、马湖一带,走向北东 35°左右;南段转为北北东向,进入雨城区凤鸣乡龙船村,再转为南北向延至草坝镇附近。核部极为宽敞平缓,地层倾角 10°以下,翼部增至 25°;地层为下第三系,翼部为中生界,主要是白垩系岩层。

(3) 总岗山背斜:又名范店背斜,位于名山区与丹棱县、洪雅县之间。背斜轴线为北东 25°,南段逐渐偏转为南北向。核部出露地层为白垩系夹关组。北东段月南山、看灯山一带的核部出露地层为侏罗系蓬莱镇组。月南山以南,背斜两翼不对称,东窄西宽,东陡西缓,西翼倾向为 20°～40°,西翼为 2°～30°,向东北延伸入蒲江县境内称长丘山背斜。

(4) 金鸡关背斜:位于名山西部、雨城区东部交界处。轴线北段北东 10°,逐渐偏转为南北向。枢纽向北倾伏,倾伏角 8°～10°,核部出露地层为白垩系灌口组,两翼出露地层为第三系金鸡关组。两翼对称,地层倾角 17°～30°。

断层构造主要有:蒙泉院冲断层、吴家山冲断层、总岗山冲断层与范家店冲断层。

(1) 蒙泉院冲断层:位于蒙顶山背斜东南侧,为蒙顶山背斜南东翼的逆断层,是雅安新开店冲断层的派生断层,也是蒙顶山背斜与雅安向斜、金鸡关背斜的分界线。断面倾向南东,上盘仰冲,下降盘地层甚陡,断续可见高达 15～25m 断层线岩。

(2) 吴家山冲断层:位于蒙顶山西北侧,平行于蒙泉院冲断层,是蒙山相对抬升形成的褶皱断层山。与蒙泉院冲断层同为新开店断层的派生断层。断层谷形成后盐溪为名山河上源,并切断蒙顶山背斜分为蒙山和莲花山。

(3) 总岗山冲断层、范家店冲断层:都在总岗山背斜东南侧。总岗山冲断层是成都-蒲江断裂带的西南段,是自第三纪以来成都凹陷不断下降,而雅安以西山区持续抬升,特别是中更新世新构造运动更为剧烈,造成抬升中的总岗山背斜东南翼断裂而成。断层使总岗山东南翼更加陡峻,形成典型单斜山。而范家店冲断层是总岗山冲断层的派生断层,主要由于总岗山冲断层上盘抬升,使得青衣江冰川在雅安市雨城区的水口折向东北,经名山向斜进入成都凹陷。

4.1.4 土壤

研究区主要出露地层自上而下分别是第四系(Q)、下第三系名山群及芦山组(E_{1-2mn}、E_{31})和白垩系(K)等,其中以第四系和白垩系为主。简述如下[194]:

(1) 近代河流紫色冲积:厚度 0～8m,主要分布于名山河、延镇河沿岸,表层颗粒较细,下伏砾石层。

（2）近代河流黄色冲积:系流经老冲积黄壤区的流水搬运而成,成土黏沙适中,主要分布于百丈河、两合水沿岸。

（3）冲积黄壤:系三级阶地以上老冲积黄壤经洪水搬运而成,主要分布在百丈河二级阶地后缘,有的覆盖在紫色冲积层之上,有的埋藏草质或木质泥炭层。

（4）老冲积物:与基岩灌口组或名山群呈不整合关系,一般由上部冰水沉积层、下部冰碛层两大单元组成。下部为橙黄色或黄棕色冰碛层,表层为橙黄色、灰黄色黏土,有的黏土层下伏砾卵石层。砾石成分主要有石英岩、粉砂岩、黄砂岩、花岗岩等。无方向性,分选性差,磨圆度好,大小混杂,砾径 $2\sim50\,cm$,且以 $2\sim18\,cm$ 居多,间夹黏土。成土质地黏重,呈酸性反应。全区丘陵岗地皆有分布,系冰碛或冰水碛泥砾。

（5）名山群 E_{1-2mn}:底部为暗棕色灰质岩屑粉砂岩;中部为砖红色灰质或泥质粉砂岩,夹少量紫红色泥岩;上部以砖红色泥岩为主,夹少量泥质粉砂岩、灰黑色泥页岩及暗棕色泥质角砾岩、灰绿色泥灰质角砾岩,有石膏或芒硝层。成土泥性较重,呈中性反应。主要分布在城西、紫霞、城东、城南、建山等地,为湖相-咸水湖相沉积岩。

（6）灌口组 K_{2g}:下部为细砂或粉砂岩;中部为泥岩夹角砾状泥岩、泥灰质角砾岩及粉砂岩,有石膏或钙芒硝层;上部为棕红色泥岩夹泥灰岩、杂色页岩。成土泥性较重,中性反应。呈条带状对称地出露于名山向斜和蒙顶山背斜、总岗山背斜翼部,为河流相-咸水湖相的沉积岩。

（7）夹关组 K_{2j}:底部以紫红色厚-块砾岩及含砾砂岩与下伏天马山组红色泥岩呈平行不整合接触,与上覆灌口组 K_{2g} 底部紫红色中-厚层泥质长石岩屑细、粉砂岩与紫红色中层粉砂质泥岩互层整合接触。以棕红、紫红色厚-块状含砾砂岩、细-中粒长石砂岩、长石石英砂岩为主,夹少量同色泥岩及泥质粉砂岩,局部不等厚韵律互层。主要出露在低山中上部,为河流相-滨湖相沉积岩。

（8）天马山组 K_{1t}:以砖红-棕红色泥岩、砂质泥岩为主,夹砖红色含长石石英砂岩、岩屑长石中-细砂岩,含介形类为主的化石,色彩鲜艳的红色泥岩为其主要的特征,常由粉砂岩、细砂岩与泥岩组成不等厚的韵律互层,下部砂岩偶夹砾岩层。底部以砖红色砂岩、粉砂岩与下伏蓬莱镇组顶部灰紫-暗紫色薄层钙质泥岩夹紫灰色泥质粉砂岩界线清楚,与上覆夹关组 K_{2j} 底部的浅棕色厚-块状含砾砂岩、砾岩呈平行不整合接触。

（9）芦山组 E_{31}:鲜红色-砖红色中-厚层泥质粉砂岩与中-薄层钙质粉砂质泥岩、钙质泥岩不等厚互层。发育膏溶孔、沙纹层理及水平层理。底部以鲜红色厚层泥质粉砂岩与下伏名山组二段暗紫红色中层粉砂岩钙质泥岩整合接触。富含丰富的介形类及轮藻、孢粉化石。

4.1.5 气候

名山区属亚热带季风性湿润气候区,全区四季分明、气候温和,多年平均风速 1.5m/s,多年平均气温 15.4℃,最高温度 38℃,最低温度−5.4℃。雨量充沛,多年平均降雨量 1299.4mm,多年平均雨日 225 天以上,夜雨占 80%,降雨主要集中在 6～9 月,为 1234.4mm,占多年平均降雨量的 95%;降雨集中,时空分配不均。多年平均相对湿度 81%,阴天多,日照少,多年平均日照时数为 1018h,相对湿度 82%,全年无霜期 298d,霜期通常在 1、2 月份。雨热同季,加之近年来由于气候变化异常,冬干春旱年年发生,造成季节性缺水严重,农村人畜饮水十分困难。

4.2　水资源现状

4.2.1　水资源量及评价

水资源总量包括地表水径流量和地下水资源量两部分。根据《名山县水资源开发利用分析报告》、名山区最新降水资料及相关水文资料,经计算,名山区境内多年平均地表径流量为 5.9 亿 m³,地下水资源量 0.218 亿 m³,水资源总量为 6.118 亿 m³(不含名山区年利用玉溪河水利工程过境水资源量 0.7801 亿 m³),见表 4-1。

表 4-1　名山区水资源总量表

辖区面积 /km²	降水深 /mm	降水量 /亿 m³	径流深 /mm	径流量 /亿 m³	径流系数(ψ)	地下水资源量 /亿 m³	水资源总量 /亿 m³	单位面积产水量 /(万 m³/km²)	人均占有水资源量 /(m³/人)
614.27	1352.8	8.16	960.5	5.9	0.71	0.218	6.118	99.63	2292

名山区水资源量存在的问题主要有以下几个方面。

(1)水资源比较丰富,部分指标高于全省和全国水平,但低于雅安市水平。名山区水资源总量为 6.118 亿 m³(不含玉溪河过境客水流量),仅占四川全省水资源总量 2615.69 亿 m³ 的 0.23%、雅安市水资源总量 165 亿 m³ 的 3.7%;产水量为 99.63 万 m³/km²,低于雅安市的 120 万 m³,高于四川省的 55 万 m³/km²、全国 27 万 m³/km² 的指标;人均占有水资源量 2292m³,仅为雅安市人均占有水量 11 576m³ 的 19.8%、四川省人均占有水量 2998m³ 的 76.5%,高于全国人均占有水资源量 1929m³ 的指标。

(2)水资源的时空分布不均,可利用程度较低。名山区属水资源较为丰富的地区,但除境内塘、库蓄水以及玉溪河水利工程过境水补给外,其余均为大气降水,而大气降水受季风气候的影响,有明显的季节性,因而水资源在年内分配上表现出明显的季节差异。全年 95％的水量集中在 6～9 月的洪水季节,大部分河川径流都在夏秋两季流失,控制利用不多。

4.2.2　水资源开发利用现状

名山区可利用水资源量 2.4 亿 m³,已利用境内和境外水资源总量 1.0479 亿 m³,其中已利用境内水资源量 0.2678 亿 m³(境内水资源利用程度为 16.5％),已利用境外芦山玉溪河引水工程水资源 0.7801 亿 m³。按用途分为:生活用水 0.0648 亿 m³,占年已利用水资源总量的 6.19％;工业用水量 0.0786 亿 m³,占年已利用水资源总量的 7.51％;农业用水量 0.8250 亿 m³,占年已利用水资源总量的 78.77％;生态用水量(名山河)0.0795 亿 m³,占年已利用水资源总量的 7.51％。

4.2.3　水资源保护现状

名山区在水资源保护规划中综合考虑水功能区水质类别、现状、相邻水功能区的水质要求、水功能区排污现状与相应的规划、用水部门对水功能区水质的要求、社会经济状况及特殊要求、水资源配置对水域的总体安排等,将全区各个流域划分为保护区、保留区、开发利用区、缓冲区等四个功能区。以此在宏观上对流域水资源利用状况进行总体控制,协调地区间用水关系,在整体功能布局确定的前提下,重点在开发利用水域内详细划分多种用途的水域界限,其中包括饮用水源区、工业用水区、农业用水区、渔业用水区、景观娱乐用水区、过渡区、排污控制区,协调同一水域内不同用水部门之间的关系,科学合理地开发和保护水资源[195]。

4.3　社会经济状况

4.3.1　人口状况

全区辖有 20 个乡(镇)、192 个行政村、1244 个村民小组。2010 年末,据统计年报,全区总人口 27.3 万人,其中,农业人口 24.25 万人,拥有劳动力 13.98 万人,占总人口的 89.81％。

4.3.2　国民经济及农村经济状况

名山区属典型的农业区,农业生产具有十分重要的地位和作用。全区以种植粮食农作物为主,是雅安市的产粮大区。国民经济增长快速。2008 年全年实现国内生产总值 248 620 万元,其中,第一产业为 86 572 万元;第二产业为 95 587 万元;第三产业为 66 461 万元。人均国内生产总值 10 095 元。财政总收入 11 370

万元,其中一般预算收入3663万元,财政总支出84 188万元,其中地方财政一般预算支出76 762万元。城镇居民可支配收入为11 258元,农民人均纯收入4243元。

4.3.3　土地利用状况

名山区土地总面积为614.27km²,折合92.141万亩(1亩≈666.7m²,下同)。按照土地利用现状可分为:耕地面积22.6140万亩,占总面积的24.54%;园地面积22.2305万亩,占总面积的24.13%;林地32.8075万亩,占总面积的35.61%;草地草坡面积3.5828万亩,占总面积的3.89%;城镇农村住宅和县、乡、工矿用地3.0116万亩,占总面积的3.26%;国道公路和乡村公路用地2.1446万亩,占总面积的2.33%;水域3.2457万亩,占总面积的3.52%;难利用地2.5043万亩,占总面积的2.72%。

全区除裸岩、石砾地和难利用土地外,绝大部分具有生产力。因海拔、高度、地貌、光、水、热等条件的不同,土地质地结构也各有差异。但这些不同类型的土地资源,大都具有较好的生产潜力。在名山河、延镇河、临溪河两岸和其他乡镇海拔700m以下的浅丘、平坝地区(面积49.33万亩,占土地总面积的53.53%)土壤肥沃,农业生产水平较高,是全区粮、油、茶、果的主要产区。海拔700~840m区内腹心地带,面积27.34万亩,占总面积的29.67%,气候温和,台面平坦开阔,多为农田,是全区粮食经济作物的第二产区。蒙顶、总岗两山生态环境良好,适合茶树生产,为名优茶生产基地。

名山区土地利用开发历史悠久,土地开发利用程度较高,以农业利用为主。近年来,在日益增大的人口压力下,绝大部分可利用土地被改造开发利用,待开发的土地资源有限,耕地后备资源贫乏,全区未利用土地面积仅占总面积的2.7%,各项农业用地占土地总面积的48%。数据分析表明,目前全区土地利用结构具有典型的小城镇大农村、农业用地占有绝对比重的特点。

在2010年前,全县通过以下措施加强了对土地的利用与改造:

(1) 对居民点、交通、工矿用地实行综合治理和改造;

(2) 将城镇建设与旧城改造有机结合;

(3) 改善农民居民点零星、分散的状况;

(4) 搞好城乡工况建设规划,使土地得到合理利用;

(5) 改善公路路面状况;

(6) 大力发展旅游业;

(7) 提高各类土地的利用率和生产率。

4.4　农业生产状况

名山是传统农业区,主产水稻、小麦、玉米。大豆、红薯等视为副产杂粮。经济作物以茶叶、油菜为主。"九五"期间,经过农业结构调整,名山农业发生了质的变化,种植和养殖业均有长足的发展。

(1)种植业:在传统农业的基础上出现了蚕桑、水果、蔬菜、食用菌、竹木各业并举的局面。茶叶已成为名山农业的一大支柱产业。

(2)养殖业:以生猪为主,鱼、兔、家禽呈发展势头。"稳猪增牛羊,禽兔大发展"已成为养殖业当前的发展趋势。

2008 年全县粮食播面 19 533hm²,全年粮食总产为 101 707t,年末茶叶面积 26.1 万亩;每年生猪出栏 46.01 万头,牛出栏 0.0888 万头,羊出栏 6.2629 万头,家禽出栏 410.8 万只,兔出栏 62.4 万只[196]。

4.5　农田水利现状

4.5.1　水利工程现状

自新中国成立以来,全县共修建各类水利工程 1880 处,其中小(一)型水库(总库容为 100 万～1000 万 m³)6 座,小(二)型水库(总库容为 10 万～100 万 m³)18 座,塘堰(总库容为 1 万～10 万 m³)427 座,固定机电提灌站 215 处,微型水池 913 口,引水渠系工程 278 条。这些水利工程,大部分是 20 世纪 50～60 年代修建,70～80 年代主要修建了玉溪河配套分干渠 4 条。大多数水利工程配套不全、老化严重、设施薄弱,抗御自然灾害的能力不强。

4.5.2　旱山村缺水情况

全区旱山村涉及 10 个乡镇、28 个村,分别是:

(1)马岭镇的七星、康乐、天目等村;

(2)建山乡的紫观、安吉、飞水村;

(3)城西镇的名凤、蒙山、金花、名雅、槐树等村;

(4)永兴镇的青龙村;

(5)车岭镇的姜山、石堰、悔沟、岱宗等村;

(6)解放乡的月岗、吴岗村;

(7)联江乡的合江村;

(8)双河乡的骑龙、云台、六合村;

（9）蒙阳镇的上瓦、箭竹、周坪、律沟等村；

（10）前进乡的清河、凤凰村。

上列旱山村的水利设施较缺乏，农业生产和人畜饮水主要靠天降雨，缺水严重，共涉及人口 3.88 万、耕地面积 9.2058 万亩，其中农田 8.200 万亩，旱地 6858 亩。

4.5.3 现状供水能力

根据各类水利工程、公共供水设施、自备水源工程统计，2008 年全县水利工程实际供水能力为 1.33 亿 m³[197]，其中，渠道总计 748.98km，总引水流量 23.2m³/s，设计年供水能力 18 232 万 m³，实际年供水能力 11 048 万 m³。

小（一）、小（二）型水库 24 座，总库容 1309.78 万 m³，设计供水能力 1133.4 万 m³，实际供水能力 1128.4 万 m³。汶川大地震中小（一）、小（二）型水库受到了较为严重的损毁，为消除隐患，名山区正在进行除险加固整治。

塘堰共 427 座，总库容 389.22 万 m³，设计供水能力 532 万 m³，实际供水能力 426 万 m³，均存在不同程度的病险害问题。

雨水集蓄工程 913 处，设计容积 13.69 万 m³，设计供水能力 49 万 m³，实际供水能力 45.6 万 m³，工程完好率 85%。

4.6 农村饮水水源和供水类型

4.6.1 主要水源类型

（1）地表水。主要有河水、水库水、坑塘水等。

（2）地下水。主要有上层滞水、潜水、承压水、山泉水、山溪水等。

（3）雨水。

4.6.2 供水方式

目前，名山区农村饮水安全工程的主要类型有：①已经实现乡镇供水一体化的工程；②多村联合供水工程；③单村供水工程；④单户工程。其中前三类为集中供水工程，第四类为分散供水工程。

（1）集中式供水：指在一个饮水工程的供水范围内，以一个或几个居民点为单元，用管网统一送到各家各户（亦称自来水）或集中供水点的供水方式。主要有乡镇及跨乡镇供水、村级集中供水。

本书中的集中式供水，是指工程受益人口 200 人以上或日供水量 20t 以上的集中式供水工程。

到 2010 年年底,已建集中供水工程 18 处(国家投资修建农村人口安全饮水工程 14 处),涉及 14 个乡镇,解决 10.7989 万农村人口安全饮水问题[18,198]。

(2)分散式供水:浅井(采用手压井、辘轳或微型潜水电泵等方式取水)、集雨、引泉、无供水设施或供水设施失效而直接取用河水、山溪水、坑塘水、山泉水或到其他地方拉水。

名山县 2008 年农村供水基本情况见表 4-2。

表 4-2　名山县 2008 年农村供水基本情况汇总表　　　　(单位:万人)

集中式供水人口				分散式供水人口					农村人口
小计	供水方式	水源		小计	有设施			无设施	
	供水到户	地表水	地下水		井	引泉	集雨		
7.83	7.83	6.79	1.04	16.43	7.50	3.06	0.97	4.90	24.26

4.7　农村饮水安全现状评价

4.7.1　评价标准

据 2004 年水利部、卫生部联合颁布《农村饮水安全卫生评价指标体系》,将农村饮用水划分为安全和基本安全两个级别,以水质、水量、方便程度和保证率四项指标分别对其进行评价。

(1)水质:符合国家《生活饮用水卫生标准》(GB 5479—2006)要求的为安全,符合 1991 年颁布的《农村实施〈生活饮用水卫生标准〉准则》要求的为基本安全,见表 4-3。

(2)水量:每人每天可获得的水量不低于 40~60L 为安全;不低于 20~40L 为基本安全。

(3)方便程度:供水到户或人力取水往返时间不超过 10min 为安全;人力取水往返时间不超过 20min(相当于水平距离 800m,或垂直高差 80m 的情况)为基本安全。

(4)保证率:供水水源保证率不低于 95% 为安全,不低于 90% 为基本安全(指在十年一遇的干旱年,供水水源水量能满足基本生活用水量要求)。

四项指标中只要有一项指标低于安全或基本安全最低值,就不能定为饮水安全或基本安全。

表 4-3 生活饮用水水质分级要求

项目		一级	二级	三级
感官性状和一般化学指标	色/(°)	15,并不呈现其他异色	20	30
	浑浊度/(°)	3,特殊情况不超过5	10	20
	肉眼可见物	不得含有	不得含有	不得含有
	pH	6.5~8.5	6~9	6~9
	总硬度/(ml/L,以碳酸钙计)	450	550	700
	铁/(ml/L)	0.3	0.5	1.0
	锰/(ml/L)	0.1	0.3	0.5
	氯化物/(ml/L)	250	300	450
	硫酸盐/(ml/L)	250	300	450
	溶解性总固体/(ml/L)	1000	1500	2000
毒理学指标	氟化物/(ml/L)	1.0	1.2	1.5
	砷/(ml/L)	0.05	0.05	0.05
	汞/(ml/L)	0.001	0.001	0.001
	镉/(ml/L)	0.01	0.01	0.01
	铬(六价)/(ml/L)	0.05	0.05	0.05
	铅/(ml/L)	0.05	0.05	0.05
	硝酸盐/(ml/L,以氮计)	20	20	20
细菌学指标	细菌总数/(个/ml)	100	200	500
	总大肠菌群/(个/L)	3	11	27
	游离余氯/(ml/L)(接触30min后)			
	出厂水不低于	0.3	不低于0.3	不低于0.3
	末梢水不低于	0.05	不低于0.05	不低于0.05

注:一级为期望值;二级为允许值;三级为缺乏其他可选择水源时的放宽限值。

4.7.2 农村饮水安全现状评价

到 2010 年年底,名山区农村饮水达到安全标准的人数为 12.4409 万人,占区农村总人口的 51.30%,其中安全受益人数 10.7989 万人,占全区农村总人口的 44.53%;其他井水、泉水饮水安全和基本安全人数 1.624 万人,占全区农村总人口的 6.77%。

1. 水质不达标

因自然条件、人类活动及其他原因污染造成的农村饮用水水质不安全因问题,共涉及全县 20 个乡镇 171 个村,11.8091 万人,其中,饮用苦咸水而不达标人口 1.921 万人,占区农村总人口的 7.92%;饮用水源仅细菌学指标超标而不达标人口 有 1.8168 万人,占区农村总人口的 7.49%;饮用人为活动引起的污染水、未经处 理地表水等水质不达标人口有 2.101 万人,占区农村总人口的 8.66%;饮用其他 不达标的含硝、铁、锰等严重的地下水的人口有 0.2497 万人,占区农村总人口 的 1.03%。

2. 保证率、用水量不达标

全区农村水源保证率不达标的有 20 个乡镇、169 个村、27 156 人(原规划内不 安全人口 5018 人,新增不安全人口 22 138 人)。由于名山区降雨时空分布不均, 冬干、春旱连年发生,造成冬囤水田干枯,溪河断流达 90%以上,水源保率低主要 分布在高岗地区、蒙顶山及总岗山地区村社农户,由于"5·12"汶川地震和"4·20" 芦山地震影响及气候变化造成季节性缺水。一旦遇干旱年成,就只在较远处有水 源地方背运水吃。按农村饮水安全评价指标少于 95%,为不安全饮水,严重影响 了农民的生产和生活。

3. 保证率、用水量不达标

全区农村有水量不达标的有 30 048 人(原规划内不安全人口 6580 人,新增 安全人口 23 468 人),分布在建山、蒙顶山、马岭、红岩、车岭、永兴、红星等 8 个 乡镇。

4. 用水方便程度不达标

名山区农村季节性缺水严重,特别是地处高岗,由于高山和高岗,取水点较远, 有部分农民所住地无水源,每天生活饮用水只在较远处担背水吃,饮用水困难。有 些地方地下水位低,且含硝、铁、锰量重,人畜不能饮用,每年 11 月到次年 3 月,要 到 1.5km 外的水库担水、运水,人力背运水往返时间需要 40~50min,按农村饮水 安全评价指标超过往返时间 20min,为不安全饮水。

4.7.3 农村饮水安全工作任务

为解决该区农村饮水安全问题,区政府计划在"十二五"期间规划集中式供水 工程 36 处,新建单村集中工程供水 20 处,管网延伸工程 16 处;共解决 11.8091 万 人及 651 名学生的的饮水不安全问题,见表 4-4。

表 4-4　名山区"十二五"农村饮水安全工程计划

序号	名称	乡镇	涉及村	拟解决的不安全人数/人	拟解决的学生饮水不安全人数/人
1	新庙供水站	城东乡	五里村	932	
			长坪村	566	
			双溪村	502	
			双田村	290	
		蒙阳镇	同心村	494	
			紫霞村	724	
			德光村	1 162	
			德福村	973	
			河坪村	445	
			关口村	882	
			箭竹村	739	
			贯坪村	300	
			周坪村	39	
			上瓦村	910	
		万古乡	高山坡村	500	
		永兴镇	古房村	340	
	小计	4 个乡镇	16 个村	9 798	
2	建山供水站	建山乡	安乐村	506	
			飞水村	785	
		城东乡	平桥村	1 330	
			余光村	476	
			官田村	456	
			徐沟村	304	
	小计	2 个乡	6 个村	3 857	
3	观音供水站	百丈镇	鞍山村	988	
			蔡坪村	300	
			石栗村	437	
			王家村	557	
		廖场乡	廖场村	185	
			万坝村	1 946	
			藕塘村	1 329	

序号	名称	乡镇	涉及村	拟解决的不安全人数/人	拟解决的学生饮水不安全人数/人
3	观音供水站	廖场乡	观音村	697	
			新场村	1 250	
			桂芳村	814	
	小计	2 个乡镇	10 个村	8 503	
4	永兴供水站	红岩乡	罗扁村	257	
			肖扁村	606	
			金龙村	1 292	
		永兴镇	双墙村	650	
			三岔村	770	
			青江村	540	
			箭道村	1 000	
			化城村	620	
			江落村	221	
			瓦窑村	300	
			江落村	479	
			金桥村	202	
			瓦窑村	300	
			古房村	300	
			马头村	721	
			笔山村	300	
	小计	2 个乡镇	16 个村	8 558	
5	车岭供水站	车岭镇	水月村	809	
			梅沟村	742	
			龙水村	509	
			骑岗村	625	
			石城村	499	
			几安村	500	
			金刚村	116	
			中居村	446	
			岱宗村	200	
			骑岗村	500	

序号	名称	乡镇	涉及村	拟解决的不安全人数/人	拟解决的学生饮水不安全人数/人
5	车岭供水站	双河乡	长沙村	676	
			扎营村	400	
			金鼓村	400	
			云台村	873	
			六合村	1 017	
			金狮村	190	
			延源村	929	
	小计	2 个乡镇	10 个村	9 431	
6	中岭供水站	马岭镇	中岭村	938	
			山峤村	346	
			江坝村	1 358	
			余沟村	531	
			邓坪村	682	
			兰坝村	273	
			新桥村	354	
	小计	1 个乡镇	7 个村	4 482	
7	寺岗供水站	中峰乡	寺岗村	1 109	
			大冲村	1 035	
			桂花村	544	
			一颗印村	1 114	
			三江村	967	
			海棠村	781	
			甘溪村	929	
			河口村	601	
	小计	1 个乡镇	8 个村	7 080	
8	玉泉供水站	百丈镇	千尺村	200	
			朱坝村	413	
			凉江村	361	
	小计	1 个乡镇	3 个村	974	

序号	名称	乡镇	涉及村	拟解决的不安全人数/人	拟解决的学生饮水不安全人数/人
9	四包供水站	中峰乡	四包村	351	
			下坝村	31	
			秦场村	136	
			朱场村	33	
	小计	1 个乡镇	4 个村	551	
10	临溪供水站	茅河乡	茅河村	400	
			龙兴村	500	
		联江乡	孙道村	650	
			续元村	390	
			凉水村	355	
			藕花村	500	
			万安村	370	
	小计	2 个乡镇	7 个村	3 165	
11	红星供水站	百丈镇	涌泉村	1 380	41
			百家村	670	
			天宫村	980	
		联江乡	合江村	755	
			土墩村	810	
			九龙村	840	
			紫萝村	70	
		红星镇	太平村	1 750	
			余坝村	846	
			天王村	1 663	
	小计	3 个乡镇	10 个村	9 764	
12	陆坪供水站	前进乡	陆坪村	600	
			苏山村	370	
			清河村	830	
			桥楼村	550	
			两河村	550	
			双合村	160	
			凤凰村	1 604	

序号	名称	乡镇	涉及村	拟解决的不安全人数/人	拟解决的学生饮水不安全人数/人
12	陆坪供水站	前进乡	泉水村	590	
			尖峰村	721	
			楠水村	500	
		红岩乡	红岩村	157	
		车岭镇	五花村	729	
	小计	3个乡镇	12个村	7 361	
13	红草供水站	万古乡	红草村	956	
			九间楼村	348	
			莫家村	491	
			沙河村	493	
			高河村	100	
	小计	1个乡镇	5个村	2 388	
14	黑竹供水站	黑竹镇	黑竹关村	2 321	572
			鹤林村	108	
			莲花村	1 130	
			王山村	1 251	
			白腊村	100	
		茅河乡	白鹤村	120	
			临溪村	300	
		百丈镇	曹公村	619	
			叶山村	130	
			肖坪村	1 267	
	小计	3个乡镇	10个村	7 346	
15	新店供水站	双河乡	金鼓村	702	
			骑龙村	705	
		解放乡	吴岗村	357	
			月岗村	1 630	
			银木村	1 210	
			文昌村	711	
			高岗村	532	
			瓦子村	786	

续表

序号	名称	乡镇	涉及村	拟解决的不安全人数/人	拟解决的学生饮水不安全人数/人
15	新店供水站	红星镇	罗湾村	574	
			白墙村	1 175	
			上马村	1 260	
			龚店村	1 131	
		新店镇	三星村	55	
			石桥村	563	
			新坝村	0	
			安桥村	0	
			大坪村	325	
			阳坪村	484	
			白马村	39	
			长春村	90	
			新星村	1 577	
			兴安村	250	
			山河村	219	
			中坝村	304	
			大同村	4	
			南林村	165	
		百丈镇	凉江村	1 470	
	小计	5 个乡镇	27 个村	16 318	
16	民源供排水公司	蒙顶山镇	卫干村	1 058	
			槐树村	568	
			德福村	220	
			大弓村	902	
			名凤村	494	
			槐树村	430	
	小计	1 个乡镇	6 个村	3 672	
17	蒙山供水站	蒙顶山镇	蒙山村	1 257	
18	名雅供水站	蒙顶山镇	名雅村	1 109	
19	梨花供水站	蒙顶山镇	梨花村	1 470	
20	柏家供水站	蒙顶山镇	金花村	469	11

序号	名称	乡镇	涉及村	拟解决的不安全人数/人	拟解决的学生饮水不安全人数/人
21	王家湾供水站	蒙顶山镇	金花村	350	18
22	槐溪供水站	蒙顶山镇	槐溪村	1 455	
23	罗家供水站	蒙顶山镇	水碾村	842	
24	高家供水站	蒙顶山镇	水碾村	752	
25	郑岩供水站	永兴镇	郑岩村	500	
26	沿河供水站	永兴镇	沿河村	120	
27	青龙供水站	红岩乡	青龙村	574	
28	高山供水站	车岭镇	龙水村	370	
29	柯嘴供水站	车岭镇	龙水村	761	
30	钟湾供水站	车岭镇	石堰村	350	
31	王沟供水站	车岭镇	石堰村	550	
32	姜山供水站	车岭镇	姜山村	293	
33	金狮供水站	双河乡	金狮村	183	
34	天目供水站	马岭镇	天目、七星村	1 095	9
35	康乐供水站	马岭镇	康乐村	1 271	
36	石门供水站	马岭镇	石门村	1 072	
合计				118 091	651

第5章 研究区农村饮用水源水质情况

开展名山区农村饮用水源水质健康风险评估,首先应综合考虑农村饮水安全现状、社会经济状况、农村饮用水源和供水类型、农村原生环境和次生环境污染、介水性传染病和水性地方病等现状,再检测农村饮用水源(主要有河水、坑塘水、水库水、井水、山泉水等)水质,探讨水源水质污染来源、迁移转化的过程,为确定水源的主要污染指标提供依据,为水源健康风险评估的危害鉴别工作奠定基础,为当地政府和有关部门制订污染防治措施、保护水源方案提供正确的科学依据,以实现农村饮水安全的目的。

5.1 样品采集与检测

5.1.1 水样采集

为全面了解和掌握名山区农村饮用水健康风险状况,有效防止介水性传染病的发生,保护广大乡镇居民的身体健康,在区域内开展农村居民饮用水水质基本情况调查、检测、时空间分布特征的研究十分必要。

根据研究区的地形地貌、水系特点、饮水水源及供水工程类型布设农村饮用水检测样点,于2005年、2010年、2011年、2012年的丰、平、枯水期进行了4次农村饮用水源水水质检测。其中,2005年采集并检测水样41个;2010年1月、2011年3月和2012年3月分别采集并检测饮用水水源水41个、39个和28个,总计149个水样。用GPS(global positioning system)定位仪检测取样点的大地坐标,基于ArcGIS 9.2生成水样检测点图(图5-1和表5-1)。

根据国家水质检验采样标准《水质采样方案设计技术规定》(HJ 495—2009),规范采样过程严格进行,采样容器使用高压低密度聚乙烯塑料瓶,所采样品为居民正在饮用的水,水源类型包括地表水和地下水。地下水样采集时,应先开泵将井中死水抽出,待天然含水层中的水进入井内再采样。采样过程:用所取水样涮洗500ml的聚乙烯塑料瓶和塞子4~5次,取样后封好瓶口,贴上标签,注明水样编号、地点、取样日期,遮光保存,带回实验室分析。

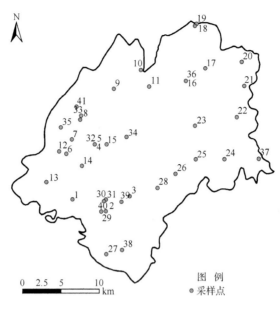

图 5-1　研究区水样检测点分布图

表 5-1　样点位置

序号	样点位置	序号	样点位置	序号	样点位置	序号	样点位置
1	永兴镇瓦窑村	12	新店镇古城村	23	联江乡合江村	34	万古乡钟滩村
2	永兴镇马头村	13	城东乡官田村	24	红星镇太平村	35	新店镇红光村
3	陆坪供水站	14	蒙顶山槐溪村	25	马岭镇兰坝村	36	建山乡止观村
4	中峰乡五大队	15	城东乡五里村	26	双河镇扎营村	37	百丈镇曹公村
5	城东乡余光村	16	小海子水库	27	双河镇云台村	38	红星镇龚店村
6	万古乡莫家村	17	解放乡文昌村	28	红岩镇红岩村	39	红岩镇肖炳村
7	万古乡红草村	18	黑竹供水站	29	车岭镇石城村	40	蒙阳镇关口村
8	建山乡横山村	19	廖场镇藕塘村	30	蒙顶山梨花村	41	建山经典水池
9	万古乡沙河村	20	廖场镇万坝村	31	猫跳水库		
10	中峰乡寺岗村	21	临溪供水站	32	永兴镇金桥村		
11	中峰乡海棠村	22	联江乡续元村	33	新庙供水站		

5.1.2　水质检测

根据《生活饮用水卫生标准》(GB 5749—2006)、《农村实施〈生活饮用水卫生标准〉准则》选择检测指标,水质检测方法按照《生活饮用水标准检验方法》(GB 5750—2006)。

2005 年采集水样水质检测工作由名山区疾病预防控制中心完成,2012 年 3 月采集水样水质化验工作由雅安市农产品检测中心完成,检测指标和检测方法见表 5-2。

表 5-2 水质检测方法

测定项目	检测方法	测定项目	检测方法
pH	玻璃电极法	锰	过硫酸铵分光光度法
总硬度	EDTA 滴定法	铜	原子吸收分光光度法
总碱度	酸性指示剂滴定法	砷	原子荧光法
氯化物	硝酸盐容量法	汞	原子荧光法
硫酸盐	铬酸钡分光光度法	镉	原子吸收分光光度法
氟化物	氟试剂分光光度法	铅	原子吸收分光光度法
硝酸盐	紫外分光光度法	六价铬	二苯碳酰二肼分光光度法
氨氮	水杨酸盐分光光度法	细菌总数	平板法
亚硝酸盐	重氮偶合分光光度法	总大肠菌群	多管发酵法
铁	邻菲啰啉分光光度法		

2010 年 1 月、2011 年 2 月采集水样的水质检测工作由四川农业大学水建系水质分析实验室完成。

名山区农村饮用水水源水质的 5 次检测总计 19 项指标,主要检测指标包括:①感官性状和一般化学指标,如 pH、总硬度、总碱度、氯化物、硫酸盐、氨氮、铁、锰;②理化毒理学指标,如氟化物、硝酸盐、亚硝酸盐、六价铬、铜、镉、砷、铅、汞;③微生物指标,如细菌总数、总大肠菌群。

5.2 生活饮用水水质标准

生活饮用水直接关系着人们的日常生活和身体健康,是最基本的卫生条件之一。它的标准是各项水质要求中最基本的,它的制订考虑了以下几个方面的基本要求:

(1)生活饮用水不能含有病原微生物;

(2)生活饮用水中的化学物质不能危害人体健康;

(3)生活饮用水中的放射性物质不能危害人体健康;

(4)生活饮用水的感官性状良好等。

我国《生活饮用水卫生标准》(GB 5749—2006)、美国《国家饮用水水质标准》、欧盟《饮用水水质指令》和世界卫生组织(WHO)《饮用水水质准则》中部分指标的限值见表 5-3。

表 5-3　生活饮用水水质标准

水质指标	中国	欧盟	美国	WHO
pH	6.5~8.5	6.5~9.5	6.5~8.5	6.5~8.5
硝酸盐/(mg/L)	10	10	10	10
亚硝酸盐/(mg/L)	—	0.5	1	1
氨氮/(mg/L)	0.5	0.5	—	—
硫酸盐/(mg/L)	250	250	250	250
氯化物/(mg/L)	250	250	250	250
氟化物/(mg/L)	1	1.5	2.0	1.5
铁/(mg/L)	0.3	0.2	0.3	0.3
锰/(mg/L)	0.1	0.05	0.05	0.05
铬/(mg/L)	0.05	0.05	0.1	0.01
砷/(mg/L)	0.05	0.01	0.05	0.05
汞/(mg/L)	0.001	0.001	0.002	0.002
镉/(mg/L)	0.005	0.005	0.005	0.005
铜/(mg/L)	1	2	1	1.3
铅/(mg/L)	0.01	0.01	0.015	0.01
细菌总数	100CFU/mL	100CFU/mL	N/A	—
总大肠菌群	不得检出	0	0	不得检出

注:"—"指标准未给出该指标的限值。

5.3　水质检测结果分析

依据上述《生活饮用水卫生标准》,对 2005 年、2010 年、2011 年和 2012 年共 4 次农村饮用水源水质检测数据分别按采样时间和水源类型进行统计分析。

5.3.1　一般化学指标

一般化学指标检测结果见表 5-4。

1. 硫酸盐

据表 5-4 和表 5-5,名山河水是硫酸盐含量最高的水源,浓度达 337.2mg/L,超过了我国生活饮用水水质标准规定(<250mg/L)。这与沿岸芒硝矿开采及污水未经处理直接排放有关。名山区境内芒硝储量高达 1616 亿 t,是西南地区特大型矿藏,具有品质高、埋深浅、易开采等特点,但由于地下水含芒硝量重,导致居民长期

饮用苦咸水,涉及人口主要分布在永兴、红岩、前进等 20 个乡镇的低丘地区。

表 5-4　不同类型水源的一般化学指标检测结果

化学指标		河水	坑塘水	水库水	山泉水	井水
pH	均值	7.24	7.19	7.85	7.2	6.83
	范围	6.61~8.47	6.65~8.1	7.21~8.2	6.5~8.23	6.07~8.01
硫酸盐	均值	65.53	26.05	39.56	34.86	45.2
	范围	3.27~337.2	13.8~44	19~66	3.27~190	5~246.5
铁	均值	0.17	0.6	0.11	0.1	0.49
	范围	0.02~0.35	0.08~0.35	0.1~0.64	0.01~0.31	0.01~3.34
锰	均值	0.085	0.085	0.067	0.11	0.11
	范围	0.05~0.1	0.05~0.11	0~0.1	0.05~0.23	0.01~0.23
氨氮	均值	0.37	—	0.31	0.13	0.22
	范围	0.13~0.85	—	0.22~0.92	0.04~0.31	0.01~0.52

注:除 pH 外,其他指标单位均为 mg/L;"—"表示无数据;此处均值计算不包括未检测指标。

表 5-5　硫酸盐检测结果　　　　　　　　（单位:mg/L）

化学指标		2005 年	2010 年	2011 年	2012 年
硫酸盐	均值	46.57	49.31	46.17	48.67
	范围	3.27~337.20	4.76~239.8	3.85~246.5	6~279

2. 铁

铁是人体必需元素之一,但是长期饮用铁含量过量的水同样会威胁人体健康。

据表 5-4,河水、坑塘水、水库水中铁含量范围分别是 0.02~ 0.35mg/L、0.08~0.35mg/L、0.1 ~ 0.64mg/L,平均浓度分别为 0.17mg/L、0.16mg/L、0.11mg/L。依照欧盟生活饮用水水质标准(<0.2mg/L),超标率分别是 27.78%、50%、11.11%;依照我国、美国和 WHO 生活饮用水水质标准限值(0.3mg/L),以及我国《地表水环境质量标准》中的集中式生活饮用地表水源地补充项目标准(0.3mg/L),超标率分别是 11.11%、33.33%、11.11%。山泉水和井水中铁含量在 0.01~ 0.31mg/L 和 0.1~3.34mg/L 之间,平均浓度分别为 0.1mg/L 和 0.49mg/L,山泉水只有 2005 年廖场乡廖场村水源高于我国生活饮用水水质标准。井水中铁含量大于 1mg/L 共 10 个,主要分布在研究区东北部和名山区城附近。

研究区地表水和地下水水源中铁含量检测结果见表 5-6,由表可见,同一时段不同采样点地表水和地下水中的铁含量均有较大差异,地表水中铁含量与地下水中铁含量也有很大差异。其中,2005年、2010年、2011年和2012年的地表水类水源中铁含量范围分别是在0.08~0.72mg/L、0.01~0.56mg/L、0.01~0.2mg/L、0.01~0.21mg/L,平均值为0.28mg/L、0.069mg/L、0.039mg/L、0.023mg/L;地下水中铁含量范围分别在0.1~3.34mg/L、0.01~3.1mg/L、0.01~3.38mg/L、0.01~3.26mg/L之间,平均浓度为0.5mg/L、0.41mg/L、0.39mg/L、0.44mg/L。根据我国、美国及WHO生活饮用水水质标准,即饮用水中的铁含量不大于0.3mg/L,2010年和2011年地表水分别有7.14%、7.69%超标,主要分布在永兴镇和名山河;2005年、2010年、2011年和2012年的地下水分别有22.23%、25.91%、26.93%、30%超标,主要分布在廖场乡、茅河乡、联江乡和永兴镇。其中,2005年超标最严重的水源是黑竹镇供水站和茅河乡临溪供水站,水源类型为地下水,含量分别是1.84mg/L、3.34mg/L,比我国生活饮用水水质标准(<0.3mg/L)的6倍、10倍还多。2010年有4个水源水质超标,分别是永兴镇瓦窑村、廖场乡万坝村、联江乡续元村和茅河乡临溪供水站。其中,联江乡续元村和茅河乡临溪供水站超标最严重,水源中铁含量分别是2.65mg/L和3.1mg/L。2011年有5个水源水质超标,分别是永兴镇瓦窑村、永兴镇金桥村、廖场乡万坝村、联江乡续元村和茅河乡临溪供水站,位于研究区东北部的联江乡续元村和茅河乡临溪供水站超标最严重,水源中铁含量分别是2.84mg/L和3.2mg/L。2012年有4个水源水质超标,分别是永兴镇瓦窑村、廖场乡万坝村、联江乡续元村和茅河乡临溪供水站。

表5-6　铁检测结果

水源类型	年份	平均值 /(mg/L)	标准差 /(mg/L)	变异系数/%	最小值 /(mg/L)	最大值 /(mg/L)	分布频率/%		
							<0.2	0.2~0.3	>0.3
地表水	2005	0.28	0.18	65.25	0.08	0.72	50	28.57	0
	2010	0.069	0.14	207.73	0.01	0.56	92.86	0	7.14
	2011	0.039	0.05	128.49	0.01	0.2	92.31	0	7.69
	2012	0.023	0.067	31.43	0.01	0.21	100	0	0
地下水	2005	0.5	0.85	171.11	0.1	3.34	59.26	18.51	22.23
	2010	0.41	0.77	189.44	0.01	3.1	62.96	11.12	25.91
	2011	0.39	0.81	205.71	0.01	3.38	65.38	7.69	26.93
	2012	0.44	0.82	186.50	0.01	3.26	60	10	30

　　应当指出的是,超标井水水源包括黑竹镇供水站和茅河乡临溪供水站,水井深度分别60m和40m,涉及饮用人口分别是7346人、3165人,因此在水处理时应特别设计除铁工艺,保证出厂水达到饮用标准。

　　土壤中的铁是浅层地下水中铁的重要来源,而该区地下水水源又主要是浅层地下水,因此推断地下水中铁含量与区域土壤有关。研究区东北部水源中铁含量较高的廖场镇、茅河乡及联江乡的土壤母质主要是第四系更新统冰碛物及冰水沉积物,在风化作用下,形成的黄壤由于成土作用较深,土壤质地比较黏重,pH 偏低,土壤溶液中游离出大量的铁离子,在水淋溶作用下进入到地下水环境,导致该区地下水铁含量偏高[199]。此外,人类活动也是影响水源中铁含量的重要因素。永兴镇位于名山城区附近,周围人口密度相对较大,水源中铁含量偏高很可能与城区工业、居民生活污水和生活垃圾污染的排放等因素有关。

3. 锰

据表 5-4 水质检测结果,河水、坑塘水、水库水中锰含量范围分别是 0.05～0.1mg/L、0.05～0.11mg/L、0～0.1mg/L,平均浓度分别为 0.085mg/L、0.085mg/L、0.067mg/L,除廖场镇廖场村坑塘水外(锰含量为 0.11mg/L),其他均在我国的生活饮用水水质标准限值内,符合我国《地表水环境质量标准》中的集中式生活饮用地表水源地补充项目标准,可作为生活饮用水源;山泉水和井水中锰含量在 0.05～0.23mg/L 和 0.01～0.23mg/L 之间,平均浓度均为 0.11mg/L,部分水源(包括车岭镇龙水供水站)锰含量高于地下水环境质量标准Ⅲ类限值,不适合作为集中式生活饮用水水源。

表 5-7 为研究区地表水和地下水水源中锰含量统计分析结果。由表 5-7 可见,2012 年地表水中的锰含量比较稳定,也比较低;而地下水和 2005 年地表水中锰含量变化较大。其中,2005 年和 2012 年名山区农村地表水饮用水源中锰含量范围分别是 0.01～0.29mg/L、0.01～0.1mg/L,平均含量分别为 0.086mg/L、0.041mg/L;而地下水类饮用水源中锰含量分别在 0.01～0.3mg/L、0.01～0.32mg/L 之间,平均含量分别为 0.076mg/L、0.1mg/L。依据欧盟、美国等的生活饮用水水质标准(<0.05mg/L),2005 年、2012 年地表水和地下水分别有35.71%、75%、55.56% 和 50% 达标,主要分布在双河乡、车岭镇一带;按照我国生活饮用水水质标准(<0.1mg/L),2005 年、2012 年地表水和地下水分别有92.86%、81.48%和 65% 达标。

表 5-7　锰检测结果

水源类型	年份	平均值/(mg/L)	标准差/(mg/L)	变异系数/%	最小值/(mg/L)	最大值/(mg/L)	分布频率/%		
							<0.05	0.05～0.1	>0.1
地表水	2005	0.086	0.097	117.07	0.01	0.29	35.71	57.15	7.14
	2012	0.041	0.037	77.81	0.01	0.1	75	25	0
地下水	2005	0.076	0.077	100.87	0.01	0.3	55.56	25.93	18.52
	2012	0.1	0.096	95.3	0.01	0.32	50	15	35

锰含量超标的农村饮用水水源集中分布在研究区东北部的茅河乡、廖场镇,水

源类型是山泉水和井水,属于浅层地下水,很可能与当地土壤母质有关。名山区东北部(茅河乡、廖场镇)土壤母质属第四系更新统冰碛物和冰水沉积物,在风化作用后发育形成的黄壤中游离出大量的锰离子,经雨水淋溶进入地下水体,致使锰含量偏高,而在紫色岩母质分布区域(双河乡、车岭镇)地下水中锰含量明显低于东北部[199]。

4. 氨氮

据表 5-4 水质检测结果,河水、水库水、山泉水、井水中氨氮含量范围分别在 0.13～0.85mg/L、0.22～0.92mg/、0.04～0.31mg/L、0.01～0.52mg/L 之间,平均浓度分别是 0.37mg/L、0.31mg/L、0.13mg/L、0.33mg/L。根据我国和欧盟的生活饮用水水质标准(<0.5mg/L),部分水源超过该标准限值,其中以 2010 年的名山河水、2011 年虎跳水库水超标最为严重,分别为 0.92mg/L、0.85mg/L。对比分析 2010 年和 2011 年同一水源的氨氮浓度,发现总体上 2011 年略高于 2010 年,很可能与 2011 年名山区提出大规模发展畜禽养殖业有关,有关部门应重视畜禽养殖业对环境污染。

由表 5-8 可知,研究区地表水和地下水水源中氨氮含量在不同采样点有较大差异,同一采样点的氨氮年际间也有较大变化。2010 年、2011 年和 2012 年地表水水源中氨氮的含量范围值分别是 0.01～1.3mg/L、0.11～1.32mg/L、0.09～0.53mg/L,平均值为 0.54mg/L、0.5mg/L、0.18mg/L;地下水水源中氨氮的含量范围分别是 0.01～0.92mg/L、0.01～1.42mg/L、0～0.7mg/L,平均值为 0.14mg/L、0.39mg/L、0.17mg/L。根据我国和欧盟的生活饮用水水质标准(<0.5mg/L),2011 年和 2012 年地表水水源中分别有 30.77%、12.5%超标,2010 年、2011 年和 2012 年地下水水源中分别有 7.41%、23.07%、5%超标。总体上,研究区农村饮用水地表水源中氨氮含量明显高于地下水源,究其原因可能是氨氮在进入地下水环境时,被带负电的土壤胶体吸附,在氧化条件下经过硝化作用,转化成不易被土壤胶体吸附的硝酸盐。

表 5-8　氨氮检测结果

水源类型	年份	平均值 /(mg/L)	标准差 /(mg/L)	变异系数/%	最小值 /(mg/L)	最大值 /(mg/L)	分布频率/%		
							<0.5	0.5～1	>1
地表水	2010	0.54	0.36	66.11	0.01	1.3	100	0	0
	2011	0.5	0.37	73.76	0.11	1.32	69.23	23.08	7.69
	2012	0.18	0.14	79.52	0.09	0.53	87.5	12.5	0
地下水	2010	0.14	0.22	157.22	0.01	0.92	92.59	7.41	0
	2011	0.39	0.34	86.61	0.01	1.42	76.92	15.38	7.69
	2012	0.17	0.17	97.15	0	0.7	95	5	0

5.3.2　理化毒理学指标

理化毒理学指标检测结果见表 5-9。

表 5-9　不同类型水源部分毒理学指标检测结果 （单位：mg/L）

毒理学指标		河水	坑塘水	水库水	山泉水	井水
六价铬	均值	0.09	—	0.08	0.08	0.097
	范围	0.05～0.18	—	0.03～0.16	0.01～0.16	0.02～0.26
氟化物	均值	0.33	0.14	0.15	0.21	0.33
	范围	0.01～2	0.1～0.2	0.04～0.32	0.01～1.19	0.01～1.4
铜	均值	0.04	—	0.03	0.04	0.15
	范围	0～0.12	—	0～0.08	0～0.22	0～0.89
硝酸盐	均值	5.36	0.87	7.55	8.36	8.03
	范围	0.1～17.42	0.02～3.87	0.8～20.16	0.01～23.94	0.01～30.07
亚硝酸盐	均值	0.05	—	0.04	0.026	0.052
	范围	0.02～0.08	—	0.01～0.11	0～0.099	0～0.218

1. 六价铬

在天然的地表水和地下水中铬含量很低,每升水中约有百分之几或千分之几毫克。铬能以六价和三价两种形式存在于水中。铬的毒性与其价态有关,通常认为六价铬的毒性比三价铬的强 100 倍,且六价铬更易为人体所吸收而且在人体内蓄积,具有致癌性。

据表 5-9,总体上不同类型水源中六价铬含量偏高,且井水是最高的。

据表 5-10 可知,六价铬在地表水和地下水水源中的变异系数在 25.42%～74.85% 之间,说明不同采样点中六价铬含量变化较小。2010 年、2011 年和 2012 年地表水水源中 Cr^{6+} 含量分别在 0.09～0.23mg/L、0.02～0.12mg/L、0.01～0.17mg/L 之间,平均值分别为 0.14mg/L、0.06mg/L、0.079mg/L;地下水水源中 Cr^{6+} 含量分别在 0.06～0.26mg/L、0.02～0.15mg/L、0～0.19mg/L 之间,平均值分别为 0.141mg/L、0.063mg/L、0.078mg/L。因此,说明 Cr^{6+} 在研究区地表水和地下水水源中的检出率几乎达 100%;在同一采样时间内,研究区地表水和地下水中 Cr^{6+} 含量差异较小。根据我国和欧盟生活饮用水水质标准规定 $Cr^{6+} <$ 0.05mg/L,2010 年水源中 Cr^{6+} 含量均超标,2011 年、2012 年地表水和地下水水源中 Cr^{6+} 含量超标也比较严重,分别为 46.16%、62.5%、69.23% 和 65%。

研究表明该区土壤铬含量为 63.9～110.4mg/kg,背景值是 83.5mg/kg[200],显著高于我国土壤环境质量标准(61mg/kg)。研究区内黄壤分布区域较大,有研

究指出土壤中 Cr^{6+} 大部分以游离的形式存在于在土壤液相,而黄壤对 Cr^{6+} 的吸附能力较低[201]。因此,土壤母质很可能是影响水环境中 Cr^{6+} 含量高的主要原因,即当土壤中铬含量较高时,在雨水的淋滤作用下,铬很容易迁移至地表水和地下水环境中,从而导致水体中 Cr^{6+} 含量偏高。

表 5-10　六价铬检测结果

水源类型	年份	平均值/(mg/L)	标准差/(mg/L)	变异系数/%	最小值/(mg/L)	最大值/(mg/L)	分布频率/%		
							<0.05	0.05~0.1	>0.1
地表水	2010	0.14	0.0365	25.42	0.09	0.23	0	14.29	85.71
	2011	0.06	0.031	51.82	0.02	0.12	53.84	23.08	23.08
	2012	0.079	0.057	72.97	0.01	0.17	37.5	37.5	25
地下水	2010	0.141	0.048	33.96	0.06	0.26	0	14.81	85.19
	2011	0.063	0.037	58.25	0.02	0.15	30.77	19.23	50
	2012	0.078	0.0578	74.85	0	0.19	35	35	30

2. 氟化物

氟化物广泛存在于自然界中,天然水中氟化物含量通常在 1mg/L 以下,流经高氟化物地层的地下水含氟化物可达 2~5mg/L 或更高,长期食用含氟量高的水和食物会出现氟斑牙,更严重的会影响人体的骨骼。

由表 5-9 可知,坑塘水、水库水的氟化物浓度均符合我国生活饮用水水质标准;河水类水源中氟化物浓度范围是 0.01~2mg/L,仅名山河水超过我国生活饮用水水质标准和《地表水环境质量标准》(GB 3838—2002)的Ⅲ类要求(≤1mg/L);山泉水和井水中氟化物浓度在 0.01~1.19mg/L、0.01~1.4mg/L 之间。

由表 5-11 可见,同一采样时间内不同采样点地表水和地下水中的氟化物含量变化较大;不同采样时间地表水和地下水中的氟化物含量变化也较大。其中,2005年、2010 年、2011 年和 2012 年的地表水水源中氟化物含量范围分别为 0.09~0.95mg/L、0.02~0.83mg/L、0.01~0.34mg/L、0.08~0.42mg/L,平均值分别为0.22mg/L、0.22mg/L、0.17mg/L、0.17mg/L;地下水水源中氟化物含量范围分别为 0.1~0.32mg/L、0.01~1.37mg/L、0.01~1.4mg/L、0.01~0.98mg/L,平均值分别为 0.14mg/L、0.38mg/L、0.28mg/L、0.23mg/L。按我国生活饮用水水质标准中氟化物的限值(<1mg/L),2010 年和 2011 年地下水有超标现象,在水源中的比例分别是 18.52%、3.85%,超标水源分别是 2010 年永兴镇瓦窑村、永兴镇马头村、永兴镇金桥村、车岭镇龙水村、新店镇红光村和 2011 年永兴镇金桥村。土壤中氟化物含量高低将直接影响地下水中氟含量的多少[202]。因此,该区水源中氟含量特征很可能与当地土壤有关。

表 5-11　氟化物检测结果

水源类型	年份	平均值 /(mg/L)	标准差 /(mg/L)	变异系 数/%	最小值 /(mg/L)	最大值 /(mg/L)	分布频率/%		
							<0.5	0.5~1	>1
地表水	2005	0.22	0.23	104.03	0.09	0.95	92.86	7.14	0
	2010	0.22	0.28	120.5	0.02	0.83	85.71	14.29	0
	2011	0.17	0.12	68.99	0.01	0.34	100	0	0
	2012	0.17	0.11	64.01	0.08	0.42	100	0	0
地下水	2005	0.14	0.06	43.17	0.1	0.32	100	0	0
	2010	0.38	0.46	127.93	0.01	1.37	74.07	7.41	18.52
	2011	0.28	0.35	125.37	0.01	1.4	84.62	11.54	3.85
	2012	0.23	0.25	110.96	0.01	0.98	85	15.00	0

3. 铜

铜是人体必需微量元素之一,其功能比铁还重要,它不仅是人体 30 多种酶的活性成分,还参与一些激素作用的重要生命活动,对体内许多生化反应有惊人的催化能力[203]。人体摄取铜元素主要是通过食物和饮水方式。

据表 5-9,铜在研究区水源中含量均满足我国生活饮用水卫生标准。

表 5-12 是研究区地表水和地下水水源中铜含量的统计分析结果,铜含量在地表水和地下水水源中的变异系数在 95.55%～182.78% 之间,说明不同采样点中铜含量变化较大。其中,2010 年、2011 年和 2012 年地表水中铜含量分别是 0～0.1mg/L、0～0.1mg/L、0～0.34mg/L,平均值为 0.041mg/L、0.022mg/L、0.07mg/L;而地下水中铜含量分别是 0～0.86mg/L、0～0.8mg/L、0～0.86mg/L,平均值为 0.105mg/L、0.088mg/L、0.105mg/L。根据我国《生活饮用水卫生标准》(GB 5749—2006)中铜的限值为 1mg/L,研究区水源中铜含量均未超标。本书

表 5-12　铜检测结果

水源类型	年份	平均值 /(mg/L)	标准差 /(mg/L)	变异系 数/%	最小值 /(mg/L)	最大值 /(mg/L)	分布频率/%		
							<0.1	0.1~1	>1
地表水	2010	0.041	0.04	95.55	0	0.1	100	0	0
	2011	0.022	0.035	155.45	0	0.1	100	0	0
	2012	0.07	0.116	165.19	0	0.34	87.5	12.5	0
地下水	2010	0.105	0.176	166.9	0	0.86	77.78	22.22	0
	2011	0.088	0.16	182.78	0	0.8	69.23	30.77	0
	2012	0.105	0.191	181.64	0	0.86	70	30	0

中大部分水源铜含量也比较低,水源中铜含量有 70% 小于 0.1mg/L,但是联江乡续元村井水在 2010 年、2011 年和 2012 年铜的浓度分别为 0.86mg/L、0.8mg/L、0.86mg/L,偏离了正常水平。经调查发现,该水源位于居民庭院内,同时院内有一养殖场化粪池,两者距离不足 5m。养殖场平均每年猪的存栏数为 100 头左右,主要是饲料喂养,通常饲料中会添加一些重金属作为生长促进剂,饲料中的重金属元素一小部分蓄积在动物体内,大部分通过动物粪便、尿液排出体外[204,205]。该水源铜含量偏高可能是由于养殖场废液废渣的污染所致。

4. 硝酸盐

表 5-9 反映了不同类型水源硝酸盐检测结果:河水类水源仅名山河水(含量为 17.42mg/L)超过我国、欧盟、美国和 WHO 生活饮用水水质标准;水库水的硝酸盐含量范围为 0.8～20.16mg/L,仅小海子水库超标;山泉水的硝酸盐含量在 0.01～23.94mg/L 之间;井水中硝酸盐超过我国《生活饮用水卫生标准》达 19.4%。

由表 5-13 可见,研究区地表水和地下水水源中硝酸盐含量在不同采样点有较大差异,同一采样点的硝酸盐年际间也有较大差异。2005 年、2010 年、2011 年和 2012 年地表水水源中硝酸盐的含量范围分别是 0.1～3.9mg/L、1.2～15.22mg/L、1.2～21.26mg/L、0.71～19.21mg/L,平均值分别是 1.15mg/L、5.71mg/L、10.21mg/L、3.19mg/L;地下水水源中硝酸盐的含量范围分别是 0.2～23.73mg/L、0.34～24.5mg/L、0.32～30.07mg/L、0.04～25.13mg/L,平均值分别是 2.63mg/L、6.61mg/L、8.94mg/L、4.12mg/L。其中,地表水水源中名山河和小海子水库超过我国、欧盟、美国和 WHO 生活饮用水水质标准(<10mg/L)。研究区硝酸盐污染的主要原因:①名山河流经名山城区和工业园区,城区居民生活污水和工业废水基本上未经处理直接排入名山河,致使水体硝酸盐含量超标;②水库水域内有网箱养

表 5-13　硝酸盐检测结果

水源类型	年份	平均值/(mg/L)	标准差/(mg/L)	变异系数/%	最小值/(mg/L)	最大值/(mg/L)	分布频率/%		
							<5	5～10	>10
地表水	2005	1.15	0.95	81.94	0.1	3.9	100	0	0
	2010	5.71	4.91	86.1	1.2	15.22	71.4	0	28.57
	2011	10.21	6.43	62.93	1.2	21.26	23.08	38.46	38.46
	2012	3.19	2.7	84.78	0.71	9.21	87.5	12.5	0
地下水	2005	2.63	4.55	172.84	0.2	23.73	88.89	7.41	3.7
	2010	6.61	6.54	98.93	0.34	24.5	51.85	33.33	14.81
	2011	8.94	7.76	86.79	0.32	30.07	26.92	46.15	26.92
	2012	4.12	5.99	145.3	0.04	25.13	75	20	5

殖行为,村民为促进水产养殖高产,通常会抛洒高蛋白的饲料,因而造成水体污染,建议有关部门加强监管;③调查发现,居民为方便取水,水井位置与房屋一般在50m 内,且多为浅井,水井附近均存在不合理排污、动物粪便和垃圾随意堆放的现象,硝酸盐很容易在水的淋溶和渗漏作用下进入浅层地下水引起污染。

5. 亚硝酸盐

据表 5-9,亚硝酸盐氮检出率在 80% 左右,按照表 5-3 生活饮用水水质标准均未超标,而根据我国《地下水环境质量标准》Ⅲ类水的亚硝酸盐限值($\leqslant 0.02$mg/L),检出水源基本超过该标准。亚硝酸盐氮作为硝化作用的中间产物,一般情况下不发生积累,只有在一定的特殊条件下,比如氧化还原环境的临界状态,才有可能积累,并对水环境产生威胁。

据表 5-14,亚硝酸盐变异系数在 60.93%~143.95% 之间,说明不同采样点地表水和地下水水源中的亚硝酸盐含量变化较大。亚硝酸盐在研究区水源中的检出率为 80% 左右,其中 2010 年、2011 年和 2012 年地表水水源中的含量最大值分别是 0.12mg/L、0.1mg/L、0.23mg/L,平均值分别为 0.034mg/L、0.047mg/L、0.058mg/L;地下水水源中的含量最大值分别 0.22mg/L、0.33mg/L、0.33mg/L,均值分别为 0.041mg/L、0.053mg/L、0.066mg/L。总体上,地下水中亚硝酸盐含量高于地表水,作为硝化作用中间产物的亚硝酸盐,一般情况下不会积累,只有在氧化还原环境的临界状态下,才有可能积累,威胁水环境。因此,地下水中亚硝酸盐含量较高可能与环境氧化还原条件有关。我国《生活饮用水卫生标准》中暂无亚硝酸盐指标,根据欧盟(< 0.5mg/L)、美国和 WHO 的生活饮用水卫生标准(< 1mg/L)均未超标,而根据我国《地下水环境质量标准》(GB/T 14848—93)中Ⅲ类水的亚硝酸盐限值($\leqslant 0.02$mg/L),检出水源基本超过该标准。

表 5-14　亚硝酸盐检测结果

水源类型	年份	平均值/(mg/L)	标准差/(mg/L)	变异系数/%	最小值/(mg/L)	最大值/(mg/L)	分布频率/%		
							<0.1	0.1~0.5	>0.5
地表水	2010	0.034	0.037	111.71	0	0.12	85.71	14.29	0
	2011	0.047	0.029	60.93	0	0.1	100	0	0
	2012	0.058	0.083	143.95	0	0.23	75	25.	0
地下水	2010	0.041	0.052	125.97	0	0.22	88.89	11.11	0
	2011	0.053	0.072	135.66	0	0.33	88.46	15.38	0
	2012	0.066	0.076	115.13	0	0.33	85	15	0

6. 砷

研究区样点水源中砷的检出率较低,2005 年仅在万古乡新庙村被检出,其含量为 0.01mg/L;2012 年砷的检测率为 39.29%,含量范围为 0～0.003mg/L,平均值为 0.000 37mg/L。根据我国、美国和 WHO 的生活饮用水水质标准(0.05mg/L),2005 年和 2012 年研究区地表水和地下水水源中的砷均未超标。

7. 镉

镉仅在 2012 年万古乡中滩村和莫家村被检出,其含量分别为 0.003 04mg/L和 0.001 38mg/L。根据我国、欧盟、美国和 WHO 生活饮用水水质标准(0.005mg/L),2 个水源中镉含量均未超标。

8. 铅

铅仅在 2005 年的万古乡新庙村被检出,其含量为 0.01mg/L,符合我国、美国和 WHO 的生活饮用水水质标准(<0.01mg/L)。

5.3.3　微生物指标

微生物指标检测结果见表 5-15。

表 5-15　不同类型水源微生物指标检测结果

微生物指标		河水	坑塘水	水库水	山泉水	井水
细菌总数	均值	376	440	140	99	531
/(CFU/ml)	范围	0～1600	0～1000	130～150	3～250	0～980
总大肠菌群	均值	207	691	116	34	60
/(MPN/100ml)	范围	0～1600	3～2380	3～230	3～79	0～230

1. 细菌总数

自然环境中的微生物种类繁多,绝大多数微生物对人类是有益的,也是必需的。仅少部分会产生环境污染,并引起动植物和人类发病[206],对人体健康造成危害的病原微生物之一就是细菌。细菌总数是水质监测的重要生物指标,在水质卫生学监测或者湖泊、水库营养状态及污染程度的评价、预测等方面有着重要的意义。

据表 5-15 中微生物检测结果表明,不同类型水源细菌总数差异较大,其中部分河水、坑塘水和井水水源超标较重,细菌总数最高是中峰乡寺岗村玉溪河水达1600CFU/ml,而我国生活饮用水水质标准限制为 100CFU/ml,其超我国生活饮用水水质标准的 15 倍,说明污染严重;水库水源和部分井水水源亦超过我国生活饮用水水质标准。总体来看,名山区饮用水源的细菌总数超标严重,威胁农村居民的身体健康。

2. 大肠菌群

大肠菌群数能反映水体受粪便污染的状况,确定水体污染来源,并且间接地表明肠道病菌存在的可能以及对人体健康潜在的危险性。在水中检出此菌,可认为是被粪便污染,推测可能存在肠道病原菌。因此,大肠菌群数是饮用水的卫生学标准之一。

我国、欧盟、美国和 WHO 的生活饮用水水质标准要求 100ml 水样中不得检出总大肠菌群。据表 5-15 不同类型水源总大肠菌群检测结果可知,河水和坑塘水水源超标最为严重,水库水、山泉水和井水水源超标也较重,说明研究区饮用水源受大肠菌群污染严重,大体上,地表水源的污染程度高于地下水源,对农村居民的身体健康构成了严重威胁。

第6章 健康风险评估

研究区农村饮用水安全问题由来已久。多年来,当地政府一直致力于解决农村饮用水安全问题。但是由于区域土壤母质、农业面源污染及乡镇企业的发展等,导致农村水环境污染日益严重,居民饮水安全问题越来越突出。

在健康风险评估工作中,筛选并确定风险评价指标是整个工作的关键部分之一,但是目前并没有一套比较完善的风险评价指标筛选体系。本章根据研究区环境污染来源和疾病情况,以及化学污染物毒理学数据与对人体健康影响的分类,确定需要进行健康风险评估的污染指标,分析并确定农村居民饮水暴露特征与参数,以健康风险评估 NAS"四步法"(危害鉴别、剂量-反应评估、暴露评估和风险表征)为基本框架,对研究区农村饮用水源中的化学污染物可能引起的人体健康危害进行评价。

6.1 危害鉴别

通过对名山区农村饮用水水源地土地利用情况,水源地周边乡镇企业生产的历史与现状,与水源地有关的自然环境与社会经济,与水源地相关的有害物质及其潜在来源和扩散途径及受影响的介质,流行病学报告和毒理学,水源地居民的人群分布、结构、生活方式、健康状况等信息进行调查、分析,初步判定直接或潜在污染源和途径。

6.1.1 污染源分析

农村水环境污染来源分析的目的是识别农村饮用水污染物及其来源的因果对应关系,提出减少和控制水环境污染物输入的途径和措施,是农村水安全管理研究的重要内容之一。该区农村饮用水水源污染潜在来源主要有以下几个方面。

1. 农田面源污染

农田面源污染是指在农田生产过程中产生的、未经恰当处理的污染物,如氮、磷等营养物质,农药以及其他有机物和无机污染物随地表径流和渗漏进入地表水和地下水体而造成的污染。

名山区是典型的农业耕作区,主要粮食作物有水稻、玉米、油菜、红薯,经济作物有茶叶、柑橘等。为使农作物增产增收,自 20 世纪 80 年代以来每年都会投入大量的化肥和农药,作为粮食增产的有效措施之一,施肥时段主要在夏季,基本与雨季同步,氮、磷肥和农药的利用效率较低。其中化肥利用率只有 30%～40%,农药仅 10%～20%附着在植物体上,其余都散落在土壤和水中,远远超出了环境容量,对生态环境构成很大的压力和危害[207]。近年来,为了促进农民增收,规模化畜禽养殖业在区内发展迅速。据 2007 年统计,全区有存栏 100 头以上的规模养猪场711 个,存栏 500 只以上规模的养鸡场 166 个,存栏 500 只以上规模的蛋鸭场 562个,存栏 200 只以上规模的养兔场 206 个,存栏 5 头以上的奶牛场 20 个,据此估算畜禽养殖每年排出粪便 247.27 万 t[208],调查中发现,养殖场、养殖户仅资源化利用了极少部分畜禽粪便,其余都是未处理直接排放,这些粪便中高含量的氮和磷进入土壤,会转化为硝酸盐和磷酸盐,造成土壤板结、地力下降,使土地失去生产价值,农产品质量下降,影响到农业可持续发展;还会通过淋溶渗漏等作用进入地表水、地下水环境,使水中细菌总数和硝酸盐超标,污染饮用水源,传播人畜共患疾病,直接或间接影响人体健康。自 1986 年开始,名山区开始在清漪湖、百丈水库、红光水库等水面开展集约化网箱养鱼,使名山渔业生产得到很大发展,成为省、市有名的渔业生产基地。但 20 多年的集约化养殖历史,造成水库底泥污染物富集严重,水面常规养鱼承包人违规向水体投施化肥,加之大气降水明显逐年减少、水体不能彻底交换等造成水库水源地污染加剧。

2. 原生环境污染

经调查,研究区水源类型主要为地表水和地下潜水。潜水是指饱水带第一个具有自由表面的含水层中的地下水,潜水与大气圈、地表水圈密切联系,其水质与气候、地形、岩性和人为活动等因素密切相关[209],潜水水质相对于其他地下水水质变化较大。调查发现,该区以潜水为水源的水井深度一般在 1m 左右,最深为8m。由于井水需要通过水泵抽取,因此水井距离居住房屋很近,有的甚至凿于房屋之中。同时,该区地下水补给以大气降水的入渗补给和水平方向的侧向径流补给为主,因此人类活动对井水水质影响较大,加剧了水源水质污染。

此外,名山区东北部一带地下水中铁、锰等含量高,原生环境背景值偏大,其主要原因是受区域土壤母质、土壤类型影响,该区土壤母质主要是第四系更新统冰碛物及冰水沉积物,在风化作用下,形成的黄壤由于成土作用较深,土壤质地比较黏重,pH 偏低,土壤溶液中游离出大量的铁、锰离子,在雨水淋溶作用下进入到地下水环境,导致该区地下水铁、锰含量偏高[199]。有研究表明研究区土壤中铬含量为63.9～110.4mg/kg,背景值是 83.5mg/kg[200],明显高于我国土壤环境质量。

3. 工业及生活污水排放污染

根据《雅安市水资源公报》(2011 年)[210],2010 年全市污水排放量 4838 万 t,

其中工业废污水年排放量 1815 万 t,占 37.5%;城镇居民生活污水排放量 3023 万 t,占 62.5%。目前,名山区污水处理厂还未正式投入使用,城区生活污水和雅安市工业园区内企业排放的工业废水仍未得到有效处理就直接排放到名山河,导致河流水质常年处于劣 V 类。

4. 农村生活污染

农村居民的生活污染主要包括:含有大量的有机氮化合物的生活污水和垃圾粪便。其中,全区农村水源地范围内村庄和小城镇分布密集,但基本没有污水处理等基础设施,由于缺乏统一管理,居民的生活污水、垃圾粪便等,大都未经处理或简单处理后就直接排放、随意堆放,大量的生活污水、粪便垃圾等通过渗井与化粪池或者在降雨的淋滤作用下渗入地下,最终污染地表水及地下水。

6.1.2　疾病情况

据名山区疾病预防控制中心统计,2010 年该区人口的死亡率为 6.8‰,其中前 10 大类病伤死亡率和前 10 位单病种死亡率情况见表 6-1。由表可以看出,肿瘤是该区第二大类病伤死亡原因,死亡率为 1.65‰;而肺癌、肝癌、胃癌和食道癌列于单病种死亡原因的第 3~6 位,死亡率均在 0.2‰即万分之二以上,由此可以说明癌症已成为研究区的主要死亡原因之一。

表 6-1　名山区 10 大类伤病死亡率和前 10 位单病种死亡率

顺序	病伤大类		单病种	
	名称	死亡率(1/10 万)	名称	死亡率(1/10 万)
1	循环系统	176.1	慢性呼吸道疾病	125.7
2	肿瘤	165.1	脑血管病	109.2
3	呼吸系统	143.6	肺癌	41.8
4	损伤和中毒	48.2	肝癌	29.8
5	消化系统	22	胃癌	22.9
6	内分泌、免疫系统等	11.8	食道癌	21.1
7	传染病和寄生虫病	6.8	急性心肌梗死	20.6
8	泌尿和生殖系统	6.6	其他冠心病	15.7
9	神经系统疾病	3.6	肺炎	12.9
10	精神障碍	2.1	交通事故	11.5

6.1.3　污染物毒性

危害鉴别是确定个体暴露于环境有害环境因子下能否引起不良健康效应,以及不良健康效应危害的发生率是否升高的过程,即定性评估化学物质对人体健康的危害程度。水质健康风险评估的对象是水体中可能对人体健康产生威胁的有毒污染物。根据第 5 章 5.3 节的水质检测数据和结果分析,研究区农村饮用水水源的主要危害物包括铁、锰、六价铬、氟化物、硝酸盐、砷、铅、镉、铜、亚硝酸盐、氨氮等指标。

化学致癌物和放射性污染物均属基因型毒物质,而非致癌物属于躯体型毒物质。依据 USEPA IRIS 数据库的化学污染物毒性的分类标准,六价铬和砷同属于 A 类致癌物;镉属于 B1 类可疑致癌物质,但致癌途径主要为呼吸暴露,饮食未发现致癌作用;铅属于 B2 类可能致癌物;铁、锰、氟化物、硝酸盐、铜、亚硝酸盐、氨氮属非致癌化学物。

六价铬:是一种众所周知的高毒性金属。Cr^{6+} 很容易被人体吸收,长期饮用 Cr^{6+} 超标的水,很可能产生慢性 Cr^{6+} 中毒,而对人体健康造成危害,包括过敏性皮炎、口腔溃疡、胃肠黏膜损伤、呼吸系统损伤等,影响劳动和生活能力,最终发展为结肠癌、小肠癌、直肠癌、胃癌等[211,212]。

砷:慢性饮水型砷中毒对人体多个组织系统功能可造成危害,引发高血压、心脑血管病、神经病变、糖尿病、皮肤色素代谢异常及皮肤角化等症状,影响正常劳动和生活能力,并最终发展为皮肤癌,还伴有膀胱、肾、肝等多种内脏癌的高发[213]。

镉:是一种能在人体中长期蓄积的有毒重金属,对骨骼、肾脏、呼吸系统、生殖系统、免疫系统都可产生毒性。镉的急性中毒主要为肺损害,大量吸入镉蒸气 4～10h 内,出现呼吸道刺激症状,还有头晕、乏力、关节疼痛、发热等不适,严重者还可能出现支气管肺炎、肺水肿等症状[214]。肾脏是镉慢性中毒最重要的蓄积部位和靶器官,镉对肾脏的早期毒性主要表现为使肾脏近曲小管上皮细胞溶酶体增大、增多,线粒体肿胀变形,引起近曲小管上皮细胞变性、坏死,后期还会损伤肾小球,最终可导致肾衰竭[215]。另外,镉在体内蓄积会干扰机体对钙的吸收和代谢过程,造成体内骨骼钙化不良或钙丢失,最终导致骨质疏松/软化等综合体征和症状发生,即骨痛病。

铅:是一种以神经毒性为主、毒性很大的重金属元素,通过食入和呼吸途径进入人体,主要累积在人体的心血管、消化、神经、生殖等系统中,还会影响儿童智力发育。慢性铅肾病表现为肾脏组织缓慢变性和肾功能改变,有时可导致致命性的肾衰竭[216]。研究表明,铅会直接毒害多个中枢和外围神经系统中的特定神经结构,其主要靶组织是大脑皮层和小脑以及运动神经轴突,血脑屏障也极易受铅的毒害[217]。

铁:铁过量可诱导增强脂质过氧化反应,引起机体的氧化和抗氧化系统失衡,进而损伤 DNA,诱发细胞发生突变;此外,肺、肝、食管、结肠、直肠、膀胱等多种器官肿瘤均与之有关[218]。

锰:锰中毒主要是影响人体脑部,这可能与锰在脑中的生物体内半衰期较长而导致累积毒性有关[219]。慢性锰中毒症状主要表现为神经毒性和生殖毒性,锰还能损害肝、肺等脏器[220]。动物实验结果表明,锰元素可导致肝脏损害,引起胆汁郁积、肝脏组织生化改变及细胞坏死[221]。

氟化物:氟是人体内重要的微量元素之一,也是骨骼、牙齿不可缺少的成分,但过量摄取的氟对骨细胞的功能、骨骼形态、结构和强度产生明显影响,主要表现为氟骨症和氟斑牙等,还会引起中枢神经的形态学损伤,进而对人体行为产生影响[222-223]。

硝酸盐:对人体健康的影响主要表现为容易还原成亚硝酸盐,亚硝酸盐在人体内能使人体缺氧,严重时能使人窒息死亡。

亚硝酸盐:虽然至今对于亚硝酸盐能否导致人体癌变还没有定论,但一些地区、国家的流行病学资料分析结果表明某些癌症可能与之有关。过量亚硝酸盐进入机体,可导致患高铁血红蛋白症,更严重的是,亚硝酸盐可在人和动物体内与摄入的含氮物结合,转化形成公认的强致癌物——亚硝胺,从而诱发消化系统癌变[224-225]。此外,亚硝酸盐可使胎儿发生神经系统等畸形。

铜:长期饮用铜超标的水,可导致肝、肾损伤。人体摄入过量的铜会产生肝豆状核变性(Wilson 氏症),引起胆汁对铜的排泄功能紊乱,使铜潴留于器官组织,蓄积于肝脏,损害肝脏,引发慢性、活动性肝炎症状[226,227]。铜沉积于近侧肾小管,将引起尿氨基酸、尿糖、尿蛋白和尿酸尿;沉积于脑部、引起神经组织病变时,则出现帕金森综合征和小脑运动失常等症状[228]。

细菌总数:广泛存在于水环境中,大多数微生物是有益的,自古以来就被人类广泛应用,也有少数微生物是有害的,它们污染环境,并引起动植物和人类发病。水中最常见的致病菌为沙门氏杆菌,而沙门氏杆菌所造成的人类疾病中又以伤寒症危害最大。沙门氏杆菌可导致伤寒、败血病、急性肠胃炎等病症。其次为志贺氏菌,志贺氏菌可导致肠道疾病如杆菌性痢疾。1996 年 USEPA 发表了针对水中可能存在的各种致病细菌的名单[229],见表 6-2。

表 6-2　水中可能存在的病原细菌及其健康危害

细菌分类	健康危害
沙门氏杆菌(*Salmonella* spp.)	痢疾,腹泻,呕吐,发热,关节炎
志贺氏菌(*Shigella* spp.)	结肠炎,痢疾,心内膜炎,心包炎,脑膜炎
埃希氏杆菌(*Escherichia* col.)	胃肠功能紊乱,腹泻,呕吐
霍乱弧菌(*Vibrio cholera*)	腹泻,呕吐,死亡
军团菌(*Legionella* spp.)	军团病,肺炎,发烧,死亡
耶尔森氏鼠疫杆菌(*Yersinia*)	痢疾,腹泻,呕吐,关节炎

总大肠菌群:在饮用水的微生物安全监测中,普遍采用正常的肠道细菌作为粪便污染指标,而不是直接测定肠道致病菌。大肠杆菌的抗原成分相当复杂,根据不

同的菌体抗原,大肠杆菌可分为 150 多血清型,包括 16 个血清型致病性大肠杆菌,常见的流行性婴儿腹泻、成人脑膜炎就是由其所致。

目前,微生物健康风险评估主要集中在某些特定病原微生物的研究中,如轮状病毒、艾柯病毒、霍乱弧菌、沙门氏杆菌、隐孢子虫、粪大肠菌群等,并且不同病原微生物有与之相对应的评价模型及其剂量-反应关系评价因子[230]。而检验水中细菌总数和总大肠菌群,与水中是否存在致病微生物并无直接关系。因此,这里不对细菌和总大肠菌群作健康风险评估。

6.2　剂量-反应评估

剂量-反应评估是指定量评估化学物质的毒性,建立化学物质暴露剂量和暴露人群不良健康效应发生率之间的关系,即确定暴露与暴露所导致的健康影响的因果关系,或剂量与不良健康效应发生概率之间的关系。剂量-反应评估的主要内容包括确定剂量-反应关系、反应强度、种族差异、作用机理、接触方式等。剂量-反应关系通常是通过特定数学模型采用外推法,将动物试验获得的高剂量风险数据,外推到人体经常接触的低剂量风险[231]。对化学物质引起的人体健康风险而言,USEPA 研究的较充分,IRIS 给出了某一化学物质对人体健康影响的定量信息和定性描述。

本书所采用的非致癌、致癌的剂量-反应关系数据均引自 IRIS 和暂定毒性数据库(provisional peer reviewed toxicity values database, PPRTV),其中 9 种化学物的剂量-反应关系数据均由动物试验外推得到。致癌剂量-反应关系数据(致癌斜率因子 SF)见表 6-3,非致癌剂量-反应关系数据(参考剂量 RfD)见表 6-4。

表 6-3　2 种污染物 SF 值　　　　　　　[单位:mg/(kg·d)]

污染物	SF_{oral}	来源
六价铬	41	IRIS
砷	15	IRIS

表 6-4　污染物 RfD 值　　　　　　　[单位:mg/(kg·d)]

污染物	RfD_{oral}	RfD_{dermal}	来源	污染物	RfD_{oral}	RfD_{dermal}	来源
六价铬	0.003	0.000 06	IRIS	铜	0.04	0.012	IRIS
砷	0.000 3	0.000 123	IRIS	汞	0.000 3	0.000 3[2]	IRIS
铅	0.001 4	0.000 525[1]	IRIS	镉	0.000 5	0.000 01[1]	IRIS
铁	0.3	0.3[2]	IRIS	硝酸盐	1.6	1.6[2]	IRIS
锰	0.046	0.001 84	IRIS	氨氮	0.97	0.97[2]	PPRTV
氟化物	0.06	0.06[2]	IRIS	亚硝酸盐	0.1	0.1[2]	IRIS

注:1)表示此数据来源于文献[232];2) 表示暂无经皮肤暴露途径的数值,引用经口途径的数值。

6.3　暴露评估

6.3.1　暴露参数

暴露参数是描述人体通过呼吸、经口摄入、经皮肤接触等途径接触到外源物质的数量、速率,以及人体基本特征(如体重、预期寿命、皮肤表面积等)的参数,是评估人体暴露于外源物质剂量的重要因子。污染物的健康风险评估工作必须建立在对暴露参数定量化研究的基础上,结合剂量-反应关系进行研究。因此,暴露参数不仅是健康风险评估的重要基础数据,而且其准确性还直接影响到评估结果的可靠性。

近年来国内也报道了部分暴露参数的研究成果[96-101],但由于当前我国尚未发布人群饮水途径的暴露参数,如饮水率、暴露时间、暴露频率等,现在的研究依然是直接引用美国等发达国家已公布的暴露参数数据。考虑到确定暴露参数需要长时间调查、多渠道收集信息、数据分布面广等,且因人种、生活习惯、社会经济状况等因素的不同,国家之间暴露参数也有不同;即使是同一国家也存在地理、气候、饮食、城乡环境等方面的差异,暴露参数也不完全相同。因此,如果在水质健康风险评估研究过程中直接引用别国的暴露参数,会造成评估结果误差大、可靠性不足,不能准确反映饮用水对人体健康的危害程度,进而影响风险管理和决策措施的科学性和有效性。基于此,本书的研究针对四川省雅安市名山区农村居民饮水特点,结合当地社会经济情况,按照各年龄段人口数量占总人口数量比例和男女各半的原则,在全区 20 个乡镇随机入户调查了 1240 名农村居民饮水情况,采用实际量测和问卷调查相结合,调查内容包括被调查者的基本信息(如姓名、家庭住址、性别、年龄、身高、体重等)、饮食及饮水生活习惯,初步研究居民暴露参数(包括饮水率、体重、皮肤表面积),获得了被调查者的有效数据,利用统计分析软件 SPSS 17.0 对其进行了统计分析,并采用非参数检验对数据差异性进行了比较研究。

1. 饮水率计算

居民总饮水率是直接饮水率与间接饮水率之和。饮水率的具体测量方法如下。

1) 直接饮水率

主要是白开水、茶水、凉水、菜汤、面汤等。调查员通过询问被调查者最近连续 2 天内每天的饮用量,如多少杯水、多少碗水等,并用体积为 500ml 的量筒对每位被调查者日常饮水容器,如杯子、碗等的容量进行量测,据此估算每日的平均直接饮水率。

2）间接饮水率

根据研究区居民的生活习惯，选择具有代表性的米饭、面条、粥、水果等日常饮食，确定各类食物的含水率。调查时，调查人员询问被调查者最近连续 2 天的饮食种类和数量，以此估算每日平均间接饮水率。

2. 皮肤表面积计算

皮肤暴露面积是计算皮肤暴露剂量的必要参数，人体皮肤表面积的确定可以采用 USEPA 模型[233]由身高和体重进行计算，公式如下：

$$SA = 0.0239H^{0.417}BW^{0.517} \tag{6-1}$$

式中，SA 为皮肤表面积，m^2；H 为身高，cm；BW 为体重，kg。

3. 暴露参数统计结果

将被调查对象按全体、男性、女性划分，每组分为 5 个年龄段进行数据统计分析（表 6-5）。由表 6-5 可见，不同年龄段在同一分类中所占比例与《名山县统计年鉴》（2012 年）[234]基本一致，且被调查者的男女比例大致为 1∶1，说明调查数据能够反映研究区农村居民的实际生活状况，可以利用调查数据对居民饮用水暴露特征进行研究。

表 6-5　被调查农村居民年龄分布

年龄段	全体	男性	女性
0~12 岁	80(6.5%)	41(6.8%)	39(6.1%)
13~17 岁	42(3.3%)	20(3.3%)	22(3.4%)
18~45 岁	621(50.1%)	296(49.4%)	325(50.7%)
46~60 岁	302(24.4%)	145(24.3%)	157(24.5%)
60 岁以上	195(15.7%)	97(16.2%)	98(15.3%)
合计	1240	599	641

注：（ ）内数据表示该年龄段占总数的百分比。

1）体重

被调查农村居民体重统计分析结果见表 6-6。

由表 6-6 可见，除 18~45 岁与 46~60 岁男性居民、18~45 岁与 60 岁以上女性居民的体重差异不显著外，其余不同年龄段的男性、女性居民体重之间有显著性差异，具有统计学意义（$p \leqslant 0.05$）；同年龄段（不包括 0~12 岁）男、女性居民的体重也表现出显著性差异（$p \leqslant 0.05$），说明同年龄段男、女性的体重差别较大。

体重按男性、女性和全体被调查农村居民进行统计，年龄段在 0~12 岁（儿童）、13~17 岁（青少年）的体重呈现出偏态分布，其余年龄段均为正态分布；0~12

岁居民平均体重最低,其余年龄段居民平均体重是 0～12 岁居民的 1.55～2.37 倍,成人和全年龄段居民平均体重大约是 0～12 岁的 1.74～2.37 倍。成年男性、成年女性和全体居民的体重众数均为 60kg,说明该地区居民体重为 60kg 的人最多。剔除个体差异,总体上人群体重呈现出随着年龄的增长先增(到 45～60 岁达最大值)后减的规律。

表 6-6　被调查农村居民体重统计分析　　　(单位: kg)

被调查居民	年龄段	最小值	最大值	均值±标准差	中位数	众数
男性 ($n=599$)	0～12 岁	10	70	$27\pm13.7dD$	25	36
	13～17 岁	35	85	$52\pm9.92cC$	51	60
	18～45 岁	45	115	$64\pm8.84aA^*$	64	60
	46～60 岁	50	90	$64\pm7.55aA^*$	63	65
	60 岁以上	40	85	$61\pm9.31bB^*$	60	60
	成人	40	115	64 ± 8.6	62.9	60
	全年龄段	10	115	61 ± 11.83	61	60
女性 ($n=641$)	0～12 岁	5	60	$31\pm11.3dD$	30	35
	13～17 岁	30	82	$48\pm7.91cC$	48	45
	18～45 岁	22	80	$55\pm7.87bAB$	55	60
	46～60 岁	36	82	$58\pm7.82aA$	60	60
	60 岁以上	35	80	$54\pm9.09bB$	52	50
	成人	36	82	56 ± 8.2	55	60
	全年龄段	5	82	54 ± 8.21	55	60
全体 ($n=1240$)	0～12 岁	10	70	30 ± 13.05	29	35
	13～17 岁	30	85	50 ± 9.03	48	45
	18～45 岁	22	115	60 ± 9.46	60	60
	46～60 岁	36	90	61 ± 8.21	60	60
	60 岁以上	35	85	57 ± 9.84	56	50
	成人	36	115	59.5 ± 9.2	60	60
	全年龄段	10	115	57.6 ± 11.47	60	60

注: 大、小写字母分别表示在 0.01、0.05 水平上差异不显著; * 表示在 0.05 水平上显著差异;差异性分析不包括成人、全年龄段;下同。

2) 饮水率

对被调查农村居民饮水率进行统计分析,结果见表 6-7。

根据表 6-7,不论男性或女性,饮水率在不同年龄段表现出显著性差异($p\leqslant$ 0.05),除男性饮水率在 18～45 岁与 46～60 岁、60 岁以上差异不显著,女性饮水

表 6-7　被调查农村居民饮水率统计分析　　　（单位：L/d）

被调查居民	年龄段	最小值	最大值	均值±标准差	中位数	众数
男性 (n=599)	0～12 岁	0.3	2	1.27±0.46dC	1.4	1.5
	13～17 岁	0.5	2.88	1.68±0.59cC*	1.75	1.15
	18～45 岁	0.63	3.53	2.11±0.64abAB*	2.1	2.3
	46～60 岁	0.7	3.66	2.24±0.62aA*	2.21	1.5
	60 岁以上	0.75	3.5	2±0.61bB*	2	2
	成人	0.63	3.66	2.13±0.63	2.11	2.5
	全年龄段	0.30	3.66	2.07±0.65	2.09	1.50
女性 (n=641)	0～12 岁	0.35	2.25	1.23±0.57cBC	1.25	1.25
	13～17 岁	0.68	2.4	1.44±0.48bBC	1.47	1
	18～45 岁	0.6	3.2	1.87±0.58aA	1.74	1
	46～60 岁	0.5	3.15	1.95±0.56aA	1.75	1.5
	60 岁以上	0.6	3	1.71±0.57bB	1.4	1
	成人	0.5	3.2	1.92±0.59	1.7	1
	全年龄段	0.35	3.2	1.87±0.58	1.7	1
全体 (n=1240)	0～12 岁	0.3	3	1.25±0.57	1.32	1.1
	13～17 岁	0.5	3.25	1.58±0.69	1.6	1
	18～45 岁	0.6	3.53	1.93±0.63	1.93	2.5
	46～60 岁	0.5	3.66	2±0.64	2	1.5
	60 岁以上	0.6	3.5	1.76±0.64	1.72	2
	成人	0.5	3.66	1.95±0.64	1.91	1.5
	全年龄段	0.3	3.66	1.88±0.66	1.85	1.5

率在 18～45 岁与 46～60 岁、13～17 岁与 60 岁以上差异不显著，说明居民的饮水率与年龄有很大关系；除 0～12 岁、13～17 岁，其余各年龄段的男、女性居民饮水率也表现出显著性差异（$p \leqslant 0.05$）。13～17 岁居民饮水率是 0～12 岁的 1.17～1.32 倍，18～45 岁和 46～60 岁年龄段居民饮水率是 13～17 岁的约 1.25 倍、60 岁以上的约 1.1 倍。除 0～12 岁外，各年龄段男性饮水率的最小值与女性的接近，但两者的最大值和中位数相差较大，男性比女性高 0.28～0.6L/d。1L/d 饮水率的女性居民最多，全年龄段上饮水率为 1.5L/d 的居民最多。不同年龄段上，男性平均饮水率较女性高 3.3%～16.7%；而成人和全年龄段上，男性平均饮水率较女性分别高 10.93%、10.6%。这很可能与男女性劳动强度差异较大有关，通常男性做体力活较多，大部分时间为田间活动，所以生理代谢需水量相对于女性要大一些。整体而言，随着年龄增长，居民饮水率呈现出先逐渐增加，在 46～60 岁达到最

大值,随后逐渐减少的变化趋势,这可能与人体自身生长发育、新陈代谢、日常生产生活等因素有关。

3)皮肤表面积

基于农村居民身高、体重的调查,应用公式(6-1)计算农村居民的皮肤表面积,并对其进行统计分析,结果见表6-8。

表6-8　被调查农村居民皮肤表面积统计分析　　　　（单位：m^2）

被调查居民	年龄段	最小值	最大值	均值±标准差	中位数	众数
男性 （n=599）	0～12 岁	0.43	1.53	0.9±0.31dD	0.84	0.83
	13～17 岁	1.2	2.02	1.53±0.17cC	1.53	1.5
	18～45 岁	0.64	2.37	1.74±0.15aA*	1.73	1.76
	46～60 岁	1.52	2.08	1.73±0.11aA*	1.72	1.76
	60 岁以上	1.34	2.04	1.67±0.14bB*	1.66	1.6
	成人	1.2	2.37	1.72±0.14	1.72	1.76
	全年龄段	0.43	2.37	1.68±0.23	1.7	1.76
女性 （n=641）	0～12 岁	0.5	1.67	1.06±0.127dC	1.08	0.93
	13～17 岁	1.14	1.86	1.45±0.13cB	1.45	1.43
	18～45 岁	1	2.15	1.57±0.13aA	1.56	1.5
	46～60 岁	0.96	1.96	1.59±0.15aA	1.6	1.6
	60 岁以上	1.18	1.94	1.52±0.14bB	1.5	1.48
	成人	1.18	2.15	1.57±0.14	1.57	1.6
	全年龄段	0.56	2.15	1.52±0.09	1.55	1.6
全体 （n=1240）	0～12 岁	0.43	1.67	1±0.3	1.04	0.6
	13～17 岁	1.14	2.02	1.49±0.15	1.48	1.42
	18～45 岁	0.64	2.37	1.65±0.16	1.65	1.76
	46～60 岁	0.56	2.08	1.66±0.16	1.66	1.6
	60 岁以上	1.18	2.04	1.59±0.16	1.6	1.6
	成人	1.18	2.37	1.65±0.16	1.65	1.6
	全年龄段	0.43	2.37	1.6±0.22	1.63	1.6

由表6-8可见,各年龄段的男性、女性居民皮肤表面积均表现出显著性差异($p \leqslant 0.05$),男性居民皮肤表面积在18～45 岁与46～60 岁差异不显著,女性居民皮肤表面积在18～45 岁与 60 岁以上差异不显著;男性、女性居民在18～45 岁、45～60 岁及 60 岁以上年龄段的皮肤表面积差异性显著($p \leqslant 0.05$)。

无论男性、女性还是全体被调查者,年龄段在0～12 岁、13～17 岁的皮肤表面积均为偏态分布,其余年龄段呈正态分布;0～12 岁儿童平均皮肤表面积最小,其余各组人群平均皮肤表面积约为 0～12 岁儿童的 1.36～1.93 倍,成人、全年龄段居民平均皮肤表面积约为儿童的 1.22～1.37 倍。各年龄段上,男性皮肤表面积的平均值较女性高 5.5%～10.82%。男性在成人和全年龄段的皮肤表面积较女性分别高 9.55%和 10.53%。总体而言,居民平均皮肤表面积随着年龄的增加,呈现出先逐渐增加,在 46～60 岁达到最大值,随后缓慢减少的变化规律。

4. 与国外参数对比

本书的研究结果与美国[90]、加拿大[91,235-236]、日本[92]、澳大利亚[94,95]等国的暴露参数及我国部分报道成果[96-99]的对比见图 6-1。

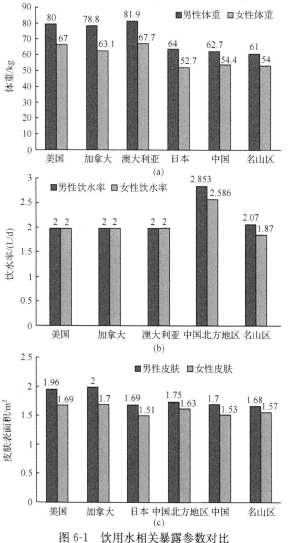

图 6-1　饮用水相关暴露参数对比

　　由图 6-1 可知,该地区居民的体重、皮肤表面积与美国、澳大利亚、加拿大等国同类成果差异较大,后者成年男性、成年女性体重分别高于前者 23%～25%、12%～20.8%,皮肤表面积分别高 12.8%～16.3%、7.6%～8.3%;就饮水率而言,美国、澳大利亚、加拿大的成人推荐值均为 2L/d,研究区成人饮水率为 1.95L/d,两者基本一致。产生差异的主要原因是由于我国居民与美国、澳大利亚、加拿大等发达国家在人种、社会经济水平和生活习惯等方面存在明显差异。因此,直接将这些国家的暴露参数用于我国的健康风险评估工作中,必然引起评估结果失真。该研究结果与日本暴露参数相比,体重差异不大,皮肤表面积也大致相同。研究区居民的体重与王宗爽等[96]的研究成果的差异不大,皮肤表面积也基本一致;与段小丽等[98,99]的研究结果差异较大,男性、女性饮水率和皮肤表面积分别高于该研究结果 37.7%、38.5%和 4.2%、7.2%,这与我国南、北方居民的个体差异、生活习惯等方面的差异有直接关系。

6.3.2　其他参数

　　3.1.3 节中的日均暴露剂量 CDI 的计算公式(3-2)和式(3-3)中的参数的具体值见表 6-9,污染物的胃肠吸收系数 ABS 和皮肤渗透系数 K_p 见表 6-10。

表 6-9　部分参数情况

参数	数值	来源	参数	数值	来源
IR	1.88L/d	本研究	BW	57.6kg	本研究
EF	350d/a	IRIS	SA	$1.6×10^4 cm^2$	本研究
ED	30a	IRIS	EV	1d/event	RAIS
AT	非致癌 365×30d	IRIS	ET	0.167h/d	RAIS
	致癌 365×72d	IRIS	CF	1L/1000cm³	RAIS

　　注:RAIS 是风险评估信息系统(risk assessment information system)的缩写,由美国田纳西州环保局建立。

表 6-10　污染物的胃肠吸收系数 ABS 和皮肤渗透系数 K_p

污染物	ABS	K_p	来源	污染物	ABS	K_p	来源
六价铬	0.02	0.002	IRIS	铜	0.3	0.000 6	IRIS
砷	0.41	0.001 8[1)	IRIS	汞	0.07	0.001	IRIS
铅	—	0.000 004[1)	IRIS	镉	0.05	0.001	IRIS
铁	0.15	0.001	IRIS	硝酸盐	0.5	0.001	IRIS
锰	0.04	0.000 1[1)	IRIS	氨氮	0.2	0.001	PPRTV
氟化物	—	0.001	IRIS	亚硝酸盐	0.5	0.001	IRIS

　　注:1)表示数值来源于文献[90];"—"表示未查询到该参数,计算时取值"1"。

6.4　风险表征

6.4.1　风险计算

风险表征就是利用前三个阶段收集的数据和资料,分析计算不同暴露途径可能引起的健康危害的程度或不良健康反应发生的概率。

根据风险表征的计算公式(3-4)~(3-8)(参照3.1.4节),分别计算农村饮用水源水质中致癌因子六价铬、砷经口摄入的致癌风险和致癌总风险,以及非致癌因子六价铬、铁、锰、铜、氟化物、硝酸盐、氨氮、亚硝酸盐等经口摄入和皮肤接触途径的非致癌风险及非致癌总风险,结果分别见6.4.2节。

6.4.2　结果分析

1. 致癌风险

根据美国IRAS数据库信息[237],六价铬和砷经口摄入表现出对人体的致癌性,而皮肤接触方式对人体的致癌性证据不充分,因此这里仅计算了六价铬和砷饮水暴露途径的致癌风险。由表6-11可知,污染物Cr^{6+}的致癌风险在2010年、2011年和2012年分别是$6.69\times10^{-5}\sim2.9\times10^{-4}a^{-1}$、$2.23\times10^{-5}\sim1.67\times10^{-4}a^{-1}$和$4.28\times10^{-6}\sim2.03\times10^{-4}a^{-1}$;污染物As的致癌风险在2005年和2012年分别是$8.05\times10^{-5}a^{-1}$和$0\sim2.41\times10^{-5}a^{-1}$。由此可知,致癌物质由饮水途径所致健康危害的个人年风险按大小排列为$Cr^{6+}>As$。刘秀平[238]对广东省某河段饮用水源地中Cr^{6+}饮水途径引起的年致癌风险进行了研究,其结果表明2005~2010年的风险在$1.43\times10^{-4}\sim3.57\times10^{-4}a^{-1}$,高于本研究。侯千[239]研究了开封市饮用水源水饮水途径As的致癌风险,风险值在$1.73\times10^{-4}\sim2.47\times10^{-4}a^{-1}$之间,明显高于本研究结果。

表6-11　饮水途径的致癌风险　　　　　　　　　(单位:a^{-1})

评价指标	2005年	2010年	2011年	2012年
六价铬	—	$6.69\times10^{-5}\sim2.9\times10^{-4}$	$2.23\times10^{-5}\sim1.67\times10^{-4}$	$4.28\times10^{-6}\sim2.03\times10^{-4}$
砷	8.02×10^{-5}	—	—	$0\sim2.41\times10^{-5}$
致癌总风险	8.02×10^{-5}	$6.69\times10^{-5}\sim2.9\times10^{-4}$	$2.23\times10^{-5}\sim1.67\times10^{-4}$	$8.29\times10^{-6}\sim2.03\times10^{-4}$

根据国外多年的风险管理实践,化学污染物的致癌风险在$10^{-6}\sim10^{-4}$之间都是可以接受的[82]。若采用最严格的风险管理标准10^{-6}作为可接受水平,研究区2010年、2011年和2012年农村饮用水水源中Cr^{6+}致癌风险均超过该标准,分别是标准的66.9~273倍、22.3~167倍和4.28~203倍;2005年和2012年部分水

源中砷的致癌风险也超过了该标准,分别达到 80.5 倍和 0～24.1 倍。若以 10^{-4} 作为风险管理标准,2010 年、2011 年和 2012 年仍有部分水源中污染物 Cr^{6+} 的致癌风险超过了该标准。众所周知,污染物 Cr^{6+} 和砷都对人体具有很强的致癌毒性,可通过食入、呼吸和皮肤接触等途径进入人体,并在体内蓄积,引起慢性中毒,其在部分水源中致癌风险超过了推荐的可接受水平,应被视为该区饮用水中主要污染物,建议居民另辟水源,有关主管部门也应高度重视。

2. 非致癌风险

1) 饮水途径

表 6-12 中的总危害在计算时包括了镉和铅。其中,2005 年 33 号水源中铅的饮水风险、皮肤接触风险和总危害分别是 2.24×10^{-2}、3.39×10^{-6}、2.24×10^{-2};2012 年 4 号水源中镉的饮水风险、皮肤接触风险和总危害分别是 9.51×10^{-3}、1.35×10^{-2}、2.3×10^{-2},6 号水源中镉的饮水风险、皮肤接触风险和总危害分别是 4.32×10^{-3}、6.14×10^{-3}、1.05×10^{-2}。

表 6-12　污染物饮水途径的危害指数

评价指标	2005 年	2010 年	2011 年	2012 年
六价铬	—	$1.31\times10^{-2}\sim5.66\times10^{-2}$	$4.35\times10^{-3}\sim3.26\times10^{-2}$	$8.35\times10^{-4}\sim3.96\times10^{-2}$
砷	4.28×10^{-1}	—	—	$0\sim1.28\times10^{-1}$
铁	$1.56\times10^{-3}\sim5.23\times10^{-2}$	$1.63\times10^{-4}\sim5.06\times10^{-2}$	$1.63\times10^{-4}\sim5.29\times10^{-2}$	$1.63\times10^{-4}\sim5.1\times10^{-2}$
锰	$2.81\times10^{-4}\sim8.42\times10^{-3}$	—	—	$2.84\times10^{-4}\sim9.08\times10^{-3}$
铜	—	$0\sim2.11\times10^{-1}$	$0\sim1.96\times10^{-1}$	$0\sim2.11\times10^{-1}$
氟化物	$5.44\times10^{-2}\sim5.17\times10^{-1}$	$5.44\times10^{-3}\sim7.4\times10^{-1}$	$5.44\times10^{-3}\sim7.62\times10^{-1}$	$5.44\times10^{-3}\sim5.33\times10^{-1}$
硝酸盐	$1.02\times10^{-3}\sim2.42\times10^{-1}$	$6.73\times10^{-3}\sim2.5\times10^{-1}$	$3.26\times10^{-3}\sim3.07\times10^{-1}$	$1.43\times10^{-3}\sim2.56\times10^{-1}$
氨氮	—	$3.36\times10^{-4}\sim3.1\times10^{-1}$	$5.05\times10^{-4}\sim4.78\times10^{-1}$	$3.36\times10^{-4}\sim3.1\times10^{-1}$
亚硝酸盐	—	$1.63\times10^{-4}\sim3.55\times10^{-2}$	$0\sim2.26\times10^{-2}$	$2.22\times10^{-4}\sim5.23\times10^{-2}$
总危害	$5.68\times10^{-2}\sim5.85\times10^{-1}$	$5.71\times10^{-2}\sim1.1$	$8.21\times10^{-2}\sim8.54\times10^{-1}$	$7.6\times10^{-2}\sim7.41\times10^{-1}$

根据风险指数的定义,非致癌慢性毒害效应的风险可接受水平应为"1"。由表 6-12 饮水途径的健康风险评估结果可见,按照单种污染物风险指数大小排序,大致是:氟化物＞硝酸盐＞Cu＞As＞Cr^{6+}＞Fe＞氨氮＞亚硝酸盐＞Mn。除 2010 年 2 号永兴镇马头村水源饮水途径的总危害指数大于 1 外,水源中 9 种主要污染物饮水途径的单因子非致癌风险和总危害均小于风险可接受水平 1,即是低于产生人体健康危害效应的阈值,因此认定通过饮水方式进入人体的污染物不会对饮用人群健康产生非致癌慢性毒害效应。Blaylock[240] 等认为:HQ 小于 0.1,化学污染物不会导致不利健康的影响;HQ 大于 0.1 而小于 1,需要在采取措施前做进一步调查;HQ 大于 1,化学污染物很可能会导致不利健康的影响,应立即采取补救

措施。因此,研究区水源化学物污染问题仍不能忽视,特别是氟化物,其在 2 号永兴镇马头村水源的 4 次非致癌风险计算结果中超过 0.5,在永兴镇瓦窑村、永兴镇金桥村、前进乡陆坪村的 4 次非致癌风险评价结果均大于 0.1。此外,部分水源中 As、Cu、硝酸盐通过饮水途径产生的非致癌风险也超过 0.1,应当给予重视,建议将这些污染物列为重点控制污染物,做进一步的污染源分析。

2) 皮肤接触途径

表 6-13 中的总危害在计算时也包括了镉和铅。由表 6-13 可知,皮肤接触途径按照单种污染物风险指数大小排序,大致是:Cr^{6+} > Mn > Cu > As > 氟化物 > 硝酸盐 > Fe > 氨氮 > 亚硝酸盐。除 Cr^{6+} 外,4 次检测水源中的其余 8 种主要污染物通过皮肤接触途径的单因子非致癌风险值均小于 0.01,说明这 8 种污染物不会通过皮肤接触方式对使用居民的健康产生危害。而 Cr^{6+} 的皮肤接触非致癌风险基本大于 0.01,并且部分水源 Cr^{6+} 的皮肤接触非致癌风险超过 0.1,应对 Cr^{6+}做进一步调查。

表 6-13　污染物皮肤接触途径的危害指数

评价指标	2005 年	2010 年	2011 年	2012 年
六价铬	—	$8.92\times10^{-2}\sim3.86\times10^{-1}$	$2.97\times10^{-2}\sim2.22\times10^{-1}$	$5.93\times10^{-3}\sim2.82\times10^{-1}$
砷	3.62×10^{-3}	—	—	$0\sim1.08\times10^{-3}$
铁	$1.48\times10^{-5}\sim4.95\times10^{-4}$	$1.48\times10^{-6}\sim4.6\times10^{-4}$	$1.48\times10^{-6}\sim5.01\times10^{-4}$	$1.48\times10^{-6}\sim4.83\times10^{-4}$
锰	$2.42\times10^{-4}\sim7.25\times10^{-3}$	—	—	$2.42\times10^{-4}\sim7.74\times10^{-3}$
铜	—	$0\sim3.19\times10^{-3}$	$0\sim2.97\times10^{-3}$	$0\sim3.19\times10^{-3}$
氟化物	$7.41\times10^{-5}\sim7.04\times10^{-4}$	$7.41\times10^{-6}\sim1.01\times10^{-3}$	$7.41\times10^{-6}\sim1.04\times10^{-3}$	$7.41\times10^{-6}\sim7.27\times10^{-4}$
硝酸盐	$2.78\times10^{-6}\sim6.6\times10^{-4}$	$1.83\times10^{-5}\sim6.81\times10^{-4}$	$8.9\times10^{-6}\sim8.36\times10^{-4}$	$3.89\times10^{-6}\sim6.99\times10^{-4}$
氨氮	—	$4.59\times10^{-7}\sim4.22\times10^{-5}$	$6.88\times10^{-7}\sim6.51\times10^{-5}$	$4.59\times10^{-7}\sim4.22\times10^{-5}$
亚硝酸盐	—	$4.45\times10^{-7}\sim9.69\times10^{-5}$	$0\sim6.17\times10^{-5}$	$6.23\times10^{-7}\sim1.47\times10^{-4}$
总危害	$3.86\times10^{-4}\sim7.81\times10^{-3}$	$8.96\times10^{-2}\sim3.9\times10^{-1}$	$3.01\times10^{-2}\sim2.23\times10^{-1}$	$7.16\times10^{-3}\sim2.88\times10^{-4}$

通过对比表 6-12 和表 6-13 可见,研究区水源中主要污染物(除 Cr^{6+} 外)通过皮肤接触途径引起的非致癌风险比饮水途径所带来的非致癌风险低,说明水体中的污染物主要是通过饮水途径进入人体,这与侯千[239]的研究结果一致。

3) 非致癌总风险

表 6-14 中的总风险在计算时也包括了镉和铅。从表 6-14 水体中 9 种危害人体健康的主要污染物的健康风险评估结果可见,按照单种污染物的总风险指数大小排序,大致为:氟化物 > Cr^{6+} > 硝酸盐 > As > Cu > Fe > Mn > 氨氮 > 亚硝酸盐。2005 年、2010 年、2011 年和 2012 年水体 9 种主要污染物通过饮水和皮肤接触途径的总危害指数分别在 $5.23\times10^{-4}\sim5.18\times10^{-1}$、$0\sim7.41\times10^{-1}$、$0\sim7.63\times10^{-1}$、$0\sim5.34\times10^{-1}$,它们的组合非致癌总风险为 $5.81\times10^{-2}\sim5.55\times10^{-1}$、2.3

$\times 10^{-1}\sim 1.38$、$1.27\times 10^{-1}\sim 9\times 10^{-1}$、$8.86\times 10^{-2}\sim 8.53\times 10^{-1}$,除 2010 年 2 号永兴镇马头村、15 号新店镇红光村和 31 号永兴镇金桥村的组合因子总风险大于 1 外,其他均未超过风险控制标准 1,说明研究区绝大部分水源不会对接触人群产生明显的非致癌健康风险。总体上,氟化物的非致癌风险最大,是最主要的非致癌风险因子,其经饮水和皮肤接触途径暴露风险对 2005 年、2010 年、2011 年和 2012 年的非致癌总风险的平均贡献率分别为 72.17%、25.8%、29.28% 和 31.54%。

表 6-14　污染物多暴露途径的非致癌风险

评价指标	2005 年	2010 年	2011 年	2012 年
六价铬	—	$1.02\times 10^{-1}\sim 4.22\times 10^{-1}$	$3.4\times 10^{-2}\sim 2.55\times 10^{-1}$	$6.77\times 10^{-3}\sim 3.21\times 10^{-1}$
砷	4.31×10^{-1}	—	—	$0\sim 1.29\times 10^{-1}$
铁	$1.58\times 10^{-3}\sim 5.28\times 10^{-2}$	$1.65\times 10^{-4}\sim 5.1\times 10^{-2}$	$1.65\times 10^{-4}\sim 5.34\times 10^{-2}$	$1.65\times 10^{-4}\sim 5.15\times 10^{-2}$
锰	$5.23\times 10^{-4}\sim 1.57\times 10^{-2}$	—	—	$5.26\times 10^{-4}\sim 1.68\times 10^{-2}$
铜	—	$0\sim 2.14\times 10^{-1}$	$0\sim 1.99\times 10^{-1}$	$0\sim 2.14\times 10^{-1}$
氟化物	$5.45\times 10^{-2}\sim 5.18\times 10^{-1}$	$5.45\times 10^{-3}\sim 7.41\times 10^{-1}$	$5.45\times 10^{-3}\sim 7.63\times 10^{-1}$	$5.45\times 10^{-3}\sim 5.34\times 10^{-1}$
硝酸盐	$1.02\times 10^{-3}\sim 2.43\times 10^{-1}$	$6.75\times 10^{-3}\sim 2.51\times 10^{-1}$	$3.27\times 10^{-3}\sim 3.08\times 10^{-1}$	$1.43\times 10^{-3}\sim 2.57\times 10^{-1}$
氨氮	—	$3.37\times 10^{-4}\sim 3.1\times 10^{-2}$	$5.05\times 10^{-4}\sim 4.79\times 10^{-2}$	$3.37\times 10^{-4}\sim 3.1\times 10^{-2}$
亚硝酸盐	—	$1.64\times 10^{-4}\sim 3.56\times 10^{-2}$	$0\sim 2.27\times 10^{-2}$	$2.23\times 10^{-4}\sim 5.25\times 10^{-2}$
总风险	$5.81\times 10^{-2}\sim 5.55\times 10^{-1}$	$2.3\times 10^{-1}\sim 1.38$	$1.27\times 10^{-1}\sim 9\times 10^{-1}$	$8.86\times 10^{-2}\sim 8.53\times 10^{-1}$

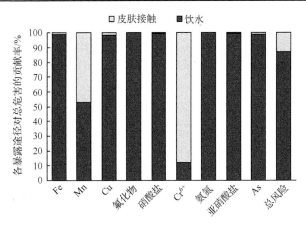

图 6-2　污染物各暴露途径对非致癌总风险的贡献率

由图 6-2 可以看出,不同污染物经饮水和皮肤接触途径的暴露风险所占比例不同。Cr^{6+} 皮肤接触途径暴露风险占其总危害指数的 87.66%;Mn 次之,其皮肤接触途径暴露风险占其总危害指数的 47.07%;第三是铜,其比例为 1.55%;最小的是氟化物和氨氮,其比例仅为 0.14%。饮水途径是污染物组合因子的最主要非致癌途径,其对总风险的贡献率为 86.83%。由此说明研究区水源地水质健康风险主要来源于饮水途径。

第 7 章 　 健康风险中不确定性研究

7.1 　 不确定性理论

不确定性可被理解为不肯定性、未确知性和变异性。不确定性广泛地存在于自然界和人类社会中,就环境风险评价而言,不确定性的存在也是相当普遍的。例如,在评价某一工厂向某河流排放污水是否会导致该河流水质超标的问题时,尽管评价者通过一定的水质模型预测在不利条件下确实会发生超标事件,但水质超标是否会发生却未可知。由于该河流上游来水水质情况、河流流量以及降雨量、降解系数等因素都随季节变化而变化,具有很多方面的不确定性,从而引起下游水质的变化也具有不确定性。

健康风险评估中,不确定性是指在估算变量的大小或出现的概率时,缺少置信度,或者说考虑系统目前和将来的状况,由于认识不完全而产生的风险的组成部分[102],或者是由于人们认识能力的局限,对风险评价中某些现象、机理本身就不清楚,不能准确地描述,是风险的重要组成部分。比如在健康风险评估中鉴定某一有毒物质的毒性对人体的健康危害影响时,往往是选择动物进行毒理实验,再由实验所得数据外推到人类,在外推的过程中,有时附加 10 倍安全因子,甚至 100 倍安全因子,然后把所得数据作为该有毒物质对人体健康危害的标准值。可以说,在整个实验过程中,动物是受试者,而真正受到有健康危害影响的却是人类。尽管在外推的过程中附加了一定的安全因子,但确切地说,有毒物质在人体内的反应机理、对人体健康的影响及影响程度是不清楚的,也无法用语言准确地加以描述。

在健康风险评估的全过程中,每个环节都存在不确定性的因素,造成评价结果不确定性的因素其自身也具有不确定性。由于不确定性的存在,对给定变量的大小和出现的概率不能作出最好的估算,或者说评估的结果可信度不能保证,给管理者的决策造成一定的影响。通常,健康风险评估都是从确定性健康风险评估开始的,采用已知的单个或多个值来描述公众健康风险,但是其评价结果存在很大的局限性,即分析风险评价过程中的不确定性时只是进行特征描述,只能定性讨论不确定性来源的方法,讨论其对模型结果的潜在影响。而不确定性健康风险评估能够评价健康风险模型的输出值,且能分析模型变量对输出值不确定性的贡献大小。不确定性风险评价第二个目标主要是能够进行参数敏感性分析[241]。显然,不确定性分析主要是集中在模型的输出值上。特征描述和评价是不确定性分析的两种截然不同分析方法[242]。

健康风险评估的全过程中的不确定性分为三大类：①事件背景的不确定性，包括事件的描述、专业判断的失误以及信息丢失造成分析的不完整性；②参数选择的不确定性，如气象水文条件随着季节而变化，不同的人群包括性别、年龄和地理位置等；③模型本身的不确定性，通常选用的数学模型往往是通过对真实情况进行简化后得到的，与实际发生的情况存在差异。文献[243]把确定性风险评价、不确定性风险评价、参数不确定性和SMP不确定方法合成为一个综合的风险评价系统，如图7-1所示。

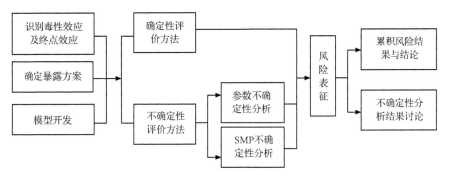

图 7-1　健康风险评估过程[243]

20世纪90年代，人们逐步提出和探讨健康风险评估中不确定性分析，为了尽可能减少不确定因素的影响，除了有针对地采取措施外，常常采用一定的方法开展不确定性分析，如贝叶斯法、灰色系统、模糊数学法、盲数法、蒙特卡罗（Monte Carlo，MC）模拟法等。

7.1.1　模糊数学法

在自然科学或社会科学研究中，存在着许多定义不很严格或者说有模糊性的概念，这里所谓的模糊性，主要是指客观事物的差异在中间过渡中的不分明性，如某一河流水环境质量可以评价为"未污染、轻度污染、中度污染、重度污染"。因此，它是由于评定事物的标准或事物本身的定义没有明确的"边界"，即通常是属于模糊的概念，从而构成不确定性。为处理分析这些"模糊"概念的数据，美国控制论专家Zadeh于1965年第一次提出了模糊集合的概念，但是模糊集合论本身无法处理具体的模糊概念，为处理这些模糊概念便催生了模糊数学[244]。它用隶属函数作桥梁将不确定性在形式上转化为确定性，即将模糊性加以量化，从而利用传统的数学方法进行分析处理。模糊数学近年来发展很快，在许多领域都有应用。例如，在环境质量评价、健康风险评估中，运用模糊模式识别理论、模糊聚类法、模糊贴近度方法等，都取得了很好的效果。

以水质健康风险评估为例:首先定义模糊集。假设水质风险健康级别标准是定义在$[0,1]$区间内取值的模糊子集,并用曲线绘制每个集的隶属函数,其表明在相等程度的具体值对应的集合为:$A = \{x, \mu A(x) \,|\, x \in X\}$,其中$\mu A(x)$表示$x$与$A$之间是隶属关系。

其次,给出水质风险级别划分的计算模型,并设置n个级别划分指标,每个指标分别有m个项,即

第 1 个指标:$a_1^{(1)}, a_2^{(1)}, \cdots, a_m^{(1)}$,

第 2 个指标:$a_1^{(2)}, a_2^{(2)}, \cdots, a_m^{(2)}$,

$\cdots\cdots$

第 n 个指标:$a_1^{(n)}, a_2^{(n)}, \cdots, a_m^{(n)}$。

$a_i^{(j)}$为第j个指标的第i项值。

再次,赋予每个指标的数值(权重):$\omega^{(1)}, \omega^{(2)}, \cdots, \omega^{(n)}$,在每个指标内分别有$m$项。每个指标都有一个初始值为$x^{(1)}, x^{(2)}, \cdots, x^{(n)}$,是每个水样的初始值,再将每个指标的初始值转化为得分,记为$A^{(1)}, A^{(2)}, \cdots, A^{(n)}$,$(x^{(i)} \to A^{(i)}, i = 1, 2, \cdots, n)$。

最后,计算水质健康风险级别,利用专家给出的权重结合得分,结合公式(7-1):

$$\rho = \frac{\sum\limits_{i=1}^{n} A^{(i)} \omega^{(i)}}{\sum\limits_{i=1}^{n} \omega^{(i)}} \tag{7-1}$$

式中,$0 < \rho \leqslant 1$,$\sum\limits_{i=1}^{n} \omega^{(i)} = 1$。根据$\rho$值大小,判断水质健康风险级别。

7.1.2 灰色系统

模糊数学着重研究"认识不确定"问题,其研究对象有"内涵明确,外延不明确"的特点,主要凭经验,借助于隶属函数进行处理。灰色系统是指部分信息明确、部分不明确的系统,它是由我国学者邓聚龙教授于 1982 年首先提出的,是一种对含有不确定因素系统进行预测的方法。通过鉴别系统因素之间发展趋势的相异程度,进行关联分析,并通过对原始数据进行生成处理来寻找系统的变化规律,即生成规律性较强数据序列,然后建立相应微分方程模型,从而预测事物未来的发展趋势和未来状态[245]。其研究核心是"部分信息明确、部分信息未知"的"小样本,贫信息"不确定性系统,它通过对已知"部分"信息的生成,从而开发了解、认识现实世界,即从内部研究问题,提倡在定量分析与定性分析相结合的基础上得出适于控制的"满意解"[246]。灰色系统理论作为研究不确定性问题的一种新兴理论,自诞生之日起,由于其在概念上有所创新,且具有处理贫信息系统的特点,很快就得到了

国内学者和组织的认可,并将其广泛应用于工业、农业、社会、经济、能源、交通水利、气象、地质、运输、管理控制等领域。

7.1.3　随机数学方法

随机数学方法是处理不确定性问题较普遍使用的方法之一[247]。随机现象在现实生活中广泛存在,而随机方法主要是考虑客观事物的随机性。它能处理实际系统中许多随机现象。评价对象存在随机性,使评价结果不准确不全面,所以在评价过程中要充分考虑其随机性特征[248]。随机数学方法以概率论为理论基础,包括很多分支:传递函数方法、数值模拟法、置信限区法、回归分析法、非参数回归法等。随机数学方法是目前在环境风险评价中应用最多的方法,又以蒙特卡罗模拟法最为常用。随着现代科技的不断发展,特别是电子计算机技术的巨大进步,使随机数学方法在处理经济、环境和社会系统中所遇到的不确定性问题发挥着巨大的作用。

7.2　蒙特卡罗法

7.2.1　蒙特卡罗法基本原理

MC 方法是不确定性定量分析中最为常用的手段之一,它能够比较逼真地描述物理实验过程及事物的特点,通过随机抽样模拟真实系统的功能和发生规律,从而达到揭示系统运行规律的目的的一种随机数学方法[249]。

MC 法的基本原理及思想如下:当所要求解的问题是某种事件出现的概率,或者是某个随机变量的期望值时,它们可以通过某种"试验"的方法,得到这种事件出现的频率,或者这个随机变数的平均值,并用它们作为问题的解。MC 法通过抓住事物运动的几何数量和几何特征,利用数学方法来加以模拟,即进行一种数字模拟实验。它是以一个概率模型为基础,按照这个模型所描绘的过程,通过模拟实验的结果,作为问题的近似解。可以把 MC 法解题法归结为三个主要步骤:建立概率模型、产生随机数序列、统计处理模拟结果。

1. 建立概率模型

对所研究的问题构造一个符合其特点的概率模型(随机事件,随机变量等)。对于本身就具有随机性质的问题,主要是正确描述和模拟这个概率过程,对于本来不是随机性质的确定性问题,就必须事先构造一个概率过程,即要将不具有随机性质的问题转化为随机性质的问题,建立概率模型。

2. 产生随机数序列

建立概率模型以后,由于各种概率模型都可以看作是由各种各样的概率分布构成的,因此产生已知概率分布的随机变量(或随机向量),就成为实现 MC 模拟实验的基本手段,这也是 MC 法被称为随机抽样的原因。最简单、最基本、最重要的一个概率分布是(0,1)上的均匀分布(或称矩形分布)。随机数就是具有这种均匀分布的随机变量。随机数序列就是具有这种分布的总体的一个简单子样,也就是一个具有这种分布的相互独立的随机变数序列。产生随机数的问题,就是从这个分布的抽样问题。在计算机上,可以用物理方法产生随机数,但价格昂贵,不能重复,使用不便。另一种方法是用数学递推公式产生。这样产生的序列,与真正的随机数序列不同,所以称为伪随机数,或伪随机数序列。不过,经过多种统计检验表明,它与真正的随机数,或随机数序列具有相近的性质,因此可把它作为真正的随机数来使用。由已知分布随机抽样有各种方法,与从(0,1)上均匀分布抽样不同,这些方法都是借助于随机序列来实现的,也就是说,都是以产生随机数为前提的。由此可见,随机数是实现蒙特卡罗模拟的基本工具。

3. 统计处理模拟结果

建立概率模型并能从中抽样后,即实观数字模拟试验后,要确定一个随机变量作为所求的问题的解的某种数字量的估计量。如果这个随机变量的数学期望正好是所求问题的解,则称这种估计量为无偏估计。统计处理模拟结果,相当于对模拟实验的结果进行考察和登记,从中得到问题的解。

简单来说,MC 法的原理是通过随机变量的统计实验、随机模拟,求解数学或各领域技术问题的近似解[250],即

假定函数 Y 满足

$$Y = f(X); \quad X = (x_l, x_2, x_3, \cdots, x_n) \tag{7-2}$$

式中,X 为服从某一概率分布的随机变量;$f(X)$ 为一未知或是一非常复杂的函数式,用解析法不能求得 Y 的概率分布(包括分布率及其他统计参数,如期望值、方差等)。MC 方法就是通过直接或间接抽样求出每一随机变量 X,然后代入式(7-2)中求出函数值 Y,这样反复地独立模拟计算多次,便得到函数 Y 的一批数据 $Y_1, Y_2, \cdots, Y_n$。当独立模拟的次数相当多时,就可由此来确定函数 Y 的概率特征。

MC 模拟法最突出的优点在于,它的取样范围广,可以包括较粗的尾部、突然的跳跃和任何与正态分布不相符的地方。

7.2.2　蒙特卡罗模拟法发展历程

蒙特卡罗模拟是一种被广泛使用的计算方法,根据其他变量或参数的已知概

率分布值的重复计算来产生计算结果的概率分布。尽管蒙特卡罗模拟从 1910 年就开始使用,但是发展比较缓慢,随着功能越来越强大的电脑的出现,使其吸引力大大增强,并使其产生了新的应用领域:帮助人们从数学上表述物理、化学、工程、经济学以及环境动力学中一些非常复杂的相互作用。其实用性随着人们对确定性评价或单一点估计在风险评价中不满意增加而增加。因此,蒙特卡罗模拟迅速地成为一种快速计算暴露量和确定风险概率分布的计算法[251]。

蒙特卡罗模拟分析工具也存在某些缺陷,如果输入模型中的随机数并不是符合要求的随机数,那么整个模拟过程(以及预测结果)都可能是错的。这个问题的解决得益于电子计算机的数学模拟。20 世纪 40 年代,由于电子计算机的出现,人们才有可能对许多实验用计算机来模拟,这种模拟称为数字模拟。由于计算机具有高速度和大容量的特点,使数字模拟可以代替许多非常庞大而复杂的实验,在实际中不可能完成的实验,可以在计算机上迅速地完成,同时能将所得的结果立即进行统计处理。因此,蒙特卡罗方法的一大优点就在于可以用数学方法在计算机上实现数字模拟实验。同时,人们开发了很多软件,其产生的随机数都能符合要求,如 Crystall ball、@Risk、Risk Simulator 等分析软件。

MC 模拟方法是目前解决健康风险评估中的不确定性问题最有效的方法之一,它使评价者从繁琐的数学计算中解脱出来,通过构建适当的模型并应用 MC 模拟技术,在各个随机变量的统计分布已知的情况下,求解模型的不确定性。该方法具有简单、适用的优点,是一种实用而有效的风险评价不确定性定量分析的方法。

7.2.3　MC 在健康风险评估中的应用现状

不确定的存在是由于客观世界的复杂性和人们认识能力的局限性引起的,是不可避免的,减少不确定性的关键在于收集大量数据和资料,但是需要消耗大量的人力、物力、财力和时间。采用技术手段——MC 模拟方法通过数值建立模型和进行模拟抽样得到危害在群体中发生的概率分布,应用 MC 法模拟健康风险评估模型中的不确定性因素,通过采集有限的样本来预测总体的情况,并对风险的不确定性进行更为直观的表述,且具有预测性,更符合风险的不确定性本质[252],还可以在短时间、低成本的情况下有效减小健康风险评估中的不确定性而被广泛采纳。例如,张应华等[103]利用 MC 模拟法,分析了某水源中污染物苯经过呼吸和饮水暴露途径造成人体健康风险的不确定性,并量化了不确定性因素对人体健康风险水平的影响。

Chen 和 Ma[105]对台北三个灰渣填埋场的监测井水与溢出水中的二噁英(dioxins)运用 MEPAS、MMSOILS 和 CalTOX 三种模型进行了健康风险评估,同时运用 MC 模拟法定量分析风险评价过程中的不确定性,确定了主要参数对健康风险评价结果的敏感性。

　　Houeto 等[106]对饮用水中低剂量残留药物卡巴咪嗪进行了健康风险评估,定量分析了评价过程中的不确定性,说明最大污染含量的健康风险被过高评估。

　　Kumar 和 Xagoraki[107]应用 MC 模拟法定量评价了水环境中三种残留药物的健康风险,99％置信度的危害度小于 10^{-4},残留药物对人体健康无不良影响。

　　Hung 等[108]对台湾 5 种灰渣垃圾填埋场 $400km^2$ 范围内地下水中铅和铬进行了健康风险评估,其致癌和非致癌风险均在可接受水平;考虑参数不确定性,MC 模拟法量化评价结果显示非致癌风险高于 1,超过了可接受水平,仅密封式垃圾填埋场非致癌风险低于 1。

　　Deng 等[109]针对农村饮用水水质健康风险不确定性问题,将 MC 模拟法引入健康风险评估中,并对名山区水质健康风险进行了评价,结果表明 Cr^{6+} 的致癌风险超过了可接受水平 10^{-6},非致癌风险在风险可接受范围内。

　　张德新等[253]调查武汉市市售大米中镉的污染,应用 MC 模拟法对大米途径摄入的镉进行健康风险评估,结果表明普通人群、高暴露人群的非致癌风险分别为 0.24、0.72,均小于可接受水平 1;而致癌风险度均值为 $2.16×10^{-5}a^{-1}$,但是在 91.11％ 概率时超过了 $5×10^{-5}a^{-1}$标准,即仍有 8.89％的高暴露人群仅通过大米途径摄入镉可能面临潜在的致癌风险;敏感性分析结果表明大米途径摄入的镉对 CDI 的贡献为 73.9％,是膳食镉的主要来源。

7.3　水质健康风险评估中的不确定性

　　在水质健康风险评估中,对其不确定性的分析是一项重要的基础性工作,它直接影响到水质健康风险评估结果的可靠性。不确定性始终贯穿于各个风险评价阶段,主要是由于对实测数据、各种物理及生化过程缺乏足够的认识而造成的[103]。由于可用资料的局限性、数学方法本身的缺陷等多种原因,导致健康风险评估过程中存在一些不确定性。

　　根据健康风险评估中不确定性因素产生的原因,可将其划分为客观随机性和主观不确定性因素两大类。客观随机性是由健康风险评估系统的内在特性引起的,例如,气象水文条件随着季节而变化、地理位置、采样样点、人群年龄分布、居民活动方式、生活习惯等因素。主观不确定性是由研究者对评价对象及评价系统认识得不全面造成的,主要与健康风险评估的建立、评价方案的确定、统计方法、模型求解及模型中参数的不确定性有关[254,255]。

　　根据水质健康风险评估中不确定性因素所处水质健康风险评估各个阶段可将其划分为:

　　(1)危害鉴别阶段的不确定性。在样品采集、储运、处理、测试等过程中,由于取样设计、测试方法、仪器设备、人工操作的熟练程度等诸多方面的原因,不可避免地会产生客观误差;计算中使用的浓度数据虽然都是实测值,但实际的浓度是一个变化区间值,用几次测试的平均值有一定的代表性,但也难免会产生参数的不确定性。

　　(2)剂量-反应阶段的不确定性。一是,在剂量-反应评估中,致癌物质的剂量-反应评估常常利用流行病学资料或动物的毒理实验数据利用数学模型实现有害物质从高剂量到低剂量的外推,估算人体对有害物质不同剂量的反应;非致癌物质的剂量-反应评估最常用的方法是分析有害物质的参考剂量,在低于参考剂量值的情况下对人体不会产生不利影响。非致癌物质的阈值因人而异,有的人在很低的剂量暴露水平下仍然会有不良反应,因此现有的有毒物质的阈值只能作为一般的参考,对于具体的个人具有很大的不确定性。二是,由于国内缺乏相关的文献资料,在评价过程中引用的污染物致癌斜率因子 SF、参考剂量 RfD、健康风险评估标准等参数均来自于国外,由于涉及人种生理结构上的差异以及区域的自然条件、社会经济水平等方面的不同,其在我国适用性可能仍需要进一步验证,由此产生评价参数的不确定性。

　　(3)暴露评估阶段的不确定性。对模型而言,其中有关人群特征的参数、一些和生活习惯相关的参数均为估计值,而不是准确的统计值;对暴露参数而言,如饮水率、体重、呼吸速率、室内停留时间、洗澡和游泳频率及时间、皮肤表面积、期望寿命等,虽然在本研究中是通过实际量测而获得的,但整个调查过程、数据处理中难免会存在不确定性;对暴露途径而言,完整的暴露评价包括饮水、皮肤、呼吸道三种暴露途径(图 7-2),即缺乏完整性,导致评价结果难免存在有一定的不确定性。总之,暴露评估阶段的不确定性主要来源于暴露情景、暴露途径、暴露参数的获取、评价模型本身及模型参数的不确定性等方面。

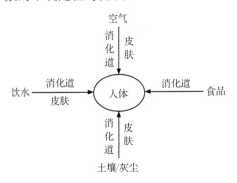

图 7-2　人体经各环境介质暴露污染物的途径[256]

　　(4)风险表征阶段的不确定性。该阶段不确定性主要来源于风险计算方法,由于对多种污染物联合作用产生人体健康危害的机理不清楚,目前在计算多种污染物联合作用的总风险时只是采用简单加和方式,而忽略了各风险因子之间可能存在的协同作用或拮抗作用等关系。

综上,健康风险评估整个过程都存在大量的不确定性,而一般的确定性风险评价方法的评价结果有较简单、不准确等缺点,且只能给出定性的不确定性分析讨论。因此,本研究的健康风险评估应采用不确定性风险评估方法,须对评估过程和结果的不确定性进行分析,主要是分析不确定性的种类,即只是分析参数的不确定性还是全面分析评价过程中的不确定性,探讨不确定性的来源、性质以及传播路径,尽可能对不确定性做出定量评估,采用技术手段减少不确定性,并给出相应的风险管理措施。

综合以上的分析,本研究的健康风险评估过程见图 7-3。

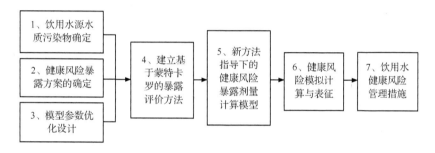

图 7-3 水质健康风险评估过程[243]

7.4 实 例 研 究

7.4.1 基于 MC 的健康风险评估方法

在农村饮用水源水质健康风险评估中,饮用水中化学污染物可通过经口摄入、皮肤接触和呼吸 3 种途径进入人体,危害饮用人群的健康[257]。饮水是主要的经口摄入途径之一,也是化学污染物进入人体最直接的方式;皮肤接触途径主要是指人群在游泳、洗澡及每日洗脸洗手洗脚等活动时与水体直接接触;呼吸途径是指水中的挥发性化学污染物可能会在淋浴或其他活动时释放进入空气,再通过呼吸系统进入人体。这里假设在饮用水中个体没有通过呼吸道,或者通过呼吸道摄入的化学污染物的量相比通过饮水和皮肤接触的量非常的少,以至于在健康风险评估中可以忽略不计。因此,饮用水源水质健康风险主要评价农村居民通过饮水和皮肤接触的污染物暴露量所带来的健康风险。对健康风险暴露剂量的影响主要来自于风险评价模型参数、暴露模型和风险评价方案。

饮用水源水质健康风险评估模型在 NAS "四步法"的暴露剂量模型基础上进

行设计与优化。采用随机理论的数学方法对原模型的相关参数进行优化设计,在饮水和皮肤接触暴露评价方案的基础上,对居民相应暴露参数的不确定性综合评价模型。通过不确定性综合评价模型的 MC 模拟,得出水质健康风险分布情况。本研究工作对饮用水源水质健康风险评估的不确定性研究主要工作具体如下:

(1)针对饮用水源水质健康风险,设计不同暴露途径健康风险评估方案。评价方案的暴露剂量模型是在 NAS"四步法"上进行改进的,主要是采用随机数学方法对暴露剂量模型进行改进和优化设计,最终通过 MC 模拟法实现水质健康风险的不确定性模拟与评价。

(2)对健康风险评估模型参数分别进行了探讨与研究。在研究区居民饮水暴露特征调查数据基础上进行统计分析,根据 MC 模拟法给定饮水和皮肤接触暴露途径的健康风险评估参数的分布曲线,对综合评价模型的参数进行了全面改进。通过优化设计模型所涉及的各个参数和变量后,使综合模型评价所输出的结果更准确。

(3)针对健康风险模型参数的不确定性来源进行分析,通过设计相关的 MC 模拟程序对模型不同的参数进行敏感性分析法。

7.4.2　MC 模拟软件简介

MC 模拟法最大优点之一在于能在计算机上实现数字模拟实验。目前,已有很多软件能实现数字模拟功能,其中最常用的是 Crystall Ball 风险分析软件。据报道,在世界 500 强中有 85% 的公司,以及美国 50 个顶尖 MBA 院校中有 40 个都使用 Crystal Ball 来进行风险管理分析或风险管理教学[258]。

Crystal Ball 是美国 Decisioneering 公司开发的,它提供了项目风险分析评估和决策分析工具,其可用来帮助决策者理解风险的大小,并做出相应的决策。它是一款基于 PC Windows 平台而开发的专门的风险分析和评估软件。它在计算机模拟和普通使用者之间建立起桥梁,实现了普通用户学习模拟技术和应用模拟软件的梦想,对计算机模拟水平的提高和推广起到了重要的作用[259]。

Crystal Ball 是一个 Excel 的插件,完成安装后直接在 Excel 环境下加载 Crystal Ball,Excel 会增加 Crystal Ball 的菜单和工具条,并使用 MC 模拟某个特定状况预测所有可能的结果,运用图表对模拟结果进行分析,并显示每一个结果的概率及敏感性,用其进行风险分析的步骤如下:①忽略随机因素,建立 Excel 概率模型;②定义假设(assumption)变量;③定义预测(forecast)变量;④定义决策(decision)变量;⑤定义模拟运行参数(run references);⑥模拟运行;⑦形成输出报告并输出模拟结果。

7.4.3　MC 模拟设置

Crystal Ball 模拟软件安装完成后,在 Excel 环境下通过 Add-in 功能加载之后即可运行,图 7-4 为 Crystal Ball 在 Excel 环境下运行界面。

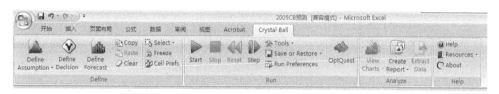

图 7-4　Crystal Ball 在 Excel 环境下运行界面

本书应用 Crystal Ball 11.1 版本进行不确定性的蒙特卡罗模拟分析,具体步骤如下。

第一步:定义假设(assumptions)变量。假设变量是模型中具有随机性的变量。要定义一个随机变量,需要确定这个随机变量的概率分布,它的一些统计参数,如均值、标准差等。Crystal Ball 可以定义正态分布、对数正态分布、三角分布、泊松分布、贝塔分布等多种随机变量的分布(图 7-5)。根据居民饮水暴露特征调查数据,模拟了体重、饮水率、皮肤表面积的分布分别见图 7-6、图 7-7 和图 7-8。对 2005 年、2010 年、2011 年和 2012 年等 4 次农村饮用水源水质检测数据分别按采

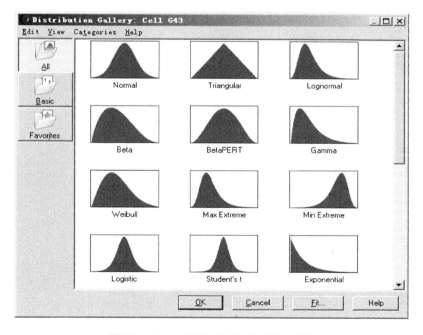

图 7-5　Crystal Ball 的随机变量分布模型

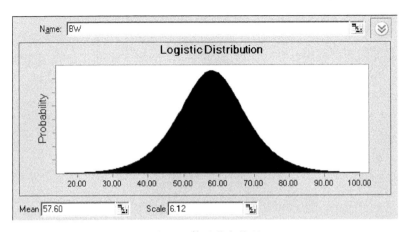

图 7-6　体重分布情况

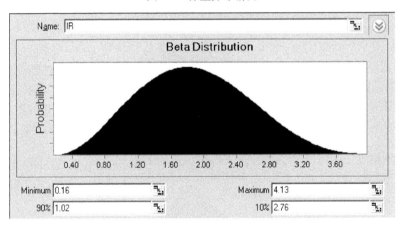

图 7-7　饮水率分布情况

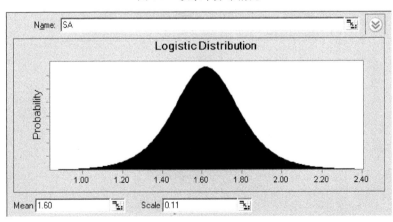

图 7-8　皮肤表面积分布情况

样时间进行数据整理后,可以拟合成概率分布曲线,所有污染物数据分布曲线公式如表 7-1 所示。除上述参数外,假设健康风险评估模型中其余参数[参见式(3-2)、式(3-3)、式(3-4)和式(3-7)]的随机变量都服从正态分布,它们的均值就是相应数据单元格的值,标准差等于均值的 10%,具体见表 7-2。

表 7-1　主要水质指标的分布函数

年份	水质指标	分布函数
2005	Fe	Lognormal(0.42, 0.25)
	Mn	Exponential(0.08, 0.01)
	氟化物	Gamma(0.09, 0.39)
	硝酸盐	Lognormal(2.38, 5.15)
2010	Fe	Pareto(0.01, 0.67)
	氟化物	Gamma(0.33, 0.03)
	硝酸盐	Lognormal(6.83, 9.54)
	Cu	Maximum Extreme(0.04, 0.06)
	Cr^{6+}	Lognormal(0.14, 0.04)
	氨氮	Exponential(0.11, 0.01)
	亚硝酸盐	Lognormal(0.04, 0.06)
2011	Fe	Gamma(0.35, 0.01)
	氟化物	Exponential(0.28, 0.03)
	硝酸盐	Exponential(10.28, 1.07)
	Cu	Maximum Extreme(0.03, 0.05)
	Cr^{6+}	Weibull(0.07, 0.03)
	氨氮	Lognormal(0.43, 0.38)
	亚硝酸盐	Maximum Extreme(0.06, 0.01)
2012	Fe	Pareto(0.01, 1.19)
	氟化物	Lognormal(0.21, 0.19)
	硝酸盐	Lognormal(4.34, 9.14)
	Cu	Pareto(0.04, 0.07)
	Cr^{6+}	Beta(0.01, 0.16)
	氨氮	Lognormal(0.18, 0.18)
	亚硝酸盐	Lognormal(0.09, 0.25)

第二步:定义预测(forecast)变量,见图 7-9。预测变量是模型中随假设变量的变化而变化,是研究者需要观察的变量。

表 7-2　健康风险评价模型参数的分布函数

参数	分布函数
EF	Normal(350, 35)
ED	Normal(30, 3)
AT	非致癌 Normal(10 950, 1 095) 致癌 Normal(26 280, 2 628)
EV	Normal(1, 0.1)
ET	Normal(0.167, 0.016 7)
CF	Normal(1, 0.1)

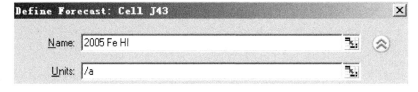

图 7-9　2005 年铁的非致癌风险定义示意图

第三步:定义模拟运行参数,见图 7-10。Crystal Ball 11.1 软件可以将每个假设变量按照定义的概率分布和统计参数发生若干次随机变化,其产生随机变量的个数可以通过运行参数(run reference)对话框设定。这里将设置为 95% 置信水平上重复抽样 10 000 次,即运行完成后将产生 10 000 个随机变量。

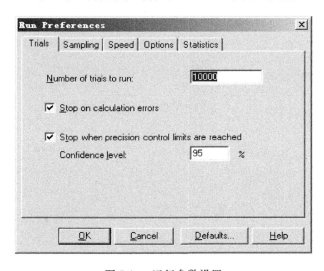

图 7-10　运行参数设置

第四步:模拟运行。

第五步:形成输出报告并输出模拟结果。

7.4.4　模拟结果分析

利用 Crystal Ball 11.1 软件在 95％置信水平上重复抽样 10 000 次,获得 [5％,95％]置信区间上污染物的致癌风险和非致癌风险的统计分析结果和概率分布图,见图 7-11、图 7-12 和表 7-2。

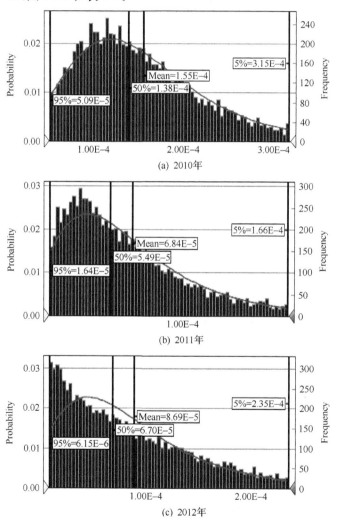

图 7-11　蒙特卡罗法模拟致癌总风险分布

Probability 指每个柱代表的区间值在 10 000 次抽样中的被抽中概率,而 Frequency 则指出现的次数。下同

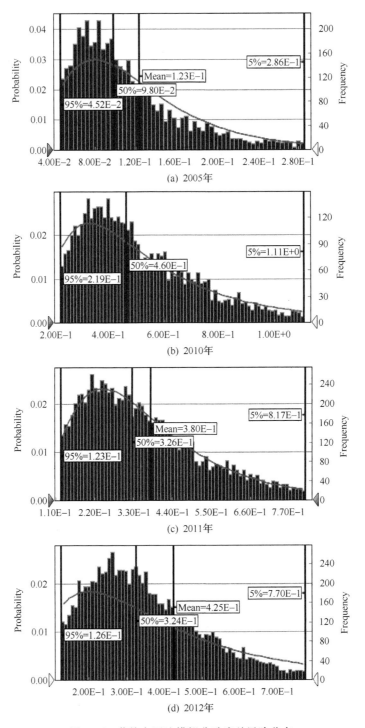

图 7-12　蒙特卡罗法模拟非致癌总风险分布

由图 7-11 可以看出，[5%，95%]置信区间上，2010 年、2011 年、2012 年的致癌总风险分别在 $5.05 \times 10^{-5} \sim 3.15 \times 10^{-4}$、$1.64 \times 10^{-5} \sim 1.66 \times 10^{-4}$、$6.15 \times 10^{-7} \sim 2.35 \times 10^{-4}$ 之间，均值分别为 1.55×10^{-4}、6.84×10^{-5}、8.69×10^{-5}，均高于可接受风险水平 10^{-6}。与 NAS"四步法"计算的致癌总风险（表 6-11）相比，MC 法计算的致癌总风险区间较大，说明模拟风险值分布取样更广泛。

由表 7-3 和图 7-12 可知，根据 MC 模拟法预测得到 2005 年、2010 年、2011 年、2012 年的非致癌总风险分别在 $4.52 \times 10^{-2} \sim 2.86 \times 10^{-1}$、$2.19 \times 10^{-1} \sim 1.11$、$1.23 \times 10^{-1} \sim 8.17 \times 10^{-1}$、$1.26 \times 10^{-1} \sim 7.7 \times 10^{-1}$ 之间，基本上在风险控制标准 1 以内。与 NAS"四步法"计算非致癌风险（参见表 6-14）相比，MC 法模拟非致癌风险区间较小，这与置信区间设置有关。

表 7-3 非致癌风险模拟结果

评价指标	2005 年	2010 年	2011 年	2012 年
六价铬	—	$[1.22 \times 10^{-1},$ $4.41 \times 10^{-1}]$	$[3.59 \times 10^{-2},$ $2.38 \times 10^{-1}]$	$[1.03 \times 10^{-2},$ $3.34 \times 10^{-1}]$
砷	—	—	—	$[3.7 \times 10^{-4},$ $6.16 \times 10^{-2}]$
铁	$[1.69 \times 10^{-3},$ $4.66 \times 10^{-2}]$	$[1.18 \times 10^{-4},$ $3.94 \times 10^{-2}]$	$[8.14 \times 10^{-5},$ $5.09 \times 10^{-2}]$	$[1.2 \times 10^{-4},$ $4.43 \times 10^{-2}]$
锰	$[1.95 \times 10^{-4},$ $1.25 \times 10^{-2}]$	—	—	$[3.06 \times 10^{-4},$ $1.47 \times 10^{-2}]$
铜	—	$[6.09 \times 10^{-3},$ $5.79 \times 10^{-2}]$	$[7.63 \times 10^{-3},$ $4.87 \times 10^{-2}]$	$[6.38 \times 10^{-3},$ $6.96 \times 10^{-2}]$
氟化物	$[2.45 \times 10^{-4},$ $4.26 \times 10^{-1}]$	$[6.62 \times 10^{-3},$ $5.73 \times 10^{-1}]$	$[5.06 \times 10^{-3},$ $4.17 \times 10^{-1}]$	$[4.4 \times 10^{-2},$ $4.73 \times 10^{-1}]$
硝酸盐	$[1.15 \times 10^{-3},$ $8.6 \times 10^{-2}]$	$[5.15 \times 10^{-3},$ $2.31 \times 10^{-1}]$	$[4.04 \times 10^{-3},$ $3.29 \times 10^{-1}]$	$[1.67 \times 10^{-3},$ $1.67 \times 10^{-1}]$
氨氮	—	$[5.43 \times 10^{-4},$ $1.16 \times 10^{-2}]$	$[2.16 \times 10^{-3},$ $4.01 \times 10^{-2}]$	$[7.57 \times 10^{-4},$ $1.76 \times 10^{-2}]$
亚硝酸盐	—	$[3.13 \times 10^{-4},$ $2.13 \times 10^{-2}]$	$[1.43 \times 10^{-3},$ $2.36 \times 10^{-2}]$	$[3.69 \times 10^{-4},$ $5.5 \times 10^{-2}]$
非致癌总风险	$[4.52 \times 10^{-2},$ $2.86 \times 10^{-1}]$	$[2.19 \times 10^{-1},$ $1.11]$	$[1.23 \times 10^{-1},$ $8.17 \times 10^{-1}]$	$[1.26 \times 10^{-1},$ $7.7 \times 10^{-1}]$

7.4.5　敏感性分析

敏感性分析是指某个或某几个敏感性较强的参数对风险评估结果带来的影响及其影响程度的量化研究,也是 MC 模拟中的一项重要工作。本书应用 Crystal Ball 11.1 软件分析参数对致癌风险和非致癌风险的统计分析结果的敏感性。

由图 7-13 可知,模型分析获得各参数对致癌总风险和非致癌总风险的敏感性分别在−14.5%～52.5%、−14.7%～35.2%之间,其中体重(BW)对风险评估结果具有负敏感性,而饮水率(IR)、暴露频率(EF)、皮肤表面积(SA)和污染物浓度对风险评估结果表现为正敏感性,且饮水率(IR)和 Cr^{6+} 对风险评价结果的敏感性最强。某参数的敏感性绝对数值越大,则说明该参数对评价结果的影响也越大。由此可见暴露参数对致癌总风险具有关键性的影响,因此只有提高暴露参数的准确性和代表性,才能降低风险评价结果的不确定性。相对于致癌总风险而言,非致癌总风险的影响因子明显增多,氟化物、As、Fe、Cu 等污染物分担了饮水率(IR)和 Cr^{6+} 的敏感性,使其绝对敏感性降低,即参数数量越多,单个参数的绝对敏感性将会有所降低。

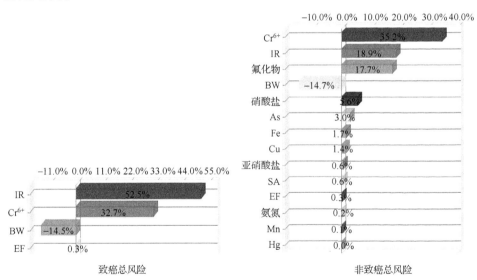

图 7-13　参数敏感性分析

7.5　讨　　论

NAS"四步法"和 MC 模拟法计算的农村饮用水源水质致癌总风险均超过最大可接受水平 10^{-6},甚至部分水源致癌年风险超过了 USEPA 推荐的风险管理标

准 10^{-4}，但是相对于研究区每年癌症死亡率 $16.5/10^4$（即每万人中有 16.5 人因患癌症死亡）而言，两种方法计算的水质致癌总风险相当低，是可以被接受的。同时，农村饮用水源水质非致癌危害绝大部分都处在人体可接受的水平范围内。因此，就目前的饮用水源中化学污染物含量水平而言，Cr^{6+} 致癌风险是对人体健康最大的威胁。但是，本书仅提及了饮水和皮肤接触途径的饮用水水源水质对当地居民健康危害概率，暴露途径不够完全，导致化学污染物引起的健康风险水平可能被低估，但仍能基本反映出研究区农村饮用水源污染的实际状况。

第8章 健康风险时空分布特征研究

8.1 基 本 理 论

8.1.1 地理信息系统

地理信息系统(geographic information system,GIS)由加拿大测量学家 R. F. Tomlinson 于 1963 年提出并建立的,它以地理空间属性数据库为基础,在计算机硬件和软件支持下,采用地学模型分析方法,提供多种动态的、空间的地理信息,为地理信息的管理、决策服务的计算机系统,也是与地理学、地图学、摄影测量学、遥感技术、数学和统计科学、计算机科学等一切与处理和分析空间数据相关学科密切相关的边缘学科[260]。作为地理学的第三代语言,经过几十年的发展,GIS 技术已逐步走向成熟,具有强大的图像分析、空间叠加分析、空间统计分析与制图等功能,并可在空间数据库的基础上建立解决各种问题的应用模型,为各领域对空间信息和属性数据进行有效采集、存储、处理、分析和决策等提供强大的支撑[261]。

地理信息系统的发展已历经三十多年,用户的需要、技术之进步、应用方法的提高以及有关组织机构的建立等因素,深深影响着地理信息系统的发展历程。我国 GIS 的发展较晚,经历了四个阶段,即起步(1970~1980 年)、准备(1980~1985年)、发展(1985~1995 年)、产业化(1996 年以后)阶段[262]。GIS 已在许多部门和领域得到应用,并引起了政府部门的高度重视。从应用方面看,地理信息系统已在资源环境、城市规划建设、土地管理、农作物调查与结产、交通、能源、通信、地图测绘、林业、自然灾害的监测与评估、军事、运输等方面得到了具体应用。

GIS 技术在资源环境领域中,发挥着技术先导作用,它不仅能有效地管理各种资源环境的空间信息,对资源环境管理方式和实践模式进行快速、重复的分析,还可以有效地对不同时期的资源环境状况和生产活动变化情况进行动态监测和分析比较,可将数据收集、空间分析和管理决策过程整合为一个共同的信息流,有效地提高工作效率和经济效益,为快速解决资源环境问题及保障其可持续发展提供技术支持。特别地,在环境科学方面,由于 GIS 与环境科学在研究对象和研究方法上所具有的相似性和互补性,使二者的结合孕育着巨大的发展潜力,在环境管理、环境监测、环境规划、环境影响评价、环境工程及环境地球化学等领域被广泛应用。

8.1.2　空间分析技术

空间分析技术,又称地质统计,是法国著名统计学家 G. Matheron 在大量理论研究的基础上逐渐形成的一门新的统计学分支。它是以区域化变量为基础,借助变异函数,研究既具有随机性又具有结构性,或具有空间相关性和依赖性的自然现象的一门科学[263],是 GIS 的主要功能之一。GIS 的空间分析技术是基于地理对象的形态特征和位置等属性数据,提取和传输空间信息的分析技术,是综合性地学分析模型的基础,是人们建立复杂的空间应用模型的基础工具[264],也是 GIS 区别于一般信息系统的主要功能特征。所有与空间数据的空间依赖性和相关性,或随机性和结构性,又或空间格局和变异有关的研究,须对这些数据进行最优无偏内插估算,或模拟其离散性、波动性时,皆可用空间分析技术[265],其原理是在大量采样的基础上,通过分析样本属性值的均值、方差、频率分布等关系,以及相应规则,确定样本空间分布格局和相关关系[266]。空间分析最常用的插值法主要有克里金(Kriging)法和反距离权重法(inverse distance-weighted interpolation,IDW)、样条函数法、趋势面法、自然邻域法等。

1. 克里金插值法

Kriging 插值法是基于半变异函数理论,对一定区域的区域化变量取值进行无偏最优估计的一种方法[267]。Kriging 插值法假定采样点之间的距离或方向可以反映可用于说明表面变化的空间相关性。Kriging 插值法工具可将数学函数与指定数量的点或指定半径内的所有点进行拟合以确定每个位置的输出值。它是一个多步过程,包括数据的探索性统计分析、变异函数建模和创建表面及研究方差表面。Kriging 插值法是空间分析技术的主要内容之一,由于空间分析是基于统计特征的,所以用 Kriging 插值法进行插值不仅可以获得预期结果,而且还能够获得预测误差,有利于评估插值结果的不确定性[268]。其表达式如下[260]:

$$Z(x_0) = \sum_{i=1}^{n} \lambda_i Z(x_i) \tag{8-1}$$

式中,$Z(x_0)$ 为未知点的值,$Z(x_i)$ 为未知样点周围成都已知样本点的值,λ_i 为第 i 个已知样本点对未知样本点的权重,n 为已知样本点的个数。

2. 反距离权重插值法

IDW 插值法是一种几何局部插值方法,它假设未知值的点受较近控制点的影响比较远控制点的影响更大。影响的程度(或权重)用点之间的距离乘方的倒数表示,权重值与距离成反比,距离越小,权重值越大[135]。确切地说,是使用数据点距离权重的平均值来计算高程单元格的值,通过定义附近的高程点对计算每个格网单元数值的指数影响。随着指数的增长,对距离单元格越远的数据点的影响就越小,通过距离单位定义一个高程点和其相邻的高程点的距离,在进行距离加权平均的过程中,距离决定了这些高程点是否被考虑[269]。具体表达式如下:

$$Z = \frac{\sum_{i=1}^{n} \frac{1}{D_i^p} Z_i}{\sum_{i=1}^{n} \frac{1}{D_i^p}}$$

(8-2)

式中,Z 是估计值;Z_i 是第 $i(i=1,\cdots,n)$ 个样本;D 是距离;p 是距离的幂,显著影响内插的结果,它的选择标准是最小平均绝对误差,且幂越高内插结果越具有平滑的效果[270-271]。IDW 插值法通过对邻近区域的每个采样点值的平均运算获得内插单元值,是一个均分过程,这一方法要求离散点均匀分布,并且密集程度足以满足在分析中反映局部表面变化[272]。

3. 两种插值法的比较

空间插值方法根据是否能保证创建的表面经过所有的采样点,又可以分为精确性插值和非精确性插值(图 8-1)。

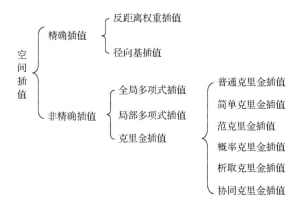

图 8-1　空间插值分类示意图[260]

精确性插值法预测值在样点处的值与实测值相等,非精确性插值法预测值在样点处的值与实测值一般不会相等。使用非精确性插值法可以避免在输出表面上出现明显的波峰或波谷[260]。IDW 插值和径向基插值属于精确性插值方法,而全局多项式插值、局部多项式插值,以及 Kriging 插值都属于非精确性插值方法。

图 8-2 显示了某个点(图中的中心点)与所有其他测量位置的配对情况。在插值过程中,每个测量点都会执行该过程。

IDW 插值法(图 8-3)假定所映射的变量因受到与其采样位置间的距离减小,其影响也减小。

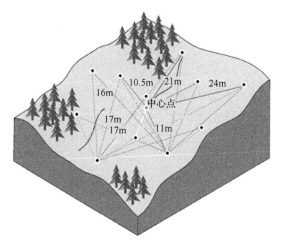

图 8-2　Kriging 插值法计算配对位置的差值平方

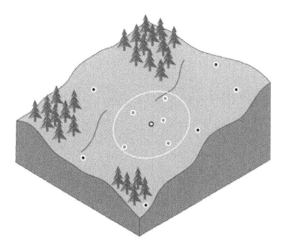

图 8-3　所选点的反距离权重邻域

　　Kriging 插值法与 IDW 插值法的相似之处在于两者都通过对已知样本点赋权重来求得未知样点的值。不同的是，在赋权重时，IDW 插值法只考虑已知样本点与未知样点的距离远近，并且即使在点集的密度不够捕捉地表分析所需的变异程度的情况下，IDW 插值法也能采用线性加权组合法通过已知样点计算未知点的数值，且距离越大对未知点的影响越小[273]。而 Kriging 插值法不仅考虑距离，而且通过变异函数和结构分析，考虑了已知样本点的空间分布及与未知样点的空间方位关系。Kriging 插值法通过属性值空间变异局部细节的平滑进行计算，往往导致小值偏大，大值偏小的问题。这种平滑依赖于局部数据的形状，一般高频部分都随着未知点距离样本点越来越远而被滤掉，不能准确表达空间变异程度[274]。

图 8-4为使用 Kriging 插值法(前)与 IDW 插值法(后)生成的结果对比图,更形象地说明了两种方法的不同。与 Kriging 插值法相比,IDW 插值法的效率高、插值时所需的存储空间小。

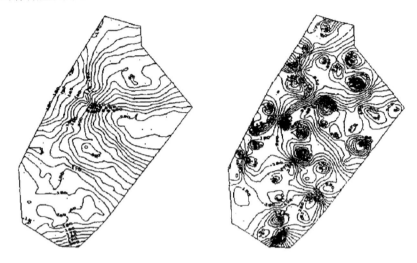

图 8-4　Kriging 插值法(前)与 IDW 插值法(后)结果图对比[275]

综上分析,本书采用 IDW 插值法进行水质健康风险时空分布研究。

8.2　水质健康风险时空动态变化特征研究

化学污染物在环境中的暴露在空间上是动态变化的,可以将暴露当作空间分析对象,因为它具有可以在 GIS 中用地理参考位置表示的特点。为了揭示风险水平的空间分布规律,将野外水样采集时记录下的水源地的大地坐标(GPS 测量)以及健康风险计算结果制作成专门的数据库,导入 ArcGIS 9.2 中生成了单因子致癌物、单因子非致癌物和组合因子的风险专题地图。

8.2.1　单因子致癌风险时空动态变化特征

由图 8-5 可知,时间上,研究区农村饮用水源中六价铬的致癌风险值在年际间的变化较大,总体上风险值由大到小依次为:2010 年>2011 年>2012 年,其主要原因可能是 2010 年的水样在雨后第 3 天采集,此时土壤中游离的六价铬在水的淋滤作用下进入地表水和地下水环境中,使其含量升高,从而导致 2010 年的六价铬的致癌风险值偏高。空间上,研究区农村饮用水源中六价铬的致癌风险空间分布总体呈现出从东北地区向西南地区逐渐降低,并以中、高风险区居多,具体为:2010年六价铬的致癌风险从东北地区向西南地区逐渐降低,且在东北-西南轴线上沿两侧减小,茅河乡、廖场乡和名山城区附近为高风险区;2011 年六价铬的致癌风险在茅河乡、廖场乡、马岭镇及名山区城附近地区属高风险区;2012 年六价铬的致癌风险从区域东北部逐渐降低,至区域中部一带有所升高,之后向西南方向又降低。通过对比,2010 年、2011 年和 2012 年六价铬的致癌风险空间分布特征在年际和空间上均有较大变化。

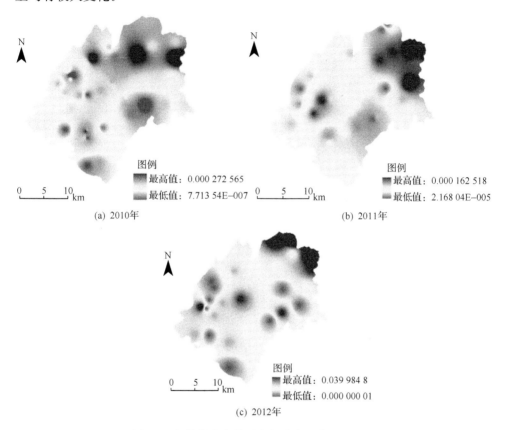

(a) 2010年

(b) 2011年

(c) 2012年

图 8-5　六价铬的多暴露途径致癌风险时空分布

8.2.2　单因子非致癌风险时空动态变化特征

1. 铁

据图 8-6 可知,时间上,研究区农村饮用水源中铁在 2005 年、2010 年、2011 年、2012 年的非致癌健康风险变化较小,但其在 2005 年的非致癌风险总体高于 2010 年、2011 年和 2012 年;空间上,2005 年、2010 年、2011 年和 2012 年铁的多暴露途径非致癌风险空间分布均呈现出由东北向西南逐渐降低,到名山城区一带又有所升高的变化趋势,表现出较大的空间变异性。由于铁的非致癌风险与铁含量之间呈线性关系,由此说明铁的含量也具有类似的空间变化趋势。名山区浅层地下水中铁呈现出从东北向西南逐渐降低,至名山城区附近又有所上升的趋势。研究区东北部的茅河乡、廖场乡一带是铁的非致癌风险高值区,这主要与区域土壤母质、土地类型等因素有关,而名山城区附近的高值区可能与居民生产生活排污等关系较密切。

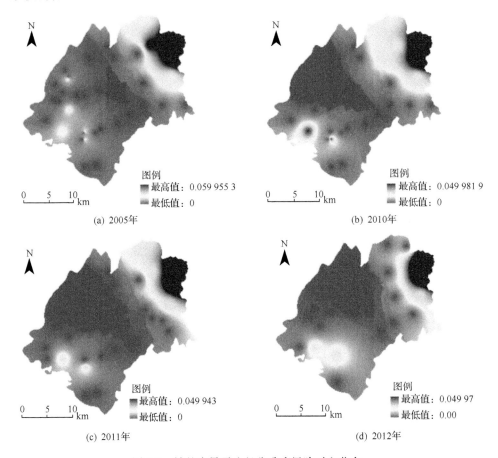

(a) 2005年

(b) 2010年

(c) 2011年

(d) 2012年

图 8-6　铁的多暴露途径非致癌风险时空分布

2. 六价铬

由图 8-7 可知,时间上,研究区农村饮用水源中六价铬的非致癌风险值在年际间的变化较大,总体上风险值由大到小依次为:2010 年＞2011 年＞2012 年。空间上,研究区农村饮用水源中六价铬的非致癌风险空间分布总体呈现出从东北地区向西南地区逐渐降低,并以中、高风险区居多。2010 年六价铬的非致癌风险从东北地区向西南地区逐渐降低,且在东北-西南轴线上沿两侧减小,茅河乡、廖场乡和名山城区附近为高风险区;2011年六价铬的非致癌风险在茅河乡、廖场乡、马岭镇及名山区城附近地区属高风险区;2012年六价铬的非致癌风险从区域东北部逐渐降低,至区域中部一带有所升高,之后向西南方向又降低。

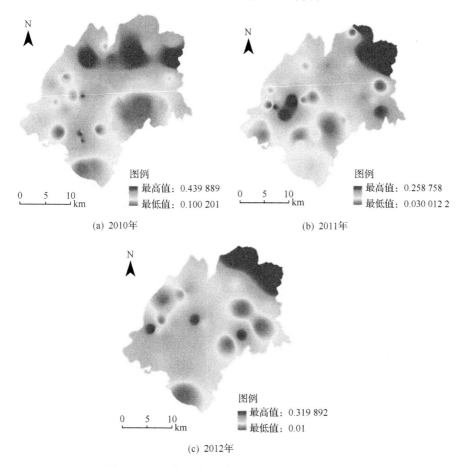

图 8-7　六价铬的多暴露途径非致癌风险时空分布

3. 铜

由图 8-8 可见,时间上,研究区农村饮用水源中铜在 2010 年、2011 年、2012 年的非致癌健康风险变化不大,但是 2011 年铜的非致癌健康风险总体略低于 2010 年和 2012 年;在空间上,铜的非致癌风险的空间分布总体呈条带状或斑块状分布,空间变异性较明显,并呈现出从东北向西南逐渐降低的趋势:2010 年和 2011 年铜的非致癌风险空间分布表现出从研究区东北向西南逐渐降低,至名山城区附近又略有升高,其中茅河乡、廖场乡和联江乡属高风险区。调查发现,高风险区部分农户建有小规模生猪养殖场,铜作为生长促进剂,被添加到猪饲料中,除少部分吸收外,其余通过猪的粪便、尿液排出体外。与 2010 年、2011 年相比,2012 年铜的非致癌风险空间分布总体变化趋势相似,但是在区域东南部的车岭镇、双河乡一带出现了高风险区。其原因可能是该区域水源类型为地表水,易受到人为活动的影响,居民区生活污水及畜禽粪便的排放都可能造成水体中铜含量增加,进而导致该区域风险偏高。

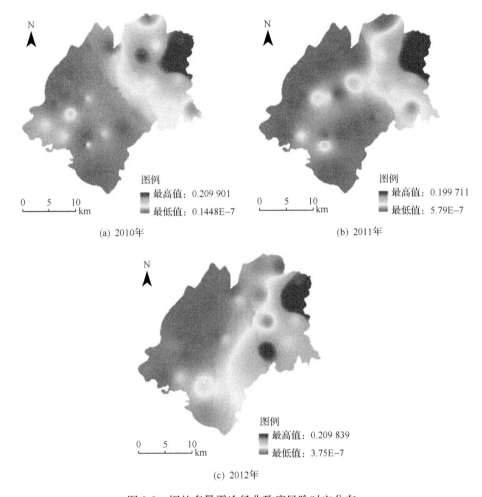

(a) 2010年

(b) 2011年

(c) 2012年

图 8-8　铜的多暴露途径非致癌风险时空分布

4. 氟化物

由图 8-9 可知,时间上,研究区农村饮用水源中氟化物的非致癌风险值在年际间的变化较大,且 2010 年和 2011 年氟化物的非致癌健康风险比 2005 年和 2012

年高;空间上,氟化物的非致癌健康风险的空间分布变化均比较明显,但是 2012 年的空间差异性较 2005 年、2010 年、2011 年低,总体而言氟化物的非致癌健康风险的空间变化表现出从研究区的西南部向东北部逐渐减小的趋势。西南部高风险区出现的原因可能是西南部位于名山城区附近,也是工业和居民集中居住的地方,大量的工业、生活污水排放以及生活垃圾随意处置,导致水环境中氟化物含量增加,促使氟化物对人体健康危害风险增加。

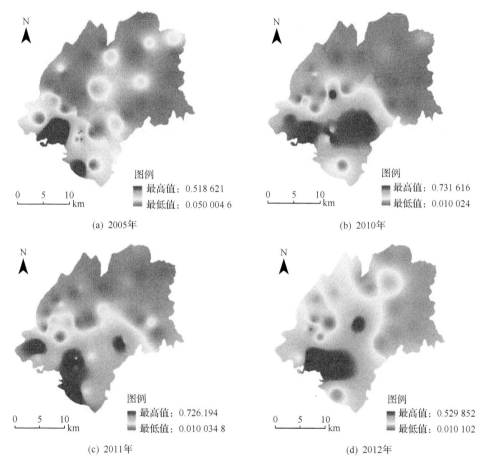

图 8-9   氟化物的多暴露途径非致癌风险时空分布

5. 硝酸盐

据图 8-10 可知,时间上,研究区农村饮用水源中硝酸盐的非致癌风险值在年际间的变化显著,且 2011 年硝酸盐的非致癌健康风险值总体上较 2005 年、2010 年和 2012 年高;空间上,硝酸盐的非致癌健康风险表现出较大的差异,年际间的空间分布变化也较大：2005年硝酸盐的非致癌健康高风险区主要出现在区域正南方向即红岩乡一带，并以此为中心向北逐渐降低，低风险区集中在区域东北一带；2010年的低、高风险区多而散，面积较小，以斑块状出现，其中高风险区主要出现在蒙顶山镇、红岩乡、马岭镇以及红星镇的部分区域；2011年高风险区主要出现在区域东南部的马岭镇、双河乡一带，并以此为中心向西逐渐降低，至蒙顶山镇西部地区又有所升高；2012年硝酸盐的非致癌健康高风险空间分布总体呈现出从西南向东北逐渐降低的趋势，其中永兴镇、前进乡一带是高风险区。

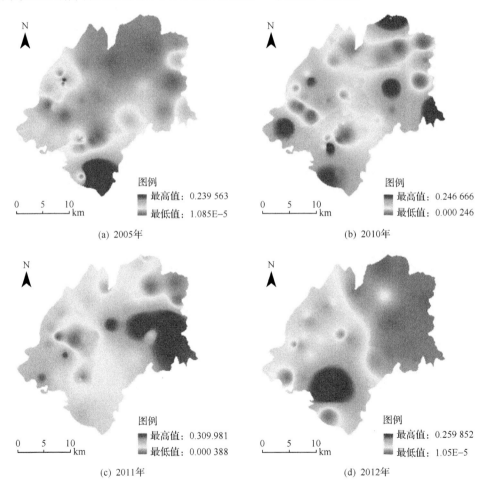

图8-10　硝酸盐的多暴露途径非致癌风险时空分布

6. 氨氮

由图8-11可知，时间上，研究区农村饮用水源中氨氮的非致癌风险值在年际间的变化比较大,与硝酸盐变化趋势一致,氨氮在 2011 年的非致癌健康风险值总体上高于 2010 年和 2012 年;空间上,氨氮的非致癌健康风险的空间分布表现出较大的差异,年际间的空间分布变化也较大:2010 年高风险区主要集中于廖场乡一带,并以此为中心向四周逐渐降低;2011 年高风险区主要在区域中北部的百丈镇、新店镇一带以及建山乡和城东乡部分地区,其余大部分区域是中高风险区;2012 年氨氮的非致癌健康风险空间分布总体呈现出由西南向北轴线上偏高并向两侧逐渐减小,其中红岩乡大部分地区是高风险区。

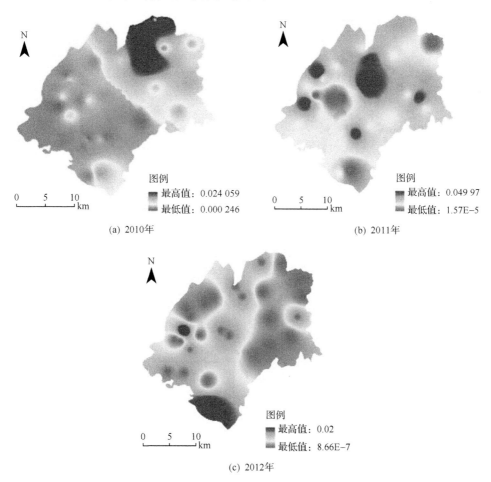

图 8-11　氨氮的多暴露途径非致癌风险时空分布

7. 亚硝酸盐

由图 8-12 可见,时间上,研究区农村饮用水源中亚硝酸盐的非致癌健康风险年际间的变化比较明显,与硝酸盐、氨氮变化趋势一致,总体而言 2011 年的非致癌健康风险比 2010 年和 2012 年高;空间上,亚硝酸盐的非致癌健康风险的空间分布差异性较大,且年际间的空间分布变化也较大:2010 年亚硝酸盐的非致癌健康高风险空间分布总体呈现出东北-西南轴线上较大,并向两侧减小的变化特征,高风险区以斑块状出现在茅河乡、黑竹镇一带;2011 年高风险区主要集中在区域中南部的双河乡、车岭镇一带,并以此为中心向四周逐渐降低,至茅河乡又有所升高;2012 年高风险区主要集中在区域东南部的茅河乡、联江乡、双河乡。

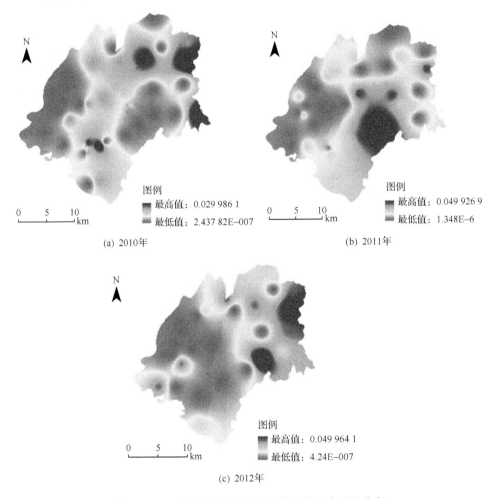

(a) 2010年   (b) 2011年

(c) 2012年

图 8-12 亚硝酸盐的多暴露途径非致癌风险时空分布

8.2.3　组合因子风险时空动态变化特征

1. 致癌总风险时空动态变化特征

由图 8-13 可知,时间上,研究区农村饮用水源的致癌总风险值在年际间的变化较大,致癌总风险值由大到小依次为:2010 年＞2012 年＞2011 年。空间上,总体呈现出从东北向西南逐渐降低,至名山城区附近又有所上升的空间变化趋势:2010 年致癌总风险从东北地区向西南地区逐渐降低,且在东北-西南轴线上偏高,向两侧减小,茅河乡、廖场乡和名山城区附近为高风险区;2011 年致癌总风险在茅河乡、廖场乡、马岭镇及名山城区附近地区属高风险区;2012 年致癌总风险从区域东北向西南逐渐降低,至中部一带有所升高。

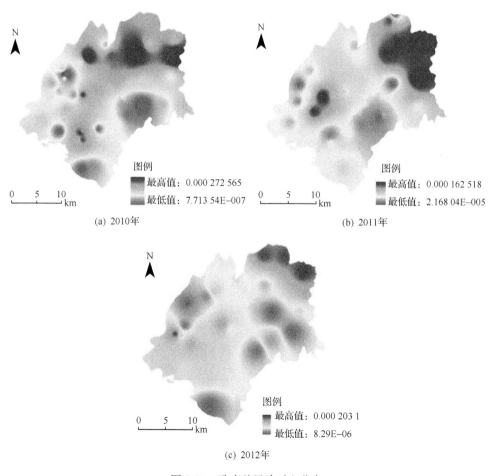

图 8-13　致癌总风险时空分布

2. 非致癌总风险时空动态变化特征

从图 8-14 可以看出,时间上,研究区农村饮用水源的非致癌总风险年际间的变化比较明显,非致癌总风险值由大到小依次为:2010 年＞2011 年＞2012 年＞2005 年。空间上,2005 年、2010 年、2011 年和 2012 年水源中污染物的非致癌总风险空间分布均呈现出区域西南部以及名山城区附近较高,可能与名山城区的工业和居民生活污染有关。2010 年、2011 年、2012 年总风险在区域东北部也表现出较高的健康危害,主要是由于六价铬、铁、铜在这一区域的非致癌风险较大而引起的。

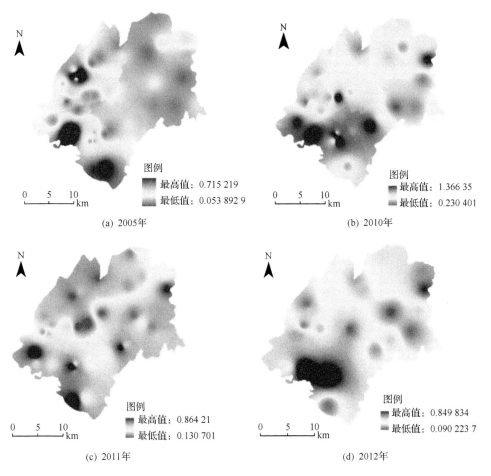

图 8-14　非致癌总风险时空分布

第9章 农村饮用水风险管理研究

9.1 农村饮用水安全风险源

农村饮用水风险来源很多(图 9-1),主要有:①原生环境水质风险,如:氟超标、铁锰超标、苦咸水等;②次生环境水质风险,主要是农业生产过程中化肥、农药等的不合理和过量使用,以及畜禽粪便、秸秆、地膜等农业废弃物的随意排放,遇到降水或灌溉时,污染物随地表径流、农田排水和土壤下渗等途径进入水体,引起水质恶化;③水处理工艺过程水质风险,如水处理过程中引入的一些副产物(如聚丙烯酰胺中的单体等),以及消毒效果等;④供水管网水质风险,如管网内壁和管内水体本身所形成的污染,供水设施的二次污染等。

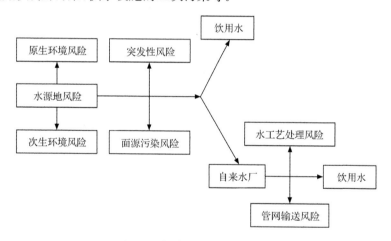

图 9-1 农村饮水安全风险流程

农村饮用水健康风险管理是在水环境管理的基础之上进一步提出来的新型管理理念。它是具体化的水环境管理,注重区域水环境的实际情况,在对区域水环境风险分析、评估的基础上开展风险管理,保障区域水环境的健康安全。其体系框图见图 9-2。

由图 9-2 可见,饮用水健康风险评估与管理是风险分析过程中的两个紧密联系的部分,或者说饮用水健康风险评估本身就是饮用水健康风险管理的一部分。

农村饮用水健康风险管理的目标就是要实现农村饮用水健康"风险最小化"(risk minimization),就是在满足一定约束前提条件之下,最大限度地减少饮用水

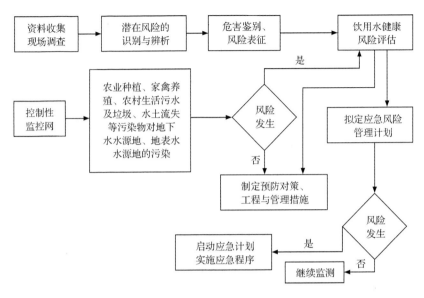

图 9-2　饮用水健康风险管理体系框图

健康风险。其内涵是：

(1) 最小化是相对而言的，"风险最小化"并不意味着"零风险"。

(2) 风险水平不应该损害区域可持续发展目标的实现。

(3) 管理措施必须具备社会、经济、技术、法律法规、政策等方面的可行性，就是说，管理措施一是要在文化、习俗、价值取向等方面被当地村民所接受；二是要在技术上具有可操作性；三是要在经济上具有收益性；四是要在经济上费用-效益比应该小于 1。

(4) 由于人力、物力、财力有限，无论采取何种措施，都应选择风险管理费用-效益比最小的方案。

(5) 在满足社会、经济、技术等约束条件及最优化目标前提之下，应尽可能降低区域总体风险水平。

名山区村镇饮用水水源地点多、分散，村镇供水工作涉及多个部门，囿于职责所限，饮水工作着重工程建设、轻视建后管理，因此存在着水源混用、管理制度不健全等问题，加之有一部分群众对于水源保护认识不足，面临的安全隐患因素多样，防护措施相对薄弱，导致饮用水水源地的管护仍处于真空状态。而区内集中式供水工程及分散式供水设施分布面广，进一步增加了村镇饮用水水源地保护的难度。随着名山区水资源的日趋紧张，可用优质水资源在逐渐减少，而村镇地区社会经济的发展对村镇供水提出了更高的要求。总之，在水源地和饮水安全工程管理中均存在一定风险，具体如下所述。

9.1.1　水源地风险源

从名山区农村饮用水源地环境现状调查资料来看,农村饮用水源地的水环境质量现状总体较好,但是部分饮用水源地环境安全隐患和健康风险不容忽视,主要表现在以下几个方面。

(1) 农业面源污染严重。名山区作为传统的农业区,水产养殖、畜禽养殖发展较快,且每年化肥、农药施用很不合理利用,而农村饮用水源地多分布在乡村耕地或林地间,造成农村环境污染问题突出,饮用水源地容易污染受到农业面源影响。例如,自 1986 年开始,名山区按当时渔业发展要求,在清漪湖、百丈湖等水面开展集约化网箱养鱼,使名山渔业生产得到很大发展,并成为省、市有名的渔业生产基地。但 20 多年的集约化养殖历史,造成水库底层淤积污染物较多;水面常规养鱼承包人违规向水体投施化肥,大气降水逐年明显减少,水体不能彻底交换等造成水库水源地污染加剧。

(2) 农村生活污水随意排放,居民环保意识不足。名山区人口密度为每平方千米 444 人,水源地周边积雨区群众较多,产生的生产、生活废水和垃圾较多,生活条件落后,群众水资源保护意识淡薄,对生产生活污水和生活垃圾随便乱倒乱丢,污染处理装置和有关措施有限。

(3) 工业“三废”不达标排放。一些水源源头有工业企业,有关厂家的污染物大多数未经处理直接排放,其中危险固废,如废油、油渣等,未妥善保存、处置不妥,对水体和土壤造成了严重影响。例如,1999 年名山区恒达化工厂在未完成废水处理的环保设施建设和建设项目的环保验收的情况下,先后两次向厂外排放废水,造成沿途农田、河沟遭受高浓度氟化物污染,城西镇卫干村部分村民因饮用了被污染的水而中毒,构成了重大水源污染事故。

(4) 针对水源地保护的法律法规较少。目前,村镇饮用水水源地保护方面的专门法律法规仅有 1989 年国家相关部门联合颁布的《饮用水水源保护区污染防治管理规定》,且存在着目标不明确、责权不清晰、利益不平衡(奖少罚轻)、宣示性条款多操作性条款少等缺点,使得法规执行难度大,难以达到预期效果。

9.1.2　饮水安全工程管理风险来源

(1) 对实施长效紧迫性认识不足。近年来,随着农村饮用水安全工程的实施,各级政府和有关部门为饮水安全问题做了大量的工作,但是存在饮用水源地环境保护不重视、污染防治设施建设滞后,以及“重建设轻管理”等突出问题,表面重视,而行动不力,对管理中存在的问题也不探索解决办法。

(2) 水质安全管理不足。农村饮用水源点多、面广,且影响水质的因素又十分复杂,即饮用水水质受居民生活污染、农业面源污染、乡镇企业排放污染的影响较大,水源保护较困难,加之监测工作量大、难度高,使得饮水安全保障率仍然较低。目前,尚有许多早期建设的解困项目未安装消毒净化设施,村民直接取用山塘水、河水、山溪水等饮用,或者经简单沉淀过滤后供水饮用,存在很大的安全隐患。个别工程囿于运行管理经费、用水户习惯等原因,尽管安装了消毒净化水处理设施,但是使用频率仍然偏低。村级分散式供水工程大都缺乏对水源水、出厂水、龙头水实现定期、定时、定点的水质监测工作,以及突发事件发生时增加水质监测次数的机制。

（3）农村饮用水管理机构及其职责不明确。工程建设期间,设立了多部门（以水利部门为主,卫生、发改、财政、城建等部门为辅）协作负责建设管理的机构,利于各部门整合资源,工程建设阶段的可行性较高,但是工程的运行管理阶段形成"多头管理"、管理职责不明确等状况。现实是水利、城建、卫生等部门都参与了管理工作,虽然从国家的层面上明确农村供水工程的管理由水利部门负责,但水务一体化管理体制还没有真正实现。

（4）运行管理资金短缺现象。饮水安全工程建成后的运行管理需要大量资金的有力支撑,但大多数的村级分散式供水工程以及部分乡镇集中式供水工程运行成本高、经营收入低,导致工程财务收支不平衡,仅仅依靠收取水费不能完全解决工程的年运行费用短缺的问题。

（5）工程管理制度不健全。在区级管理层面以及工程建设层面上,管理制度不够健全、落实程度不够等现象普遍存在。工程的管理维护人员大多没有经过专业培训,导致业务素质、管理能力较低下,不能很好地适应日常工程维护和饮水安全管理的要求。尤其是村级分散式供水工程因专业管理人员的缺乏,无管理制度,或制度不健全、不完善等,致使工程运行过程中往往出现了问题而又不能及时、有效的解决。

（6）饮水安全宣传工作不到位,群众参与不够。由于缺乏宣传,有些地方老百姓把看上去清洁的水等同于安全、合格的饮用水（特别是老年人）,认为饮用自来水既要交钱,又不如自家的井水好喝,导致建好的自来水却没人喝。农民安全用水意识,参与、支持项目建设与管理的积极性不强。在制定水价的过程中,没有充分听取广大群众的意见,致使群众参与积极性不高,而且群众对制定水价的具体过程不清楚,影响了群众对水价的接受程度,加大了水费收缴工作的难度。

9.2　风险管理

风险管理是在一个肯定有风险的环境中,寻求将风险降至最低,以最低成本实现最大安全保障的科学管理措施和方法的过程[276,277]。其策略:①强调全过程管理。社会需求是风险存在的根源,从社会需求到风险危害产生的全过程中,诱发风险的原因可能存在于任何一个环节,这就要求管理者从更广泛的时间、空间上进行动态的、多组分的、多策略的管理和决策。②强调优先管理。优先管理是指按某种优先顺序进行风险管理,要求优先管理方案具有较高效率和较少经济费用[277]。

风险管理的作用体现在损失发生之前和损失发生之后。损失发生之前的作用是避免或减少损失的发生,其目标主要是节约成本、履行相关义务等;损失发生之后的作用是尽快恢复到损失之前的状态,其目标是维持经济、生产、生活、生态等的正常运行。

关于饮用水风险管理的定义,目前国内外文献资料还未见报道,这里将对饮用水风险管理从广义和狭义两方面进行定义。

广义的饮用水风险管理,是指通过技术的、经济的、法律的等手段措施将饮用水在水量、水质、方便程度、保证率等方面表现出的不安全性风险减至最低的管理过程,包括饮用水水量风险管理、饮用水水质风险管理、饮用水保证率风险管理、饮用水方便程度风险管理等,其特点是强调人们通过一系列的调控手段以便能够及时、方便地获得洁净足量的饮用水,水量能够满足日常生活(如做饭、饮用、洗衣、洗澡等)的使用要求,消费支出与当地经济条件相适应,水质符合生活饮用水卫生标准要求的洁净水,其核心是调控饮用水的安全性。

狭义的饮用水风险管理,是指通过技术的、经济的、法律的等手段措施将由于自然的和人为的原因所造成的饮用水水质不安全性的风险调控至可接受范围的过程,其特点是强调通过一系列的调控手段措施确保饮用水水质的安全性,避免人体健康因水质不安全而导致损害。这一概念与陈敏建等[278]提出的饮用水水质安全的风险管理相似。

饮用水水质安全的风险管理是指根据健康风险评估结果,按照相关的法规条律,选用有效的控制技术进行削减风险的费用和效益分析;结合政策分析及考虑社会经济和政治因素,确定可接受风险度和可接受的损害水平;确定适当的管理措施并付诸实施,使饮用水水质的健康风险降低到可接受风险度以内,保护饮用人群的身体健康。

9.3　农村饮用水风险管理措施

9.3.1　水源地保护

1. 划分水源地保护区

按照社会主义新农村建设的要求,实施农村环境综合整治,加大农业面源污染、农村生活污染源的整治力度,加强农村集中式饮用水源地保护,改善农村生产、生活、生存与生态环境,主要通过减少潜在风险源数量、控制风险因子、调节风险源时空参数等手段,达到削减风险源的目的。

源头保护是保障饮用水安全的根本措施。划分饮用水水源地保护区时要按照《饮用水水源保护区划分技术规范》(HJ/T 338—2007)和《饮用水水源保护区标志技术要求》(HJ/T 433—2008),在保护区边界及穿越保护区的交通干道设立明显标志,坚决拆除或者关闭水源地一级保护区内所有与水源保护无关的建设项目和二级保护区内所有排放污染物的建设项目,依法禁止或从严控制在保护区内从事有关活动,全面排查水源保护区、准保护区内及上游地区的污染源,建立风险源名录,从源头控制隐患,建立健全饮用水水源应急监管体系,编制突发事故应急预案,加强应急演练,有效防范饮水安全风险。

根据《四川省饮用水水源保护管理条例》,在水源保护区划分的基础上,制定准保护区、二级保护区、一级保护区水域、陆域相应的水源地保护措施及水质要求,名山区水源地典型保护区划分见表9-1。

2. 水源地保护措施

积极采取有效措施,大力开展村庄环境污染综合整治,改善农村生产生活环境,改善农村能源结构并积极推广清洁能源,加大乡村工业污染防治力度、防止污染向农村转移,科学施用农药、化肥,控制农业面源污染、加强养殖业污染防治,在此基础之上,大力加强水源地水质管理。主要措施如下:

加强水质检验监测,确保水质达标。饮水工程建设前,应做好水源勘测和调查工作,确保水源的水质和水量符合要求,避免盲目建设。严格控制施工流程,提高施工工艺,避免在打井过程中造成地下水交叉污染。对供给农户的水,必须事先进行检验检测,符合卫生标准后方可使用。对供水水源定期进行检测,及时掌握水质情况,不符合饮用水卫生标准时,应采取必要的消毒净化措施,保证水质达到饮用标准。按照《饮用水水源保护区污染防治管理规定》等相关法规的要求,依法划定生活饮用水水源保护区和饮水工程管护范围,制定保护办法,切实保护好水源。

(1)划定供水水源保护区和管护范围并制定保护规定。按《四川省饮用水水源保护条例》和水利部《饮用水水源保护区划分实施方案》,地表水水源保护区全长8600m,其中保护区3600m、准保护区5000m水域及其两岸陆域。保护区:从取水口下游100m起至取水口上游3500m处水域及其两岸纵深各200m的陆域。准保护区:从保护区上边界起上溯5000m的水域及其两岸纵深各200m的陆域。地下水水源保护区由保护区和准保护区组成,其中保护区为以单井半径30～50m所包含的区域,准保护区为保护区外延100m所包含的区域。

根据《中华人民共和国水法》对提供生活饮水的水源进行管理和保护,划定管理范围,在保护范围内,禁止有污染源和影响水源的其他人为因素,确保水源质量。

表 9-1　名山区水源地典型保护区划分

水源地名称	水源地所在地	取水口坐标 经度/(°)	取水口坐标 纬度/(°)	一级保护区 水域	一级保护区 陆域	二级保护区 水域	二级保护区 陆域	准保护区 水域	准保护区 陆域
名山区徐家沟饮用水水源地	名山区城东乡徐家沟	103.23	30.23	从取水点计算，上游 1000m 至下游 100m 的水域（上游城东乡徐家沟村白果树至下游徐家沟村迟旧树）	河岸两侧纵深各 200m 的陆域	一级保护区上界上溯 2500m 的水域（即城东乡徐家沟村白果树至徐家沟村鸳鸯桥）	河岸两侧纵深各 200m 的陆域	从二级保护区上界起溯 5000m 的水域（徐家沟村鸳鸯桥至雨城区碧峰峡镇红牌楼）	河岸两侧纵深各 200m 的陆域
名左溪东岭饮用水水源地	名山区城东乡余广坡	103.26	30.17	从取水点（东岭山庄）计算，上游 1000m 至下游 100m 的水域（即万古乡莫家村二组莫家岩至东岭山庄）	渠道两侧纵深各 200m 的陆域	从一级保护区上界起上溯 2500m 的水域（即万古乡莫家村二组莫家岩至建山乡建阳村一组李孝阳）	渠道两侧纵深各 200m 的陆域	从二级保护区上界起上溯 5000m 的水域（即建山乡建阳村一组李孝岩至建山乡安乐二组刘湾）	渠道两侧纵深各 200m 的陆域
双溪水库饮用水水源地	名山区双溪水库	103.23	30.13	东至双溪村四组美家岗，南至双溪村四组魏家沟，西至双溪村四组青岗林大岩脚，北至双溪村四组青岗林大岩脚	双溪村四组青岗林大岩脚渠道输出口至东岭山庄				

①在饮用地表水源取水点周围半径 100m 水域内,严禁捕捞、停船、游泳和从事可能污染水源的任何活动;沿岸保护范围内不得堆放废渣及生活垃圾等污染物。②饮用地下水源的工程,特别是采用浅层地下水的工程,在水源点周围 50m 范围内,不得设置渗水厕所、渗水坑、粪坑、垃圾等污染源。③以泉水作为工程水源的,在保护范围内严禁开矿、挖山等破坏水源的行为。④供水工程的沉淀池、蓄水池、泵站外围 30m 范围内,不得设立生活区和修建畜禽饲养场、渗水厕所、渗水坑,不得堆放垃圾,不得修建污水沟道。

(2)区水务局应加强对供水水源设施的管理和保护,对水源工程定期观测、维修、养护并建档登记,确保水源工程设施正常运行。

(3)设立水源保护明显标志。水源工程应在划定的保护范围设立标志,水源地补给范围内应种树种草、涵养水源,有条件的最好形成植物防护带。

9.3.2　水质监测

主要是加强水质检验工作。供水部门应当建立起以水质为核心的质量管理体系,严格取样、检测、化验制度,按照现行的《生活饮用水卫生标准》(GB 5749—2006)、《村镇供水工程技术规范》(SL 310)和《村镇供水单位资质标准》(SL 308)等有关标准和操作规程,定期对水源水、出厂水和管网末梢水进行水质检验,并完善检测数据的统计分析和报表制度;完善农村饮水安全监测体系;区级有关卫生、水利部门加强合作,认真落实工作人员、检测仪器设备及必要经费;区疾病预防控制中心设立水质监测中心或指定专兼职人员负责水质监测工作。加强对饮用水水源、水厂供水和用水点等的水质监测,及时掌握饮用水水源环境、供水水质状况;以规模较大的集中式供水站为支撑,分区设立水质监测点,对小型和分散式供水工程实行定期水质监测。

建立由区级疾病预防控制中心和乡镇级卫生院及各村镇供水工程的水质化验室组成的三级水质监测体系,建立地表水、地下水动态水质监测网。在现有设施的基础上,建立和完善水质监测中心;以规模较大的集中供水站为依托,分区域设立监测点。对于集中供水工程,加强水源、出厂水和管网末梢水的水质检验和监测;对于分散供水工程,分区域定期进行水质监测。

9.3.3　风险管理工程措施

1. 农村生活污水处理工程

遵循生态循环、能源综合利用的原则,结合名山区当地的生态环境水文特点,因地制宜地选择合适的处理方式。对于有较多农田或需要较多有机肥料需求的农家院,可以采取厌氧法处理后制成有机液态肥料进行还田;对于水源地附近没有综合利用去向的村舍则建议采取生化法处理;对于距离水源地较远,有现的湿地或池塘的村庄,建议使用氧化塘法或人工湿地法处理。

2. 农村生活垃圾处理工程

提高道路的清扫效率和清扫次数,设置集中垃圾中转站,将垃圾收集后清运到垃圾转运站进行集中处置,垃圾要定点收集,及时清运。各地垃圾处置场必须建在饮用水源保护区外。

3. 农业面源处理工程

1) 农田径流控制工程

农田径流是农田污染物的载体,大量地表污染物在降雨径流的侵蚀冲刷下,随农田径流进入保护区,对保护区水质产生影响。在保护区内要禁止采伐树木和破坏植被的一切活动,坡度大于 25°耕地要退耕还林,将坡度较大(坡度 10°以上)的耕地改为梯耕地,并通过坑、塘、池等工程措施,减少径流冲刷和土壤流失,并通过生物系统拦截净化污染物。

2) 农业生态工程

在保护区内规划实施以控制农药、化肥等化学品使用量为主要内容的生态工程建设,减少因施用农用化学品造成的环境污染,改用污染较少的生态农药和生态肥料,实现农业清洁生产。

3) 农村能源替代工程

通过推广能源替代工程,减少农户的用柴量,减少植被的砍伐,保护植被并加快生态的修复。在保护区内的农户每家必须建设沼气池,用于处理生活污水和垃圾(无机垃圾回收作为废品出售)及畜禽养殖产生的污染物,沼气用作能源,沼气池废水用于灌溉农田。

4) 规模化养殖场处理工程

为保护水源地的水环境功能,根据《畜禽养殖业污染防治技术规范》,禁止在各个水源地一、二级保护区新规划养殖场。在经常性督促检查与养殖户座谈、帮助落实搬迁地点、签订拆除承诺书等工作的基础上,进一步加大网箱拆除和水库肥水养鱼监管工作的力度。

4. 工业污染点源处理工程

工业污染点源治理的主要目的是减少 COD_{Cr} 的排放,其次是削减氨氮。禁止在各个水源地保护区内新建污染企业和关闭或搬迁老污染企业。

5. 水土流失处理工程

计划建设的村级公路工程或其他乡村道路在施工前要进行实地考察,线路选线必须避开水源地的一、二级保护区,道路施工前应进行水土保持方案的编制,做到公路修建与自然景观的和谐统一;已经正在修建的工程或其他乡村道路必须补做水土保持方案,对已经产生水土流失的路段要进行植被绿化,弃土、弃渣要定点堆放,不得顺着山坡随意丢弃;水源地保护区内已修建完工的工程和乡村道路应由相关部门展开复查,对产生水土流失的路段进行补救;对裸露的山体进行植被绿化,恢复当地的自然景观;加强监管,确保便民工程为群众带来便利的同时不会对水源地的水质造成危害。

6. 供水工程建设

本着因地制宜的原则,根据不同的地形、饮水安全类别,采取合理的工程技术措施,同时农村供水工程设计必须符合《村镇供水工程技术规范》(SL 310)的要求。

规划前可通过源水水质的健康风险评估,确定水源中对人体健康危害较大的污染物,进而确定需要优先处理的水质指标,才能更有针对性地选择处理工艺和设备。由于不同处理技术去除污染物的效果不尽相同,通过比对分析原水水质与出水水质的健康风险可以评估不同处理技术的风险削减贡献,再综合分析不同水处理技术的成本和风险削减贡献大小,在出水水质达标情况下,选择单位成本最低、风险削减率最大的处理技术,既经济有效又能保障饮用水水质安全。

饮水工程从规划设计到施工建设的每个环节都要进行充分论证。尽量结合当地实际情况,制订相应的供水工程规划方案,充分考虑现有或正在实施的水资源优化配置工程(如雅安市铜头引水工程)基础上,合理选择水源,确定工程类型、供水规模以及水质净化处理工艺。走访群众,充分听取群众意见,了解群众的意愿和建设资金筹措能力,尽可能让当地群众参与设计方案、施工方案、投资情况的可行性讨论,然后进一步修改完善实施方案。根据全面建设小康社会的需要和农民的实际承受能力确定工程建设标准,保证工程的可持续性。另外,技术人员应互相交流成果,找出存在的问题,吸取好的经验,不断完善各自的知识结构,确保前期规划的科学合理。

9.3.4 建立农村应急供水预案

2013 年 4 月 20 日芦山 7.0 级地震发生后,受地震影响,名山区 19 处集中式供水站中有 13 个供水站受到不同程度损毁,导致 11.91 万人饮水困难。名山区大部分水利工程遭受了不同程度破坏,特别是多处集中供水站的引水工程,如玉溪河主干渠、万星渠建山倒虹管,出现断裂漏水,无法正常供水,直接影响到多个乡镇的生产生活用水。黑竹镇、茅河乡、联江乡、廖场乡部分区域居民的备用水源(地下水)和黑竹镇供水站原取水水源的地下井水铁、锰含量猛增,严重超标,经处理后仍超标,根本无法饮用。

为确保全区受灾居民正常供水,根据名山区饮水安全工程受损现状和存在问题,经区"4·20"抗震救灾指挥部特批准,名山区于 4 月 23 日正式启动《雅安市名山区"4·20"震后城乡居民集中供水饮水应急保障方案》,一是启用供水站和村民的备用水源解决 9.52 万人的应急供水,二是对无备用水源的供区用户采取定点供水和定点送成品矿泉水措施(每日每人约 25L 生活饮水量)解决 2.39 万人的应急供水。23 日上午抗震救灾应急送水车已启动到达临时应急集中送水点,并已完成当日送水任务。

"4·20"抗震救灾中,解决灾区群众应急供水取得了很好的成绩,但是在面对和处理突发事件中的农村居民饮水问题依然是薄弱环节,如何建立农村供水应急保障机制很值得深入探讨。鉴于此,本研究提出了建立农村应急供水预案的构建,具体如下所述。

1. 目的

为了保障人民群众的生命安全和身体健康,维护社会的安定团结,把由供水突发事件引起的损失降至最低限度,确保农村群众最低生活用水,根据长安区农村实际特制定供水突发事件应急预案。

2. 原则

要求明确具体。以人为本,依法规范、职责明确,统一领导,分级负责,依靠科学、反应及时、措施果断,平战结合、军民结合、公众参与等原则。

3. 适用范围

当发生重大水源污染事故、人为投毒行为或介水性疾病,以及发生地震、洪灾、特大干旱等自然灾害或人为破坏,导致饮用水源污染或农村饮水安全工程发生供水危机时,启动应急预案。

4. 预警等级划分

1) Ⅰ级

因饮用水源污染造成 1 人以上、3 人以下死亡或中毒 30 人以下,因各类突发性事故造成大量危险化学品或其他有毒物质进入饮用水源取水区(点)或者可通过饮水传播的甲类、乙类传染病病原体污染饮用水源,或地震、干旱等自然灾害导致水源水质降低、水量减少或供水工程损毁,无法运行,使主要乡镇集中式饮用水源地取水(或供水)中断的污染、水源短缺或建筑物损坏事故。

2)Ⅱ级

因饮用水源污染造成 1 人死亡或 30 人以下、10 人以上中毒,因突发危险化学品或有毒物质或者可通过饮水传播的传染病病原体污染饮用水源,或地震、干旱等自然灾害导致水源水质降低、水量减少或供水工程受损,不能正常运行,使村镇饮用水源地取水(或供水)中断的污染或水源短缺事故。

5. 组织指挥体系及职责

应急组织指挥体系见图 9-3,具体职责如下所述。

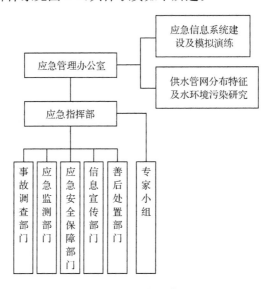

图 9-3　组织指挥体系

1)应急管理办公室

区农村水源应急指挥部办公室设在区水务局,水务局作为水行政主管部门主要负责区农村水源应急指挥部的日常工作;负责应急信息系统建设及模拟演练,以及供水管网分布特征和水环境污染研究;协调联络市农村应急指挥部各成员单位;遇水源突发事件时,及时了解情况,向区水源应急指挥部报告并提出处理意见;按照区水源应急指挥部下达的命令和指示,组织协调、落实水源突发事件的应急工作。

2)应急指挥机构

成立名山区农村水源突发事件应急指挥部(以下简称:区农村水源应急指挥部),负责领导、组织和协调全区农村水源突发事件的应急工作,主管副区长任指挥,区水务局局长任副指挥,区水务局、区财政局、区公安局、区卫生局、区环保局、区武装部、区气象局及各乡镇政府等有关部门为成员单位,各单位的主要负责人为指挥部成员。

6. 预测和预警

区应急指挥部有关成员单位要按照早发现、早报告、早处置的原则,开展环境信息、常规环境监测数据综合分析和风险评估工作,以及饮用水源地水质定期监测分析和相关病原体的检测工作,对发生在辖区境外有可能对我区饮用水源造成环境影响事件和病原体传播蔓延信息的进行收集与上报。发生地震、洪水、干旱等自然灾害时,应当增加水质检测和供水管网巡查的频率,及时了解水质和供水管网情况,并上报。

7. 报告与处置

(1) 应急指挥部接到一般污染事故报告后,应通知要求相关部门加强饮用水源水质和水厂出水水质的监测工作,环保部门加强污染调查和消除工作。

(2) 应急指挥部接到突发事件报告后,应迅速组织调查组赶赴现场进行调查,根据专家组意见,提出先期处置建议,及时、有效地进行处置,控制事态发展;根据事件的严重性和紧急程度向区政府报告突发事件的性质、种类和级别,向区政府提出启动应急预案的建议,区政府视事件严重性和紧急程度向社会公布。区政府接到启动应急预案的建议后,应立即召开紧急会议进行污染情况会商,研究部署各项应急工作,并视情况宣布启动本预案。一旦启动本预案,区应急指挥部根据情况需要设立相应的应急工作组,应急指挥部办公室指导相关镇政府、街道办事处及部门有序组织实施应急工作。同时,各成员单位向上级主管部门报告饮用水源污染情况,以取得指导和支持。

8. 应急处理措施

1) 解决方案一:水源受污染、人为投毒或其他原因,致使水质不达标——全部停水

(1) 发现后,迅速关闭所有供水闸阀,并立即通知供区用户停止用水,启用居民的备用水源,及时组织供水车辆运水到无备用水源的供区,采取定点供水和定点送成品矿泉水措施(按每日每人约 25L 生活饮水量),满足供区居民基本生活用水。

(2) 及时联系当地派出所、防疫站工作人员勘查、检验现场,并及时向上级应急机构和有关部门报告,尽力控制事态扩大。

(3) 应急处置组和应急监测组应加强对污染事故及污染带流动情况进行跟踪监测,采取有效措施,迅速对污染物进行应急处置,防止污染物进一步扩散。指挥

区境内污染事故现场及周围的交通秩序,确定安全警戒范围,控制无关人员进入现场,如果事故危及周围群众生命和财产安全,及时疏散人员和抢救财产。

(4)观察是否有饮水中毒现象,以便医疗救护组及时组织救治。

(5)稀释污染源或重启备用水源,放尽污染水(包括水池及管中余水),重新清洗、消毒,经卫生部门鉴定水质达标后,方可恢复供水。

(6)协助有关部门处理好善后事宜,包括尽快消除事故影响,妥善安置和慰问受害及受影响人员,协助有关部门成立事故调查组,查找事故原因,统计事故受损情况,进行事故评估,形成书面调查报告,及时向有关部门报告。

2)解决方案二:管网遭受破坏——局部停水

(1)对于局部供水管破裂导致供水中断,要立即抢修,要求 2～3h 内恢复供水。

(2)对于引水管和供水管因发生泥石流、地震或洪水导致管道断裂的,巡查人员要立即报告站长,站长接到情况报告后,立即组织抢险队迅速赶往事发现场,根据情况和事态发展,现场制定抢险方案后迅速抢险,恢复通水。

(3)如不能在短时间内恢复通水时,根据供水站清水池水量和抢险施工情况书面通知供区用户,避免造成用水恐慌。同时,向上级部门报告有关情况,积极组织车辆,运水到供区,保证供区居民基本生活用水。

3)其他方案

对于发生特大旱情,导致饮用水源取水量严重不足;或由于地震、爆破、采矿等生产活动或地质变迁等导致供水工程水源枯竭的可以就近开发另一个水源或直接从渠道内提取玉溪河河水作为饮水水源或从另一个供水站直接通管道供水,其方案步骤可参照方案一和方案二的有关内容实施。

9. 后期处置

农村应急供水突发事件处置完毕,由水务局向区政府汇报,请示发布突发事件处置完毕通告,由水务局具体实施。

9.3.5 供水工程长效管理

根据《四川省农村供水工程运行管理办法》,农村供水工程建设完工并通过竣工验收后,名山区水务局和受益村要建立健全管理机构,明晰产权,明确管理责任,制定有效的管理办法。按照现代企业管理要求建立以水养水的良性管理、运行机制,实行企业管理、单独核算、自负盈亏,并在业务上接受水行政主管部门的指导和监督。

应在示范建设的基础上,开展好以下几个方面的工作。

1. 明确职责,落实机构

明确区水务局为全区农村供水的主管部门,并增设农村供水管理办公室,卫生部门负责水质监测,发改局负责项目审批,物价部门负责水价核定和监管,环保部门负责水源地环境监管和污染防治,乡镇政府、街道办事处对辖区内农村供水安全负总责。

2. 出台制度,规范管理

出台《名山区农民饮用水集中式供水工程建后管理办法》,制定《名山区乡镇供水管理实施办法》《名山区乡镇供水管理章程》,出台《名山区农民饮用水分散式工程建后管理指导意见》,加强村级分散式工程的建后管理。

根据水利部《村镇供水工程管理意见》《村镇供水站定岗定员标准》,分别确定工程管理形式,核定和落实管理人员,对从事供水管理的人员实行岗前培训和持证上岗制度。在水利部门指导下,各工程必须建立完善工程管理、运行、财务等岗位制度。

3. 落实资金,强化监督

农村安全饮水工程,点多面广,单靠国家有限资金远远不够,因此在资金的筹措上,要坚持以自力更生为主,国家补助为辅的原则,并结合当地社会经济特点,通过多渠道筹集资金,吸引社会资金、企业资金和私人资金共同参与解决农村饮水不安全问题。一是将农村饮水安全建设列入地方经济社会发展总体规划和地方财政支持"三农"计划,调整政府财政支出结构,加大对农村饮水安全建设的投入力度;二是积极争取农村饮水安全工程专项资金,并将其与农田水利基本建设资金、财政扶贫资金、以工代赈专项资金、异地移民搬迁安置费等各项资金捆绑起来,统一使用,有重点地向农村饮水安全工程建设方面倾斜,使有限的资金发挥最大的效益;三是争取慈善机构、当地企业和社会各界支持,通过社会捐资与个人捐款方式筹集建设资金用于工程建设;四是通过采取"谁投资,谁建设,谁管理,谁受益"的原则,让群众无所顾忌,积极鼓励他们以借贷等方式投入资金建设或通过投工投劳参与工程建设。

4. 加大宣传教育力度

充分利用电视公益广告、新闻报纸、互联网、宣传册、宣传单、宣传栏、现场会等广泛开展多层次、多形式的饮水安全工程建设和长效管理的舆论宣传和科普宣传,大力宣传健康知识,积极做好农村饮水安全知识的宣传普及,提高农民对饮水安全的认识水平,引导改变传统饮水、用水方式,树立"水是商品"的正确消费观;从思想上提高群众对农村水源地保护与建设的认同度,正确引导群众参与和支持水源地建设规划方案的实施,转变农村居民陈旧落后的观念,着重培养居民保护水源意识,让他们认识到保护生态环境重要性,形成农民关心、支持和参与的良好局面。

5. 严格履行政府职能

依法对农村饮水安全工程运行进行监督和管理,规范经营管理者行为,建立和完善水质监测网络,加强水质检测、监测,加强对水价的监督。及时总结长效管理方面的典型经验,并加以推广,做好技术指导和服务工作,不断提高工程管理水平和服务质量。加快完善工程维护的社会化服务体系,尤其要注重为规模较小的单村、联村供水工程提供维修、技术咨询、业务培训等服务。

6. 明晰工程产权

偏远山区微型饮水工程:如小微水池、屋顶蓄积雨水等,以农户自用的为主,以"自建、自有、自管、自用"的方式运行,其产权归建设者所有;单村或联户的集中式供水工程,产权归集体所有,可村委会直接或采取其他方式管理;乡村供水工程以社会效益为主、兼具一定经济效益的,应当组建管理团队,运作以企业模式参照。乡镇供水工程以经济效益为主、兼有一定社会效益的,运作模式根据市场经济规律,按照"谁投资、谁建设、谁经营、谁所有"的原则,建立产权清晰、权责明确、政企分开、管理科学的现代企业制度。

根据《农村饮水安全项目建设管理办法》和《四川省农村供水工程管理办法》,名山区农村饮水安全工程通过验收后,由区政府主持,将工程产权移交给各乡镇供水总站。村组供水工程由乡村组织建立工程管理委员会或用水户协会,由受益户公开推举或选聘工程管理人员,公开讨论议定工程水费价格与征收管理办法、确定工程管理方式和维护制度。同时,按照《四川省水利工程管理条例》和《四川省农村供水工程管理办法》,对本次实施的供水工程全部划定管理范围、工程保护范围,确保工程安全运行。

7. 健全管理体制

针对农村供水工程点多、面广、分散、管理难度大的特点,为确保工程良性运行,持久发挥效益,大力推行用水户参与管理的模式,成立用水合作组织或供水协会。从工程建设到管理过程,真正赋予群众知情权、参与权和监督权,增强群众的责任感。

(1)加强水厂运行管理。建立正常生产制度,制订切实可行的操作规程,实行岗位责任制,明确各自工作职责。水泵运行必须按规定的送水时间和操作规程进行,特别注意开机前的全面检查。按期检查各供水工程净水构筑物的运行,运行中严格控制加药量,注意随时调整,不允许中断投药,并严格按照要求进行反冲洗,严格按照程序进行投药、消毒操作,随时注意源水浊度变化及天气变化,及时调整投药量,保证供水水质,特别要注意用氯。注意机电设备安全检查,发现问题及时维修。清水池要每隔半年放空清洗,清除沉积物,保证水质良好。

(2) 加强管网运行管理。工程管理人员必须掌握管网布置情况和运行情况,注意定期检查输水管道、阀门,渗漏、完好情况,及时维修管道及附件;定期检查、校验分户水表;建立管网运行技术档案。

(3) 加强计划用水管理。饮水不安全区水资源都是比较紧张,必须实行节约用水,计划用水,杜绝浪费水资源现象发生。对超计划用水的单位和个人,要实行累进加价制度,限制过量用水。

8. 合理确定水价

水价制订和足额及时收取是满足工程运行维护、保障工程长期持续运行的物质基础。没有水费作为经济保障,再好的工程也会由于缺乏运行维护经费而年久老化失修、管网渗漏等陷入困境,既不利于工程的管理维护,也不利于用水户树立节水思想。合理的水价是保证农村饮水工程良性运行的关键。水价的制定必须重视群众的意见,让群众自觉、积极地参与到定价过程,在充分考虑使用者的支付意愿和承受能力,以及供水运行成本和合理利润的前提下,建立起根据不同的工程类型,依据“补偿成本、合理收益、优质优价、公平负担”的原则制订水价,使农村自来水价格的制定和调整更加科学、公正、合理。对不同用途的水实行不同的水价,逐步推行用水定额管理、超额累进加价等制度。

9. 强化饮用水水质安全管理

严格水质检测,定期、定时、定点对水源水质、制水水质、配水水质等进行必要的检测,保证生活饮用水达到《农村实施〈生活饮用水卫生标准〉准则》及以上要求。按照《饮用水水源保护区污染防治管理规定》的要求,使饮用水水源保护的各项工作落到实处。对村级分散式供水工程,可以通过制订村规民约进行水源保护。因人为因素引起水源变化、水质污染或工程损坏,应坚持谁损坏谁负责,谁污染谁治理的原则。

作好水源记录,水库降雨量、入库水量、取水量、流量及库存量。注意观察不同水位下的颜色、生物变化,随时掌握库区范围的气象变化。中长期气象预报。发现水质异常或被污染,立即报告。

由于农村供水条件所限,不能做到每处供水工程都建立水质化验室。因此,每月采集一次水源水样、供水水样,送上级卫生防疫站进行水质分析化验。各工程管理人员每天对出厂水和管网水进行浑浊度等指标检测一次,同时测定净化所需的加药量和消毒的加氯量。

10. 技术与政策服务

农村饮水安全工程建成投入运行后,要建立一套完善的服务体系:

(1) 技术服务方面。区、乡镇水利服务部门要随时进行全方位技术指导,定人定责,分片包干,确保工程运行过程中在技术上不出现任何问题。

(2) 政策服务方面。区、乡镇水利服务部门要经常进行水利法规的宣传解释,使责、权、利三方自觉按法律法规行事,及时把国家新的政策、精神传达给用户和工程管理者,使用户明白自己的权利,管理者享受到国家的一些优惠政策,各部门相互协作,共同把农村安全饮水工程管好管活,使其长期发挥效益。

为提高管理人员素质和工作能力,竣工前组织管理人员参加进行岗前学习培训和考核考试,实行持证上岗制度。定期对在职职工进行培训教育,实行优上劣汰。采取典型示范、现场培训等办法,搞好技术推广。运行期,制定技术操作、维修规程和各种规章制度,加强工程日常维修和设备检查保养,保证工程和设备的正常运行。

第10章 农村饮用水风险管理决策支持系统

10.1 研发背景

就 GIS 技术在环境领域的研究而言,国外开展得较早。很多国家和地区均建有不同空间范围的环境信息数据库。由于 GIS 技术的不完善和缺乏基础数据等,在环境与健康领域还没有适用于环境与健康管理的信息数据库。GIS 技术在环境领域的应用主要包括:环境污染健康风险的评价和管理、环境流行病学中环境污染物暴露评估、环境健康效应因果关系的研究等。

近年来,国内数据库信息技术在环境科学中的应用研究逐渐增加。王杰和胡衡生[279]研究了建立基于 GIS 技术的大气环境污染对人体健康影响的信息数据库。于云江等[280]基于 GIS 技术平台,研发了环境污染的健康风险管理信息系统。朱少霞等[281]在美国环境系统研究所公司(Environmental Systems Research Institute, Inc. , ESRI 公司)开发的 ComGIS (Map Objects) 的基础上,研发了具有通用地理信息系统功能和地下水空间管理功能的应用信息系统。到目前为止,国内除卫生防疫系统的疾病监测网络之外,GIS 技术在健康效应监测和预警方面的应用很有限,在环境健康领域尚属空白。因此,借助 GIS 等技术的强大空间分析和管理能力,利用环境污染监测数据和疾病信息监测数据,研究并构建具有自动实时报警、动态模拟显示、健康风险预警、事故应急处理、事故灾后评价等功能的综合性环境污染及其健康效应管理系统,是提高我国环境与健康管理能力和科技水平的一个重要方向。

目前,对环境污染所致健康危害的研究及管理方面的研究,在我国的基础还比较薄弱,大多数地区十分缺乏环境污染和疾病信息等基础数据资料,对环境污染所致健康危害的现状缺乏全方位的了解,健康风险评估、预警预报能力缺乏。建立相应的数据库、研发信息管理系统,有利于构建高效率的环境与健康风险管理体系、运行机制,提高我国环境与健康的主动管理和应急决策能力。

为了满足日益增加的 GIS 应用需求,一些地理信息系统生产厂家为用户开发了 ComGIS。ComGIS 的基本思想是把 GIS 的各大功能模块划分为几个控件,每个控件完成不同功能。各个 GIS 控件之间,以及 GIS 控件与其他非 GIS 控件之间,可以方便地通过可视化的软件开发工具集成起来,形成最终的 GIS 应用。其优点在于可视化开发环境,用户可以根据自身需求完成编程语言与地理信息系统之间的无缝集成。

农村饮用水风险管理决策支持系统,是在农村饮用水危害物与健康损害基础信息数据库的基础上,融合 GIS 技术,利用其定位和展示界面,最终形成农村饮用水危害物与健康损害信息管理平台。该系统分为数据库层、服务层和应用层三部分。数据库层对空间数据、属性数据和风险计算数据进行管理,服务层主要实现空间数据和属性数据的查询和管理,应用层主要实现对数据的录入、成果展示、历史数据管理、地图的展示等。

利用可精确到全区每个镇、村的 GIS 平台,通过 GIS 界面的表达,可以直观地表示出同一地区、不同地区农村饮用水危害物、健康风险及健康效应信息,并可达到直观比较的效果;依托 GIS 界面,用各种统计图(如饼状图、柱状图等)及不同的颜色,直观反映各项专题图中的信息。各类专题图主要包括:农村饮用水危害物浓度分布专题图、健康风险分布专题图、环境污染事件健康效应专题图。

10.2　系　统　设　计

10.2.1　系统软硬件

1. 软件需求

操作系统:Windows 2000,Windows XP 及以上操作系统;
数据库:Microsoft Access 2003 数据库管理系统;
应用软件:Map Objects Runtime ,Microsoft Excel 2003;
外部软件:DPS 数据统计软件系统。

2. 硬件需求

系统的硬件环境:内存 32M 以上的 PC-486 微机,硬盘 1G 以上的 $1024 \times 768 \times 256$ 色的彩色设备。
系统的软件环境:中文 Windows 2000/XP 等。

10.2.2　系统主要功能

(1) 空间数据的分类分层管理与编辑;
(2) 强大的空间分析功能;
(3) 任意区域空间信息查询分析,并提供辅助决策意见;
(4) 专题地图制作;
(5) 地图投影功能,系统提供了不同投影间的转换功能;

（6）数据库结构管理、数据表管理、多种形式的查询、数据录入和编辑等属性数据库的管理功能；

（7）水质健康风险分析数据表可按可视化的形式输出；

（8）水质检测指标数据统计分析，如柱状图的制作等；

（9）具有完善的帮助功能，为用户提供操作过程中任何问题的解决方法。

10.2.3　设计原则

（1）实用、可操作性强：能适用于不同层次的用户，易于推广使用，系统内各功能项应符合实际的需要，操作简单容易；

（2）界面友好：各项功能操作直观简便、可视化程度高，系统界面友好，所有参数的输入、数据维护都可以通过人机交互的方式实现；

（3）功能扩展性强：考虑实际应用对系统的要求可能不断发展，所以系统应该具有良好的可扩充性；

（4）系统安全可靠：系统的保密性强，针对不同级别的用户，系统可分别为其设置访问、操作权限；系统稳定，不会因误操作或遭受人为的破坏而丢失数据，所以对重要的数据应该能够自动的备份。

10.2.4　系统数据流程

多种来源的数据极大丰富了水质健康风险分析领域信息，同时也带来了数据格式、投影方式不统一等方面的问题，输入输出、处理、标准化应用这些数据成为贯穿系统的始终任务，围绕数据的流动才能设计出符合实际情况的系统框架。因此，在水质健康风险空间数据管理模块中，数据的流程不仅能体现构建系统的基本原则，反映系统的功能与结构特色，还能展示系统的应用方式。本系统中数据的流动主要分为：数据的获取、数据的标准化、数据的编辑、数据管理、数据的查询分析、数据的输出等步骤，如图 10-1 所示。

数据流是系统中各功能模块的联系纽带，一个子模块产生的数据可能刚好是另一个子模块所需的输入数据。依靠数据的流动将各功能模块紧紧地联系在一起，与此同时借助于各功能模块对数据的不同处理，产生不同格式的数据才能满足不同应用的要求。基于 ComGIS 的名山区农村饮用水风险管理决策支持系统中各子模块之间的数据流如图 10-2 所示。子模块的工作流过程：技术人员使用图形操作模块创建空间数据，并对其进行配准、矢量化等处理，再通过数据管理模块录入各种专业属性数据、进行索引查询、产生统计图表等。在此基础上，管理决策者可以利用空间分析决策子系统对任意空间区域进行信息查询，获取辅助决策意见。

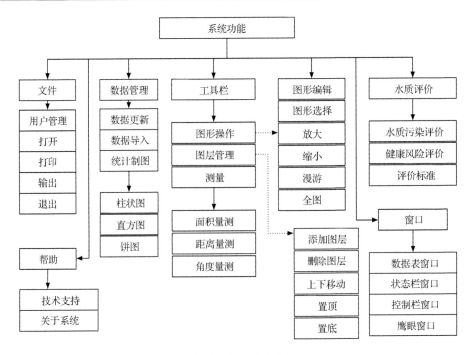

图 10-1　系统基本功能

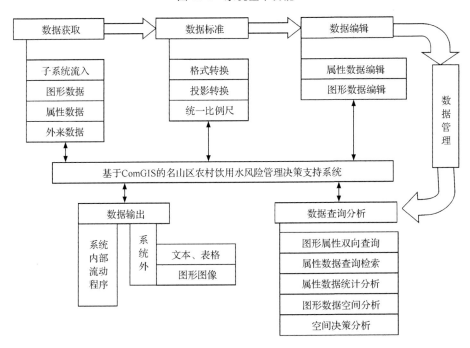

图 10-2　数据流程图

10.2.5　系统开发的方法

主程序的编写参考了由国防工业出版社出版的《Map Objects——地理信息系统程序设计》[282]一书,采用 ESRI 公司开发的 Map Objects 制作而成。

Map Objects(一般简称为 MO)是一组地图软件的组建(AcitiveX 控件),利用它可以在普通的编程语言(如 VB)上实现主要的地理信息系统的功能。

具体代码从略,核心代码如下:

```
——————————EPA 模型计算——————————
Dim q1g As Double
Dim q2g As Double
Dim q3g As Double
Dim pad1g As Double
Dim pad2g As Double
Dim pad3g As Double
Dim pad4g As Double
Dim d1g As Double
Dim d2g As Double
Dim d3g As Double
Dim d4g As Double
Dim d5g As Double
Dim d6g As Double
Dim d7g As Double
q1g = 15;q2g = 41;q3g = 6.1
pad1g = 0.0014
pad2g = 0.0003
pad3g = 0.06
pad4g = 1.6
shen = Val(Text2.Text)        '致癌物砷的浓度 ci
  d1g = 2.2* shen / 70
ge1 = Val(Text3.Text)         '致癌物铬的浓度 ci
  d2g = 2.2* ge1 / 70
ge2 = Val(Text4.Text)         '致癌物镉的浓度 ci
  d3g = 2.2* ge2 / 70
qian = Val(Text5.Text)        '致癌物铅的浓度 ci
  d4g = 2.2* qian / 70
gong = Val(Text6.Text)        '致癌物汞的浓度 ci
  d5g = 2.2* gong / 70
```

```
fu = Val(Text7. Text)          '致癌物氟化物的浓度 ci
  d6g = 2. 2 * fu / 70
xiao = Val(Text1. Text)        '致癌物硝酸盐的浓度 ci
  d7g = 2. 2 * xiao / 70
r1c = (1 - Exp(-d1g * q1g)) / 70
r2c = (1 - Exp(-d2g * q2g)) / 70
r3c = (1 - Exp(-d3g * q3g)) / 70
r1n = (d4g * 0. 00001) / (pad1g * 70)
r2n = (d5g * 0. 00001) / (pad2g * 70)
r3n = (d6g * 0. 00001) / (pad3g * 70)
r4n = (d7g * 0. 00001) / (pad4g * 70)
rc = r1c + r2c + r3c
rn = r1n + r2n + r3n + r4n
Dim X1 As Integer
Dim X2 As Integer
Dim x3 As Integer
Dim xx1 As Integer
Dim xx2 As Integer
Dim xx3 As Integer
Dim xx4 As Integer
If rc = 0 Then
rc = rc + 1
End If
If rn = 0 Then
rn = rn + 1
End If
X1 = (r1c / rc) * 100 : X2 = (r2c / rc) * 100 : X3 = (r3c / rc) * 100
xx1 = (r1n / rn) * 100 : xx2 = (r2n / rn) * 100 : xx3 = (r3n / rn) * 100 : xx4 = (r4n / rn) * 100
flag = rc + rn
Label9. Caption = "砷的健康风险系数为" + str(r1c)
Label10. Caption = "铬的健康风险系数为" + str(r2c)
Label11. Caption = "镉的健康风险系数为" + str(r3c)
Label14. Caption = "铅的健康风险系数为" + str(r1n)
Label15. Caption = "汞的健康风险系数为" + str(r2n)
Label16. Caption = "氟的健康风险系数为" + str(r3n)
Label19. Caption = "硝酸盐的健康风险系数为" + str(r4n)
Label17. Caption = str(flag)
Label20. Caption = "其中砷占：" + str(X1) + "％" + Space(3) + "铬占：" + str(X2)
```

```
+ " % " + Space(3) + "镉占:" + str(100 - X1 - X2) + " % "
    Label21. Caption = "其中铅占:" + str(xx1) + " % " + Space(3) + "汞占:" + str(xx2)
+ " % " + Space(3) + "氟化物占:" + str(xx3) + " % " + Space(3) + "硝酸盐占:" + str
(100 - xx1 - xx2 - xx3) + " % "
    --------------------NAS 模型计算--------------------
' rc 为致癌物质风险数组 rn 为非致癌物质风险数组 定义在模块中 为公有数组
    Dim rg1(3) As Double '致癌物质斜率系数
    Dim rg2(9) As Double '非致癌物质的参考计量
    Dim i_2 As Integer
    Dim zhiai(3) As Double '致癌原始数据
    Dim feizhi(9) As Double '非致癌原始数据


    rg1(1) = 1. 5
    rg1(2) = 7. 3 * 0. 1 ^ 3
    rg1(3) = 5. 5 * 0. 1 ^ 2


    rg2(1) = 3. 5 * 0. 1 ^ 3
    rg2(2) = 3 * 0. 1 ^ 4
    rg2(3) = 6 * 0. 1 ^ 2
    rg2(4) = 1. 6
    rg2(5) = 3. 5 * 0. 1 ^ 4
    rg2(6) = 3 * 0. 1 ^ 4
    rg2(7) = 5 * 0. 1 ^ 4
    rg2(8) = 3 * 0. 1
    rg2(9) = 1. 4 * 0. 1


        zhiai(1) = Val(Text2. Text)
        zhiai(2) = Val(Text3. Text)
        zhiai(3) = Val(Text4. Text)


        feizhi(1) = Val(Text5. Text)
        feizhi(2) = Val(Text6. Text)
        feizhi(3) = Val(Text7. Text)
        feizhi(4) = Val(Text1. Text)
        feizhi(5) = Val(Text8. Text)
        feizhi(6) = Val(Text11. Text)
```

```
    feizhi(7) = Val(Text12. Text)
    feizhi(8) = Val(Text13. Text)
    feizhi(9) = Val(Text14. Text)


  rc_1 = 0
  rn_1 = 0



  For i_2 = 1 To 3
     rc(i_2) = jisuan1(zhiai(i_2), rg1(i_2))
     rc_1 = rc_1 + rc(i_2)
  Next
  For i_2 = 1 To 9
     rn(i_2) = jisuan2(feizhi(i_2), rg2(i_2))
     rn_1 = rn_1 + rn(i_2)

  Next

  flag = rc_1 + rn_1
  On Error Resume Next
       If zhifangtu2. InitialForm2(rc(1), rc(2), rc(3), rn(1), rn(2), rn(3), rn(4),
rn(5), rn(6), rn(7), rn(8), rn(9)) Then
           choose = False
           zhifangtu2. Show 1, Me
  End If
  ------------------------所需函数调用----------------------
  Function jisuan1(ByVal shuju1 As Double, ByVal canshu1 As Double) '致癌物质计算
       Dim e As Double

       e = shuju1 / 70
       jisuan1 = e* canshu1
  End Function
  Function jisuan2(ByVal shuju2 As Double, ByVal canshu2 As Double) '非致癌物质计算
       Dim e As Double
       e = shuju2 / 70
       jisuan2 = e / canshu2
```

```
End Function
-----------------------excel 数据读入-----------------------
Private Sub Command5_Click()
Command5. Caption = "请稍等"
On Error Resume Next
    Command5. Visible = True
xlopen. Show 1, Me
If yaan(1, 4) <> "E" Then
    MsgBox "载入文件有误,请重新载入"
    Command5. Caption = "重新打开数据文件"
Else
    Command5. Visible = False
    Label36. Visible = True
    Command7. Visible = True
End If


End Sub


Dim i As Integer
Dim xlApp As Excel. Application '定义 EXCEL 类
Dim xlBook As Excel. Workbook '定义工件簿类
Dim xlsheet As Excel. Worksheet '定义工作表类
Dim F_1 As String
Dim s As Integer
Private Sub Form_Load()


Dim i As Integer
Dim xlApp As Excel. Application '定义 EXCEL 类
Dim xlBook As Excel. Workbook '定义工件簿类
Dim xlsheet As Excel. Worksheet '定义工作表类
Dim F_1 As String
Dim s As Integer


On Error GoTo eee
CommonDialog1. CancelError = True """"打开另存为对话框,确定转换后文件的保存位置


'设置标志
```

```
CommonDialog1. flags = cdlOFNHideReadOnly
'设置过滤器
CommonDialog1. Filter = "EXCEL 文件( * . xls) | * . xls"
CommonDialog1. DialogTitle = "打开"
'指定缺省的过滤器
CommonDialog1. FilterIndex = 3
CommonDialog1. ShowOpen '显示"打开"对话框 s
'显示选定文件的名字 c
    F_1 = CommonDialog1. fileName
    Set xlApp = CreateObject("Excel. Application") '创建 EXCEL 应用类

Set xlBook = xlApp. Workbooks. Open(F_1) '打开 EXCEL 工作表
Set xlsheet = xlBook. Worksheets(1)

For i = 1 To 1 Step 0
    s = s + 1
    If xlsheet. Cells(s, 1) = "" Then Exit For
    For num = 1 To 20
        yaan(s, num) = xlsheet. Cells(s, num)
    Next

Next
xlApp. Workbooks. Close

    Set xlBook = Nothing
    xlApp. Quit
    Set xlApp = Nothing
eee:
Unload Me
End Sub
Private Sub Label2_Click()
End Sub
                      -------------excel 数据写出--------------
Dim num As Integer
Dim i As Integer
Dim xlApp As Excel. Application '定义 EXCEL 类
Dim xlBook As Excel. Workbook '定义工件簿类
Dim xlsheet As Excel. Worksheet '定义工作表类
```

```
Dim yyy As String
Dim xxx As String
Private Sub Form_Load()
Set xlApp = CreateObject("Excel.Application") '创建 EXCEL 应用类
Set xlBook = Excel.Workbooks.Add
Set xlsheet = xlBook.Worksheets(1) '打开 EXCEL 工作表
On Error GoTo EF
CommonDialog1.CancelError = True """'打开另存为对话框,确定转换后文件的保存位置

'设置标志
CommonDialog1.flags = cdlOFNHideReadOnly
'设置过滤器
CommonDialog1.Filter = "EXCEL 文件( * . xls) | * . xls"
CommonDialog1.DialogTitle = "另存为"
'指定缺省的过滤器
CommonDialog1.FilterIndex = 3
CommonDialog1.ShowSave '显示"打开"对话框 s
'显示选定文件的名字 c
yyy = CommonDialog1.fileName


xlsheet.Cells(1, 1) = "区名" '给单元格 1 行驶列赋值
xlsheet.Cells(1, 2) = "乡名" '给单元格 1 行驶列赋值
xlsheet.Cells(1, 3) = "砷" '给单元格 1 行驶列赋值
xlsheet.Cells(1, 4) = "铬" '给单元格 1 行驶列赋值
xlsheet.Cells(1, 5) = "铅" '给单元格 1 行驶列赋值
xlsheet.Cells(1, 7) = "" '给单元格 1 行驶列赋值
xlsheet.Cells(1, 8) = "氟化物" '给单元格 1 行驶列赋值
xlsheet.Cells(1, 9) = "硝酸盐" '给单元格 1 行驶列赋值
xlsheet.Cells(1, 10) = "致癌物质总风险" '
xlsheet.Cells(1, 11) = "铬"
xlsheet.Cells(1, 12) = "砷"
xlsheet.Cells(1, 13) = "铁"
xlsheet.Cells(1, 14) = "锰"
xlsheet.Cells(1, 15) = "非致癌物质总风险"
xlsheet.Cells(1, 16) = "总风险指标" '
'给单元格 2 行驶列赋值
For i = 1 To s_num
```

```
        xlsheet.Cells(1 + i, 1) = xian(i)
        xlsheet.Cells(1 + i, 2) = xiang(i)
     For num = 3 To 20
        xlsheet.Cells(1 + i, num) = zhibiao_11(num - 2, i)
     Next
Next
On Error GoTo EF
xlBook.SaveAs yyy

  xlApp.Workbooks.Close

  Set xlBook = Nothing
  xlApp.Quit
  Set xlApp = Nothing
  s_num = 0
    xxx = MsgBox("保存成功", vbOKOnly, "文件保存")
EF:

Unload Me
End Sub




---------------EPA 直方图各物质纵向比较源代码---------------
Private shen As Double
Private ge1 As Double
Private ge2 As Double
Private qian As Double
Private gong As Double
Private fu As Double
Private xiao As Double
Private Sub Form_Load()

"draw chart
        With MSChart1
            .ShowLegend = True
            .ColumnCount = 2

            .Column = 1
```

```
            . ColumnLabel = "砷"
        If shen <> 0 Then
            . Data = shen
          Else
            . Data = 0
          End If
        . Column = 2
        . ColumnLabel = "铬"
        If ge1 <> 0 Then
            . Data = ge1
          Else
            . Data = 0
          End If


    End With
  With MSChart2
        . ShowLegend = True
        . ColumnCount = 4

        . Column = 1
        . ColumnLabel = "汞"
        If qian <> 0 Then
            . Data = qian
          Else
            . Data = 0
          End If
        . Column = 2
        . ColumnLabel = "氟化物"
        If fu <> 0 Then
            . Data = fu
          Else
            . Data = 0
          End If
        . Column = 3
        . ColumnLabel = "硝酸盐"
        If xiao <> 0 Then
            . Data = xiao
```

```
            Else
                . Data = 0
            End If


        End With


    End Sub


    Public Function InitialForm1(ByVal shen0 As Double, ByVal ge10 As Double, ByVal ge20
As Double, ByVal qian0 As Double, ByVal gong0 As Double, ByVal fu0 As Double, ByVal xiao0 As
Double) As Boolean
        On Error GoTo EF
        shen = shen0
        ge1 = ge10
        ge2 = ge20
        qian = qian0
        gong = gong0
        fu = fu0
        xiao = xiao0
        InitialForm1 = True
EF:
End Function
```

------------------------NAS 直方图---------------------------
NAS 直方图与 EPA 接近,不做复述。
------------------------横向比较直方图---------------------------

```
Dim namesel As String
Dim i_1 As Integer
Dim n_1 As Integer
Dim n_2() As String
Dim n_4() As Integer
Dim n_3 As Integer
Dim i_2 As Integer
Dim i_3 As Integer
Dim s_1 As String
Dim s_2 As String
Function zidongtiaojie()


End Function
```

```
Private Sub Combo1_Click()
List1. Clear
    '填充 list1 表格数据
  If Combo1. ListCount <> 0 Then
        namesel = Combo1. Text
          n_1 = 1
        ReDim n_2(1000) As String
        For i_1 = 2 To 1000


            If yaan(i_1, 2) = namesel Then

                List1. AddItem yaan(i_1, 3)
                n_2(n_1) = yaan(i_1, 3)
                n_1 = n_1 + 1

            End If
            If yaan(i_1, 2) = "" Then Exit For
        Next


  End If
For i_1 = 0 To List2. ListCount - 1
    For i_2 = 0 To List1. ListCount - 1
        If List2. List(i_1) = List1. List(i_2) Then List1. RemoveItem (i_2)
    Next
Next
List2. Visible = True
List5. Visible = False
End Sub

Private Sub Combo2_Click()
List4. Clear
If Combo2. Text = "致癌物质" Then
    List3. Clear
    With List3
    . AddItem "砷"
    . AddItem "铬"
```

```
                . AddItem "总和"
            End With
        ElseIf Combo2. Text = "非致癌物质" Then
            List3. Clear
            With List3
            . AddItem "铅"
            . AddItem "汞"
            . AddItem "氟化物"
            . AddItem "硝酸盐"
    . AddItem "亚硝酸盐"
    . AddItem "氨氮"
            . AddItem "铬"
            . AddItem "砷"
            . AddItem "铁"
            . AddItem "锰"
            . AddItem "总和"
            End With
        End If
        List2. Visible = True
        List5. Visible = False
        End Sub


        Private Sub Command1_Click()


        For i_1 = List1. ListCount - 1 To 0 Step -1
        If List1. Selected(i_1) Then
        List2. AddItem List1. List(i_1)
        List1. RemoveItem i_1
        End If
        Next
        List2. Visible = True
        List5. Visible = False
        End Sub


        Private Sub Command2_Click()
        '全部移动代码
        For i_1 = 0 To List1. ListCount - 1
        List2. AddItem List1. List(i_1)
```

```
Next
List1. Clear
List2. Visible = True
List5. Visible = False
End Sub


Private Sub Command3_Click()
For i_1 = List2. ListCount - 1 To 0 Step -1
If List2. Selected(i_1) Then
List1. AddItem List2. List(i_1)
List2. RemoveItem i_1
End If
Next
List2. Visible = True
List5. Visible = False
End Sub


Private Sub Command4_Click()
List5. Clear
For i_2 = 0 To List2. ListCount - 1
    s_2 = List2. List(i_2)
    s_1 = chazhao(List2. List(i_2)) & " " & s_2
    List5. AddItem s_1
Next
List2. Visible = False
List5. Visible = True


Dim x() As Integer '物质序号
Dim aaa ' 暂存
ReDim x(List4. ListCount) As Integer
For i_1 = 1 To List4. ListCount
    If Combo2. Text = "致癌物质" Then
        If List4. List(i_1 - 1) = "砷" Then x(i_1) = 1
        If List4. List(i_1 - 1) = "铬" Then x(i_1) = 2
        If List4. List(i_1 - 1) = "铅" Then x(i_1) = 3
        If List4. List(i_1 - 1) = "总和" Then x(i_1) = 4
    ElseIf Combo2. Text = "非致癌物质" Then
        If List4. List(i_1 - 1) = "铅" Then x(i_1) = 5
```

```
            If List4. List(i_1 - 1) = "汞" Then x(i_1) = 6
            If List4. List(i_1 - 1) = "氟化物" Then x(i_1) = 7
            If List4. List(i_1 - 1) = "硝酸盐" Then x(i_1) = 8
            If List4. List(i_1 - 1) = "铬" Then x(i_1) = 9
            If List4. List(i_1 - 1) = "砷" Then x(i_1) = 10
            If List4. List(i_1 - 1) = "镉" Then x(i_1) = 11
            If List4. List(i_1 - 1) = "铁" Then x(i_1) = 12
            If List4. List(i_1 - 1) = "锰" Then x(i_1) = 13
            If List4. List(i_1 - 1) = "总和" Then x(i_1) = 14


        End If
    Next
    MSChart1. ShowLegend = True
    ReDim n_4(List2. ListCount) As Integer


    MSChart1. ColumnCount = List2. ListCount * List4. ListCount
    For i_2 = 1 To List2. ListCount
        For i_3 = 1 To List4. ListCount
            n_4(i_2) = chazhao(List2. List(i_2 - 1))
            MSChart1. Column = (i_2 - 1) * List4. ListCount + i_3
            MSChart1. ColumnLabel = n_4(i_2) & List4. List(i_3 - 1)
            If zhibiao_11(x(i_3), n_4(i_2)) > 0 Then
                MSChart1. Data = zhibiao_11(x(i_3), n_4(i_2))
            Else
                MSChart1. Data = 0
            End If
        Next
    Next
    EF:
    End Sub


    Private Sub Command5_Click()
    List2. Clear
    List2. Visible = True
    List5. Visible = False
    Call Combo1_Click
    End Sub
    Private Sub Form_Load()
```

```
With Combo1
. AddItem "名山区"
End With
MSChart1. ColumnCount = 0
Call ResizeInit(Me)
List2. Visible = True
List5. Visible = False
End Sub


Function chazhao(ByVal xiangming As String) '查找乡镇名序号
    For i_1 = 1 To 1000
        If xiang(i_1) = xiangming Then
            chazhao = i_1
            Exit For
        End If
    Next
End Function
Private Sub List1_Click()
List2. Visible = True
List5. Visible = False
End Sub


Private Sub List3_Click()
For i_1 = List3. ListCount - 1 To 0 Step -1
If List3. Selected(i_1) Then
List4. AddItem List3. List(i_1)
List3. RemoveItem i_1
End If
Next
List2. Visible = True
List5. Visible = False
End Sub


Private Sub List4_Click()
For i_1 = List4. ListCount - 1 To 0 Step -1
If List4. Selected(i_1) Then
List3. AddItem List4. List(i_1)
List4. RemoveItem i_1
```

```
End If
Next
List2. Visible = True
List5. Visible = False
End Sub
```

10.2.6　系统组织结构

系统组织结构见图10-3。

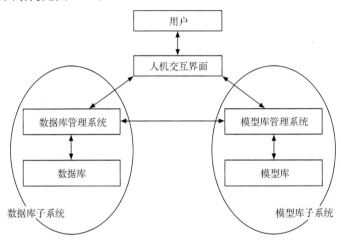

图 10-3　决策支持系统组织结构图

10.3　系　统　功　能

主要包括:用户管理、数据管理、图形操作、图层管理、健康风险评估与管理等模块。

10.3.1　用户管理

该选项主要是为用户的账户管理服务。使用方法:点击"文件"中的"用户管理"进入用户管理设置界面,用户可以增加用户、删除用户、更改用户。

10.3.2　数据管理

1. 数据库及其运行流程

1) 数据库包括图形数据库和属性数据库。
图形数据包括:行政区划图、道路交通、地形地貌、水系、乡镇点等专题,各专题又按级别的高低分为不同的图层。交通线专题分为国道、高速、乡村公路等图层；地形地貌专题分为等值线图层、数字高程模型（digital elevation model，DEM）图层；水系专题分为河流和水库图层；乡镇专题主要是乡镇级居民点图层。数据存储格式包括：MapGIS（ ∗ . wt、 ∗ . wl、 ∗ . wp）和 ArcView 的 ∗ . shp 格式。

属性数据主要包括：水文、气象资料，如蒸发量、降雨量及年分布情况、河流水资源特征等；行政区划的名称、面积；采样点的名称、经纬度、编号、水源水质检测结果等；与饮水安全相关的数据，如污染事件背景信息、环境污染信息、健康效应信息等；饮水安全和风险参数信息，包括毒性参数信息、暴露评估参数信息等。

图形数据库管理采用 Visual Basic 开发环境实现界面设计和编辑操作，通过美国 ESRI 公司的地理信息组件 Map Objects 实现通用地理信息的功能，利用 ADO（ActiveX Data Object）与底层数据库进行通信。

属性数据库采用 Microsoft Access 2003 格式的数据库作为系统的后台数据库；基于面向对象的编程思想，以 Visual Basic 6.0 为主要开发环境设计界面和主要功能；在界面与后台的数据库间运用 ADO 技术作为接口进行数据访问，ADO 对象库提供了一种单一并且统一的程序设计工具，这种工具既可以访问存储在传统关系型数据库中的数据，也可访问存储在非关系统中的数据，它同时支持 Jet 数据库引擎和开放数据库互连（open data base connectivity，ODBC 数据库）。

为方便用户管理数据库，系统设置了基础数据查询更新子模块，用户获取新数据或发现数据错误时，可以在此模块内进行更新和修改。

2) 数据库运行流程

主要包括：现场信息的采集和管理，如行政区划信息、背景信息、危害物检测信息、健康效应信息；空间数据采集和管理，如行政区划空间数据、案例现场空间数据、疾病信息空间数据以及风险空间数据；参数信息的采集和管理，如危害物毒性参数信息、风险评估模型以及暴露评估参数等的纳入；风险计算，在现场信息和参数信息纳入的基础上，通过风险评估模型和暴露参数，计算健康风险。

2. 数据录入

为方便数据库管理，数据库对相关的基础数据资料进行动态录入、修改及管理，主要包括：地理信息资料（精确到基本单元）、疾病信息资料（疾病种类、疾病名称、疾病分类号等）、危害物类型及种类（化学物名称、种类，以及根据毒性参数确定的污染类型等）、危害物毒性资料（致癌强度系数、RfD 信息等）。

1) 手动输入

手动输入系统的数据可以将其保存至 Excel 文件中，也可通过手动输入方式更新系统已经保存的数据。

2）Excel 文档直接导入

系统提供了 Excel 文件格式直接输入、输出，简化了输入过程，便于用户端操作。

3. 统计制图

该模块根据属性数据库中的资料，如降雨量、水质、采样点等信息进行统计制图。可以从数据库和 Excel 表格中读取数据，也可以通过表格输入原始数据的方式生成柱状图、直方图或饼图，给用户提供了直观信息。

1）同一地区饮用水中各危害物的纵向比较

同一地区饮用水中各危害物的纵向比较有利于用户对该地区各危害物的总体把握和了解，能够直观地了解本地区主要污染物和达到的风险水平，能够给用户提供更加直观地信息、为健康风险的评价和论证提供有力的数据支持。

本系统不仅实现从数据库和 Excel 表格中读取数据，也实现了通过表格输入原始数据的方式得到该地区的风险柱状图。

2）饮用水中同一危害物在不同地区之间的横向比较

在风险决策过程中，往往简单地针对一个地区饮用水中各危害物的纵向比较不能给决策者提供全面的辅助，为实现饮用水中同一危害物在不同地区之间的横向比较，本系统利用 LIST 控件，使用户可以按区、乡镇和村，选择对比数据。

横向对比有利于对多种危害物在多个地区的饮用水中的分布情况进行直观地显示，对村镇的健康风险分析有着积极的作用。

10.3.3　图形操作

用户可以通过图形窗口浏览各种图层的要素，主要的功能有：图形编辑、图形选择、放大、缩小、漫游等。

1. 图形编辑

图形编辑是利用 GIS 操作图形的核心，可以准确而直观地反映出用户所需要的结果。对图形编辑操作包括：对地图图层的分析（如对缓冲区的影响）、对地图图层的标注（如将某一指标数据直接显示在地图上）、对地图图层的统计（对某一指标在特定区域的统计）等。

2. 图形选择

图形单点和多边形选择，其功能主要是对被选中图层部分的着色，比如以某一指标为参考对不同区域的查询，以不同颜色将结果直观地反映在专题地图上。

3. 图层管理

图层操作包括增加图层、删除图层、上下移动图层、图层置顶置底。用户可以通过打钩的方式选择希望存在的当前图层。

4. 其他操作

利用图形放大、缩小工具,可对图形窗口进行放大、缩小。具体步骤是:选择工具栏上的放大(或缩小)工具按钮,拖动放大(或缩小)工具以创建一个要放大(或缩小)的矩形,则用户所画矩形区域将被放大(或缩小)并且填充整个图形窗口。

图形漫游工具。用户在图形窗口中任意移动显示的图形,以获得所需查看的区域。具体步骤是:选择工具栏上的漫游按钮,鼠标左键单击图形视窗并向感兴趣的方向拖动光标,窗口显示内容将随着鼠标一起移动。当用户松开鼠标左键后,视窗将显示移动后的内容。

全图显示工具。点击工具栏全图查看按钮,使用户查看视窗中所有图形。

10.3.4　健康风险评估与管理

1. 水质污染评价

水质污染评价采用综合污染指数法,即以一个水样的多项水质检测指标为评价目标,在计算各单项指数值的基础上,最终求得其综合污染指数值。其计算公式为

$$\mathrm{PI} = \frac{1}{n} \sum_{i=1}^{n} C_i / S_i \tag{10-1}$$

式中,PI 为全部评价指标的综合污染指数平均值;n 为评价指标总数;C_i 为评价指标 i 的浓度实测值;S_i 为相应评价指标 i 的饮用水水质标准浓度值。根据公式(10-1)中综合污染指数计算成果能判定各监测点的饮用水污染等级。当 PI≤1 时,饮用水污染等级为清洁级;当 1<PI≤2 时,为轻污染级;当 2<PI≤3 时,为中度污染级;当 PI>3 时,为重度污染级[283]。

利用后台运行 GIS 空间插值技术,应用综合污染指数法计算评价得出的水质级别生成水质综合污染图。

2. 健康风险评估与分级风险管理

通过手动输入水质检测数据或查看系统自身数据库,选择需要评价的一个或多个水质检测指标,利用 NAS 健康风险评估"四步法"计算被选指标的致癌风险和非致癌风险。根据发达国家所推荐的最大可接受风险水平,结合农村饮水健康

风险的实际状况,并考虑为风险管理服务的目的,将健康风险分为高风险、中等风险、中低风险、低风险 4 个等级,见表 10-1。

表 10-1 健康风险分级

风险等级	高风险	中等风险	中低风险	低风险
风险水平	$>10^{-2}$	$10^{-4} \sim 10^{-2}$	$10^{-6} \sim 10^{-4}$	$<10^{-6}$

根据计算结果和评价标准,对该地区的空间数据进行管理、操作、模拟、分析和显示,并采用地统计模型分析方法,适时提供多种时间、空间信息,从而实现在空间上确定健康风险等级和危险区域、缓冲区域和安全区域,在时间上寻找健康风险的变化规律,从而实现饮水途径的人体健康风险管理的科学决策。

第11章 示范研究

饮水安全一直是国际、国内关注的焦点问题之一，世界各国及一些国际组织均给予高度重视。2000年，《联合国千年宣言》提出：到2015年年底，要使无法得到或负担不起安全饮水的人口比例降低一半[284]。新中国成立以来，党和政府高度重视解决农村饮水问题，已累计解决了4亿多农村居民的饮水安全问题，其中"十一五"期间解决了2.1亿农村居民的饮水安全问题。2012年，国务院批准了《全国农村饮水安全工程"十二五"规划》，要求在"十二五"期间全面解决2.98亿农村人口和11.4万所农村学校的饮水安全问题[285]。

农村饮水安全问题，特别是农村饮用水水质问题是影响农民生存和健康的主要问题，解决农村饮用水水质问题的关键在于风险控制。目前主要基于水质标准开展的饮用水水质安全评价管理工作，健康危害评价只停留在对化学物污染是否严重的描述上，并不能直接反映水质污染对人体健康的危害程度[286]，已不适应新世纪农村饮水安全风险管理的要求。健康风险评估则正好架起了两者之间的桥梁，可以定量反映水体污染对人体健康造成损害的可能性及其程度。因此，有必要在农村饮水安全工程的水质管理工作中全面开展健康风险评估，在目前饮用水水质安全标准管理的基础上逐步引入风险管理。

11.1 名山区饮水安全概况

名山区农村饮用水安全问题一直是制约当地经济发展的重要因素。多年来，当地政府致力于解决农村饮用水安全问题，在各级水利部门的大力支持下，到2010年年底，共建集中供水工程18处（国家投资修建农村人口安全饮水工程14处），涉及了14个乡镇、解决了10.7989万人的饮水不安全问题。但是，截至2010年年底，全区仍有11.8091万人及651名学生饮水不安全问题，其中：饮用水水质不达标人口占51.57%；饮水方便程度不达标的占25.4%；水源保证率不达标的占23.03%。为解决该区农村饮水安全问题，区政府计划在"十二五"期间规划集中式供水工程36处，其中，新建单村集中工程供水20处，管网延伸工程16处，具体情况见表11-1。

针对上述问题，结合四川省雅安市名山区农村饮水安全问题，自2004年3月，四川农业大学、雅安市名山区水务局等单位的研究人员对该区农村饮水安全做了大量全面系统的理论研究、方法研究、应用研究等工作，主要研究内容为：在区域污

表 11-1　各工程主要建设内容表

序号	工程名称	乡镇/个	涉及村/个	解决人口/人	解决学生人数/人	水源状况	取水方式	管道长度/m	建设内容
1	新庙供水站	4	16	9 798		万星渠水	提水	158	提制水设施、输水管道减压池、计量设施、水质检测设施、安全监控、管网续建等
2	建山供水站	2	6	3 857		建西渠水	自流	27.5	减压池、管网续建等
3	观音供水站	2	10	8 503		中廖渠水	提水	61.857	抽制水设施、提水房、电路、变压器、办公库房、安全监控、加药设施、增设计量设施减压池、管网扩建等
4	永兴供水站	2	16	8 558		水库水	自流	43.5	净水设施、输水管道、值班库房、计量设施、水质检测设施、安全监控、管网续建等
5	车岭供水站	2	10	9 431		山溪水	自流	78.95	值班库房、输水管道、管网续建
6	中岭供水站	1	7	4 482		水库水	自流	166.08	水源输水管道、减压池、计量设施、管网建等
7	寺岗供水站	1	8	7 080		玉溪河主干渠水	提水	167.7	减压池、管网续建
8	玉泉供水站	1	3	974		中廖渠水	提水	44.7	管网续建
9	四包供水站	1	4	551		山溪泉水	自流	37.78	调节池、管网续建等
10	临溪供水站	2	7	3 165		地下水	提水	12.5	管网续建
11	红星供水站	3	10	9 764	41	水库水	提水	294.141	管理房、加药房、计量设施、安全监控、管网续建等
12	陆坪供水站	3	12	7 361		名左渠水	提水	52.89	提制水设施、值班库房、计量设施、清水池两个、输水管道、电路改造、减压池、水质检测设施、安全监控、管网续建等
13	红草供水站	1	5	2 388		万星渠水	提水	37.25	管网续建

续表

序号	工程名称	乡镇/个	涉及村/个	解决人口/人	解决学生人数	水源状况	取水方式	管道长度/m	建设内容
14	黑竹供水站	2	7	7 346	572	地下水	提水	58.5	计量设施、安全监控、管网续建等
15	新店供水站	5	27	16 318		万星渠水	提水	318.453	管网续建
16	民源供水排水公司	1	6	3 672		名左渠水、山溪水	自流	12.72	管网续建
17	蒙山供水站	1	1	1 257		山溪水	自流	5.5	引水管道、水厂(慢滤池、清水池、管理房)、供水管网
18	名雅供水站		1	1 109		山溪水	自流	11	引水管道、水厂(慢滤池、清水池、管理房)、供水管网
19	梨花供水站		1	1 470		山溪水	自流	2.3	引水管道、水厂(慢滤池、清水池、管理房)、供水管网
20	柏家供水站		1	469	11	山溪水	自流	2.5	引水管道、水厂(慢滤池、清水池、管理房)、供水管网
21	王家湾供水站		1	350	18	山溪水	自流	3.6	引水管道、水厂(慢滤池、清水池、管理房)、供水管网
22	槐溪供水站		1	1 455		山溪水	自流	4.6	引水管道、水厂(慢滤池、清水池、管理房)、供水管网
23	罗家供水站		1	842		山溪水	提水	6	引水管道、水厂(慢滤池、清水池、管理房)、供水管网
24	高家供水站		1	752		地下水	自流	2.1	引水管道、水厂(慢滤池、清水池、管理房)、供水管网
25	郑岩供水站	1	1	500		渠道水	提水	7.6	引水管道、水厂(慢滤池、清水池、管理房)、供水管网
26	沿河供水站		1	120		山溪水	自流	3	引水管道、水厂(慢滤池、清水池、管理房)、供水管网
27	青龙供水站	1	1	574		山溪水	自流	12	引水管道、水厂(慢滤池、清水池、管理房)、供水管网
28	高山供水站	1	1	370		山溪水	自流	1.9	引水管道、水厂(慢滤池、清水池、管理房)、供水管网
29	柯嘴供水站	1	1	761		山溪水	自流	3	引水管道、水厂(慢滤池、清水池、管理房)、供水管网

续表

序号	工程名称	乡镇/个	涉及村/个	解决人口/人	解决学生人数	水源状况	取水方式	管道长度/m	建设内容
30	钟湾供水站		1	350		山溪水	自流	7.3	引水管道、水厂(慢滤池、清水池、管理房)、供水管网
31	王沟供水站		1	550		山溪水	自流	6.15	引水管道、水厂(慢滤池、清水池、管理房)、供水管网
32	姜山供水站		1	293		山溪水	自流	1.2	引水管道、水厂(慢滤池、清水池、管理房)、供水管网
33	金狮供水站	1	1	183		山溪水	自流	4.8	引水管道、水厂(慢滤池、清水池、管理房)、供水管网
34	天目供水站		2	1 095	9	塘水	自流	28.25	引水管道、水厂(慢滤池、清水池、管理房)、供水管网
35	康乐供水站	1	1	1 271		山溪水	自流	21.3	引水管道、水厂(慢滤池、清水池、管理房)、供水管网
36	石门供水站		1	1 072		山溪水	自流	20.5	引水管道、水厂(慢滤池、清水池、管理房)、供水管网
合计	36 处	20	170	118 091	651			1727.121	

染源、疾病和居民饮水暴露参数调查研究以及农村饮用水水源水质检测等工作的基础上,根据生活饮用水水质标准和 USEPA 化学物毒性分类,筛选并确定了名山区主要的水质健康风险评估指标,包括 Cr^{6+}、Fe、Mn、氟化物、硝酸盐、Cu、亚硝酸盐、氨氮、As 等9项指标,并利用 SPSS 17.0 软件对农村居民饮水暴露参数进行了统计分析,采用美国国家科学院 NAS 健康风险评估"四步法"评价了农村饮用水水源水质健康风险,并探讨了健康风险的时空动态变化特征,取得了一系列创新性成果。在此基础上,研究人员将研究成果应用于实际生产、生活中,为名山区水务局日常工作提供科技支持,指导供水站的新建或改建的布局规划,积极寻求解决农村饮水安全风险管控措施,并带来了巨大的社会和经济效益。

现以新店镇新店供水站(地表水水源)、茅河乡临溪供水站(地下水水源)为典型案例,阐述已有研究成果在指导供水站水质风险评估与管理中的实际应用。

11.2　新店供水站示范研究

11.2.1　新店供水站概况

新店供水站位于名山区新店镇境内,始建于1983年,投产于1986年,由红光乡(现合并于新店镇)自建自管,1994年移交水电局管理,水电局在1994年9月对管道进行扩建改造,安装 $\Phi300$ 钢筋砼预制管。2001年名山区小型水利公益设施项目,扩建了一个过滤池、一个清水池,2004年第二期人饮工程铺设管道,2005～2010年,新店供水站通过饮水安全项目解决了新店镇、解放乡、红星镇、百丈镇、双河乡5个乡镇饮水安全问题,现状总供水人口为22 953人。供水站现取水于白云奄水库,通过提水至厂区,厂区内有制水设施一套,制水能力总共为 $120m^3/h$,按16h制水,制水规模可达到1920 m^3/d,年供水量达到29.9万 t,整个管网分2条分支,其中第1条分支(至解放乡、双河乡)供水人数为8 933人,管网计算人数为9 772人,第2条分支(至白马、阳坪、长春)供水人数为14 020人,管网计算人数为15 336人。

新店供水站的水源为白云奄水库。白云奄水库建于1956年,2003年对水库进行了除险加固。水库通过几十年的运行,由于周围植被较好,水库淤积对水库正常蓄水没有造成影响。白云奄水库总库容为 10.25 万 m^3,有效库容 8.3 万 m^3,水库蓄水很少,且要靠天降雨,若不下雨,库内也无蓄水。供水站水量不足部分由玉溪河万星渠渠道水补充,万星渠从玉溪河主干渠取水,主干渠常年有水平均 $18\ m^3/s$,万星渠设计取水流量 $2.5\ m^3/s$,最枯季节取水流量为 $0.5m^3/s$,渠道全年可引水时间为358d,工程维修时间7d。在工程维修之前,将水源白云奄水库水蓄满,可保证供水站一个月的用水量。

11.2.2 辖区现状

1. 辖区水资源现状

供水现状及存在的主要问题有以下几个方面。

1) 水资源不丰富

辖区水资源主要来源于大气降水,地下水资源不丰富,水位较低,加上辖区地下水含铁含锰较重,人畜不能直接饮用,人均占有水资源 2640m³,人均可利用水量少。

2) 水资源年内分布不均

辖区亟待解决农村饮水困难的是地处高岗地区和现有水利设施的旱死角,受季节和时空分布不均的影响较大,年降水量集中在 6~9 月的洪水季节,6~9 月的径流量占全年的 60%~70%,且多以暴雨出现,枯期降水量少,约占全年的 7% 左右,大部分水源由溪沟流失,利用率低,人均可利用水量为 390m³,占水资源总量的 14%。

2. 辖区水质现状

辖区地处经济不发达、水源较缺乏的地方,因此,水源污染少,基本上无工业污染,但农业面源污染严重,水源中硝酸盐、氨氮含量较高,辖区内部分区域地下水铁、锰含量超标严重,具体水质情况见表 11-2。

表 11-2　新店供水站辖区饮用水水质现状　　　　　　（单位:mg/L）

地点	年份	Fe	Mn	Cu	氟化物	硝酸盐	Cr^{6+}	氨氮	亚硝酸盐
新店镇 古城村	2005	0.1	0.05		0.1	6	—	—	—
	2010	0.02	—	0	0.02	1.52	0.13	0.03	0.0066
	2011	0.01	—	0.02	0.01	5.32	0.03	0.32	0
	2012	0.01	0.01	0.00	0.26	2.13	0.14	0.301	0.092
解放乡 文昌村	2005	0.18	0.1	—	0.1	0.82	—	—	—
	2010	0.01		0.08	0.28	8.744	0.19	0.1	0.0495
	2011	0.06		0.14	0.24	19.11	0.07	1.42	0.1351
	2012	0.25	0.1	0.04	0.32	3.54	0.05	0.137	0.1386
双河镇 扎营村	2005	0.17	0.1	—	0.1	3.9	—	—	—
	2010	0.02	—	0.1	0.01	8.744	0.06	0.12	0.0231
	2011	0.02		0.04	0.36	7.51	0.06	0.28	0.099
	2012	0.02	0.01	0.34	0.1	0.71	0.14	0.105	0.231

续表

地点	年份	Fe	Mn	Cu	氟化物	硝酸盐	Cr^{6+}	氨氮	亚硝酸盐
双河镇 云台村	2005	0.19	0.1	—	0.1	1.52			
	2010	0.01	—	0.04	0.39	3.616	0.09	0.02	0.0264
	2011	0.02	—	0	0.76	7.51	0.04	0.3	0.33
	2012	0.02	0.01	0.18	0.1	2.13	0.01	0.084	0.0198
百丈镇 曹公村	2005	1.84	0.1	—	0.192	0.11	—	—	—
	2010	0.36	—	0.42	0.3	0.9548	0.24	0.07	0.2178
	2011	0.28	—	0.08	0.12	5.38	0.05	0.4	0

3. 辖区水质健康风险

由表 11-3 可知,新店供水站辖区水源水质非致癌健康风险均小于风险可接受水平 1,即低于产生人体健康危害效应的阈值,可以认定为辖区内水源中污染物不会对饮用人群健康产生非致癌慢性毒害效应。但是辖区内 5 个水源在 2005～2012 年的水质非致癌总健康风险均大于 0.1,且部分水源中 Cu、Cr^{6+}、硝酸盐、氟化物的非致癌风险也大于 0.1,相关部门应当重视,这些污染物应列为重点控制污染物,特别是 Cu、Cr^{6+} 等重金属指标,因为一般小规模水厂水源水质检测项目对重金属指标检测较少,很可能被忽略,需特别注意。新店集中式供水站水处理工艺在设计时可根据表 11-2 和表 11-3,设计相应的净水设备和水质在线监测系统,及考虑是否应增加重金属处理设备。

11.2.3 新店改扩建供水站

1. 新增供水范围

新店供水站改扩建工程完成后,在解决了 5 个乡镇 22 953 名农村居民的饮水安全问题基础上,将主要解决新店镇三星、石桥、新坝、安桥、大坪、阳坪、白马、长春、新星、兴安、山河、中坝、大同、南林 14 个村和红星镇罗湾、白墙、上马、龚店 4 个村以及解放乡吴岗、月岗、银木、文昌、高岗、瓦子 6 个村和双河乡的金鼓、骑龙村、百丈镇凉江村共计 27 个村 16 318 人("十二五"规划人数)的饮水安全问题,具体情况见表 11-4。

2. 改扩建项目

本次新店供水站改扩建工程,铺设了 4km 的引水管道,引水至白云奄水库,对白云奄水库进行整治,新建一套提水设施,提水至厂区,通过新建一套制水设施进

表 11-3 新店供水站辖区水质健康风险水平

（单位：a^{-1}）

地点	年份	Fe	Mn	Cu	氟化物	硝酸盐	Cr^{6+}	氨氮	亚硝酸盐	总风险
新店镇古城村	2005	1.65×10^{-3}	2.61×10^{-3}	—	5.45×10^{-2}	6.1×10^{-2}	—	—	—	1.2×10^{-1}
	2010	3.29×10^{-4}	—	0	1.09×10^{-2}	1.55×10^{-2}	2.21×10^{-1}	1.01×10^{-3}	1.08×10^{-3}	2.5×10^{-1}
	2011	1.65×10^{-4}	—	4.97×10^{-3}	5.45×10^{-3}	5.44×10^{-2}	5.10×10^{-2}	1.08×10^{-2}	0	1.27×10^{-1}
	2012	1.65×10^{-4}	5.26×10^{-4}	0	1.42×10^{-4}	2.18×10^{-2}	2.38×10^{-4}	1.01×10^{-2}	1.46×10^{-2}	4.27×10^{-1}
解放乡文昌村	2005	2.96×10^{-3}	5.23×10^{-3}	—	5.45×10^{-1}	8.39×10^{-3}	—	—	—	7.10×10^{-2}
	2010	1.65×10^{-4}	—	1.99×10^{-2}	1.53×10^{-1}	8.94×10^{-2}	3.23×10^{-1}	3.37×10^{-3}	8.10×10^{-3}	5.97×10^{-1}
	2011	9.88×10^{-4}	—	3.48×10^{-2}	1.31×10^{-1}	1.95×10^{-2}	1.19×10^{-1}	4.78×10^{-2}	2.21×10^{-2}	5.51×10^{-1}
	2012	4.12×10^{-3}	5.26×10^{-4}	9.94×10^{-3}	1.74×10^{-1}	3.62×10^{-2}	8.50×10^{-2}	4.62×10^{-3}	2.20×10^{-2}	3.42×10^{-1}
双河镇扎营村	2005	2.80×10^{-3}	5.23×10^{-3}	—	5.45×10^{-2}	3.99×10^{-2}	—	—	—	1.02×10^{-1}
	2010	3.29×10^{-4}	—	2.48×10^{-2}	5.45×10^{-2}	8.94×10^{-2}	1.02×10^{-1}	4.04×10^{-3}	3.78×10^{-3}	2.3×10^{-1}
	2011	3.29×10^{-4}	—	9.94×10^{-4}	1.96×10^{-2}	7.68×10^{-2}	1.02×10^{-1}	9.43×10^{-3}	1.62×10^{-2}	4.11×10^{-1}
	2012	3.29×10^{-4}	5.26×10^{-4}	8.45×10^{-2}	5.45×10^{-2}	7.26×10^{-2}	2.38×10^{-1}	3.54×10^{-3}	3.67×10^{-2}	4.25×10^{-1}
双河镇云台村	2005	3.13×10^{-3}	5.23×10^{-3}	—	5.45×10^{-2}	1.55×10^{-2}	—	—	—	7.84×10^{-2}
	2010	1.65×10^{-4}	—	9.94×10^{-3}	2.12×10^{-1}	3.70×10^{-2}	1.53×10^{-1}	6.74×10^{-4}	4.32×10^{-3}	4.18×10^{-1}
	2011	3.29×10^{-4}	—	0	4.14×10^{-1}	7.68×10^{-2}	6.8×10^{-2}	1.01×10^{-2}	5.40×10^{-2}	6.23×10^{-1}
	2012	3.29×10^{-4}	5.26×10^{-4}	4.47×10^{-2}	5.45×10^{-2}	2.18×10^{-2}	1.70×10^{-2}	2.83×10^{-3}	3.15×10^{-3}	1.45×10^{-1}
百丈镇曹公村	2005	3.03×10^{-3}	5.23×10^{-3}	—	1.05×10^{-1}	1.13×10^{-3}	—	—	—	1.41×10^{-1}
	2010	5.93×10^{-3}	—	1.04×10^{-1}	1.63×10^{-1}	9.77×10^{-3}	4.08×10^{-1}	2.36×10^{-3}	3.56×10^{-2}	7.30×10^{-1}
	2011	4.61×10^{-3}	—	1.99×10^{-2}	6.54×10^{-2}	5.5×10^{-2}	8.5×10^{-1}	1.35×10^{-2}	0	2.43×10^{-1}

表 11-4　新店供水站新增供水范围及人口分布

名称	乡镇	村	总人数/人	饮水不安全 人数/人	"十二五"规划 人数/人
新店供水站	双河乡	金鼓村	1 602	702	702
		骑龙村	1 040	705	705
	小计			1 407	1 407
	解放乡	吴岗村	1 730	357	357
		月岗村	1 630	1 630	1 630
		银木村	1 410	1 210	1 210
		文昌村	769	711	711
		高岗村	1 198	532	532
		瓦子村	1 323	786	786
	小计			5 226	5 226
	红星镇	罗湾村	804	574	574
		白墙村	1 515	1 175	1 175
		上马村	1 670	1 260	1 260
		龚店村	1 511	1 131	1 131
	小计			4 140	4 140
	新店镇	三星村	1 055	55	55
		石桥村	1 313	563	563
		新坝村	960	0	0
		安桥村	2 162	0	0
		大坪村	1 375	325	325
		阳坪村	2 134	484	484
		白马村	1 089	39	39
		长春村	1 541	90	90
		新星村	1 633	1 577	1 577
		兴安村	988	250	250
		山河村	1 024	219	219
		中坝村	1 133	304	304
		大同村	784	4	4
		南林村	715	165	165
	小计			4 075	4 075
	百丈镇	凉江村	1 831	1 470	1 470
	合计		35 939	16 318	16 318

行水处理,然后对 2005 年以前已经接通自来水的 PVC 管道和新店水厂至新店中街的 879m 砼管进行改造,对新增不安全饮水的农户进行管网延伸,通过高差自流水供水至用户。新店供水站水厂平面布置见图 11-1。

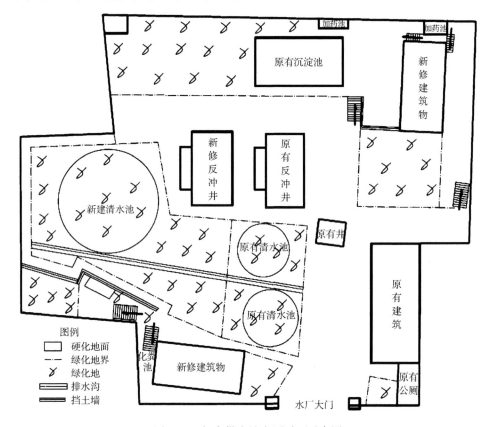

图 11-1 新店供水站水厂平面示意图

本次新店供水站改扩建工程内容:

(1) 引水管道铺设:新店供水站的水源为白云奄水库和玉溪河万星渠渠道水,从白土坎处铺设 4km 的 PE 管引水管道至白云奄水库,将玉溪河万星渠渠道水自流引水至白云奄水库,再从白云奄水库提水到制水厂区。

(2) 白云奄水库整治:未整治的 25m 坝内外坡及内坡已整治的 96m 坝外坡进行衬砌整治,衬砌材料为六方砼预制板和卵石。

(3) 新建制水设施一套:设计增加一套制水能力为 120m³/h 的净水设施,原有一套的制水能力为 120m³/h,每天工作时间 16h,制水规模可达到 1920m³/d。工程完工后 2 套净水设施每天可制水 3840m³。

根据区卫生防疫站的测定指标,水源可作为生活饮用水源,为达到国家颁布

《生活饮用卫生水标准》(GB 5749—2006)的规定,拟定对水源采用絮凝、沉淀、过滤等工艺流程进行处理,具体见图 11-2 和图 11-3。

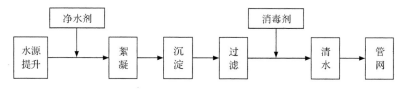

图 11-2　新店供水站水处理流程

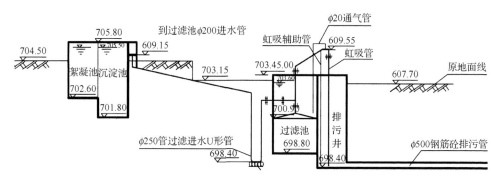

图 11-3　新店供水站水处理设施及高程图

注:图中水位单位为 m,管径单位为 mm

3.建立自动化控制系统

新店供水站自动化控制系统主要部分简介如下。

1)过程监控自动化及在线仪表系统

系统设计选用基于 PLC 的集散式控制系统。PLC 控制器支持工业以太网及 RS485 等工业总线控制协议。网络拓扑结构为工业总线式。

全场设置中央值班控制室,值班室设置工控机实时在线控制型。系统设置 PLC 控制站点一个,需要远距离数据采集时,可以采用远程 I/O 方式。

中央控制计算机实现对生产现场设备状态的实时监测,具有远程控制、生产过程数据分析、报表打印等功能。

2)工况视频监控系统

工况视频监控系统共计设置室外高清网络视频高速球机监控点,室内高清网络视频高速球机,周界红外 4 光束对射报警点,周界红外响应网络摄像机。监控管理计算机及监控屏幕置于中央控制室中控台与工控机合用。视频监控系统具备矩阵式硬盘录像系统功能,报警自动录像功能,周界报警自动提醒功能。系统具备依赖公共网络远距离传送功能。

3) 自动加药及消毒控制系统

(1) 自动加药系统：自动/手动控制功能，在自动控制模式下，加药机依据原水流量、原水浊度在中央控制计算机的监控下自动加注碱式氯化铝混凝剂。在手动模式下，由人工现场控制加药机就地控制箱操作加药。

(2) 自动消毒系统：自动/手动功能，在自动控制模式下，二氧化氯消毒系统依据水量及出厂水余氯含量自动进行二氧化氯消毒剂的加注。在手动模式下，由人工在现场控制二氧化氯消毒机的就地控制箱进行手动消毒控制。

此外，对于原水泵及搅拌池内的搅拌机等设备，均由上位机进行集中控制。具备远程电量读取，数据监控，状态显示，报警自动提醒等功能。供水站自动化控制系统的特征见表 11-5。

表 11-5　水厂自动控制系统特征表

自动控制系统	工程主要特征
中央过程管理系统	全厂自动化中控台，中控计算机主机，中控计算机专业显示器，过程控制报表打印机，中控计算机控制软件，PLC 软件及编程，数据转换模块
PLC 可编程控制系统	全厂自动化电源机柜，UPS 不间断电源，全厂自动化控制机柜，PLC-机架，PLC-电源模块，PLC-CPU 模块，PLC-开关量模块，PLC-模拟量模块，PLC-总线模块，嵌入式工控机机（触摸屏），电源防雷器，信号隔离器
原水泵站控制系统	原水泵控制机柜，原水泵软启动控制器，原水泵电量通信模块
加氯加药控制系统	加药加氯设备就地控制箱，加药搅拌机，混凝剂加药机，二氧化氯发生器
水质在线监控系统	流量、浊度仪表箱
工况视频监控系统	监控系统控制台、电源柜数据交换机，避雷器，矩阵切换主机，硬盘录像系统，控制码分配器，彩色监视器，监控管理计算机，流媒体服务器，高清智能红外恒速球，高清智能红外恒速球，周界高清摄像机，摄像机护罩、支架，室外球机安装立杆，数据传输交换箱，避雷器，报警主机，红外探测器避雷器
电缆	电力电缆、信号电缆、控制电缆、通信电缆、穿线管

11.3　临溪供水站示范研究

11.3.1　临溪供水站概况

临溪供水站位于名山区茅河乡境内，在"十一五"期间，临溪供水站通过饮水安全项目解决了茅河乡、联江乡 2 个乡镇 7 个村 4516 人饮水安全问题。供水站水源为地下水，井深 40m，通过水泵抽水至厂区，厂区内有制水设施一套，制水能力总共为 20m³/h，按 10h 制水，制水规模可达到 200 m³/d，年供水量达到 7.3 万 t。

11.3.2 辖区水质现状

辖区水资源主要来源于大气降水,水利设施比较落后,水资源利用率较低,人均占有水资源 2640m³,加之区域内地下水资源不丰富,水位较低,铁锰含量高,人畜不能直接饮用。近几年,由于气候变化,气温升高,降雨量明显减少,许多浅井已经干枯,无水可用,导致人均可利用水量逐年减少。

供水站辖区经济欠发达,经济收入主要来源于种茶,乡镇企业大部分是制茶厂,基本上无工业污染,但辖区属农业耕作区,农业生产活动引起的面源污染严重,地表水水源细菌数普遍超标,且辖区内地下水铁、锰含量普遍超标,长期饮用铁锰超标的水,会严重损害人体健康。供水站辖区属农业耕作区,面源污染严重,水源细菌超标。具体水质情况见表 11-6。

表 11-6 临溪供水站辖区饮用水水质现状 （单位：mg/L）

地点	年份	Fe	Mn	Cu	氟化物	硝酸盐	Cr^{6+}	氨氮	亚硝酸盐
临溪供水站	2005	3.34	0.19	—	0.18	0.57	—	—	—
	2010	3.1	—	0.14	0.03	9.0024	0.26	0.13	0.1815
	2011	2.59	—	0.23	0.02	1.24	0.11	0.02	0.01
	2012	2.17	0.19	0.24	0.1	0.71	0.19	0.001	0.099
联江乡续元村	2005	3.19	0.1		0.1	3.46	—	—	—
	2010	0.78	—	0.8	0.01	0.7524	0.12	0.2	0.0231
	2011	3.38	—	0.8	0.1	1.18	0.14	0.36	0.1351
	2012	3.26	0.231	0.86	0.1	0.43	0.14	0.004	0.33
联江乡合江村	2005	0.72	0.15		0.1	0.1	—	—	—
	2010	0.32	—	0.08	0.02	12.76	0.13	0.08	0.0231
	2011	0.82	—	0.14	0.1	30.07	0.02	0.55	0
	2012	0.39	0.32	0.14	0.1	0.71	0.06	0.303	0.099

据表 11-6,3 个地下水源中铁、锰含量均超过我国《生活饮用水卫生标准》（GB 5749—2006）,特别是临溪供水站、联江乡续元村水源中铁含量相当高,分别超出标准（<0.3mg/L）的 6～10 倍、2～10 倍,人畜根本无法直接饮用。联江乡合江村水源中硝酸盐超过了标准,联江乡续元村水源中铜含量与标准接近。调查发现,硝酸盐、铜污染均与不合理的人为活动关系密切。

由表 11-7 可知,供水站及辖区水源水质非致癌健康风险均小于风险可接受水平 1,即是低于产生人体健康危害效应的阈值,可以认定为辖区内水源中污染物不会对饮用人群健康产生非致癌慢性毒害效应。但是辖区内 3 个水源在 2005～2012 年的水质非致癌总健康风险基本上都大于 0.1,且部分水源中 Cu、Cr^{6+} 的非致癌风险也大于 0.1,因此,仍需引起重视。

表 11-7　临溪供水站辖区水质健康风险水平

（单位：a^{-1}）

地点	年份	Fe	Mn	Cu	氟化物	硝酸盐	Cr^{6+}	氨氮	亚硝酸盐	总风险
临溪供水站	2005	5.5×10^{-2}	9.93×10^{-3}	—	9.81×10^{-2}	5.83×10^{-3}	—	—	—	1.69×10^{-1}
	2010	5.1×10^{-2}	—	2.14×10^{-1}	1.63×10^{-1}	9.21×10^{-2}	4.42×10^{-1}	4.38×10^{-3}	2.97×10^{-2}	8.49×10^{-1}
	2011	4.27×10^{-2}	—	5.72×10^{-2}	1.09×10^{-1}	1.27×10^{-2}	1.87×10^{-1}	6.74×10^{-4}	1.64×10^{-3}	3.13×10^{-1}
	2012	3.57×10^{-2}	9.99×10^{-3}	5.96×10^{-2}	5.45×10^{-2}	7.26×10^{-2}	3.23×10^{-1}	3.37×10^{-5}	1.57×10^{-2}	5.06×10^{-1}
联江乡续元村	2005	5.25×10^{-2}	5.23×10^{-3}	—	5.45×10^{-2}	3.54×10^{-2}	—	—	—	1.48×10^{-1}
	2010	1.28×10^{-2}	—	3.48×10^{-2}	5.45×10^{-2}	7.70×10^{-3}	2.04×10^{-1}	6.74×10^{-3}	3.78×10^{-3}	2.75×10^{-1}
	2011	5.57×10^{-2}	—	1.99×10^{-1}	5.45×10^{-2}	1.21×10^{-2}	2.38×10^{-1}	1.21×10^{-2}	2.21×10^{-2}	5.93×10^{-1}
	2012	5.37×10^{-2}	1.21×10^{-2}	2.14×10^{-1}	5.45×10^{-2}	4.4×10^{-4}	2.38×10^{-1}	1.35×10^{-4}	5.25×10^{-2}	6.25×10^{-1}
联江乡合江村	2005	1.19×10^{-2}	2.61×10^{-3}	—	5.45×10^{-2}	1.02×10^{-2}	—	—	—	7×10^{-2}
	2010	3.29×10^{-3}	—	1.99×10^{-2}	1.09×10^{-1}	1.31×10^{-1}	2.21×10^{-1}	2.70×10^{-3}	3.78×10^{-3}	3.89×10^{-1}
	2011	1.35×10^{-2}	—	3.48×10^{-2}	5.45×10^{-2}	3.08×10^{-1}	3.4×10^{-1}	1.85×10^{-2}	0	4.63×10^{-1}
	2012	6.42×10^{-3}	1.68×10^{-2}	3.48×10^{-2}	5.45×10^{-2}	7.26×10^{-3}	1.02×10^{-1}	1.02×10^{-2}	1.57×10^{-2}	2.48×10^{-1}

11.3.3 改扩建供水站

1. 新增供水范围

新店供水站改扩建工程完成后,在解决了2个乡镇7个村4516名农村居民的饮水安全问题基础上,将主要解决茅河乡镇茅河、龙兴2个村和联江乡孙道、续元、凉水、藕花、合江5个村,共计7个村3165人("十二五"规划人数)的饮水安全问题,具体情况见表11-8。

表 11-8 临溪供水站新增供水范围及人口分布

名称	乡镇	村	总人数/人	饮水不安全人数/人	"十二五"规划人数/人
临溪供水站	茅河乡	茅河村	1 175	400	400
		龙兴村	1 318	500	500
	小计		2 493	900	900
	解放乡	孙道村	1 430	650	650
		续元村	1 198	390	390
		凉水村	998	355	355
		藕花村	1 350	500	500
		合江村	1 424	370	370
	小计		6 400	2 265	2 265
	合计		8 893	3 165	3 165

2. 改扩建项目

根据表11-6的指标测定结果,临溪供水站水源铁锰含量严重超标,不能可作为生活饮用水源,但考虑到区域内水资源比较缺乏,找不到满足供水水量的地表水源,只能利用地下水。为使出厂水达到国家颁布《生活饮用卫生水标准》(GB 5749—2006)的规定,水处理工艺设计中增加了除铁锰工艺,因此拟对水源除铁锰工艺采用曝气法,具体见图11-4。

临溪供水站现有制水设施一套,制水能力总共为20m³/h,按10h制水,制水规模可达到200 m³/d,年供水量达到7.3万t,满足4516人饮水。"十二五"新增供水人口为3165人,按每人每日60L用水量,每年将新增供水量6.93万t。供水站通过延长制水时间,完全能够满足14.23万t的供水量。因此,临溪供水站改扩建项目主要是12.5km的供水管网续建。

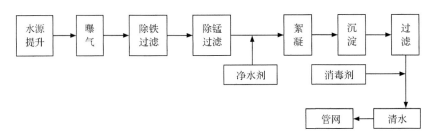

图 11-4　临溪供水站水处理流程

11.4　综合效益评价

11.4.1　综合效益

按照萨缪尔森的纯公共产品定义,农村饮水安全符合公共产品的特性,即非排他性和非竞争性。一旦农村饮水安全得到保障,任何一个农村人口都平等享有,并且多一个或少一个人的消费,都不会影响其他人的消费。另外,农村饮水安全很难在技术上把区域内不付费农民排除在外,使之无法受益,即农村饮水安全是无法排他的。但农村供水工程本身有一定可经营成分,当具有两个供水主体时,其水的消费具有一定的竞争性,同时农村饮水工程的使用边际成本较高,需要用水者支付一定的运行维护费,因此说农村供水工程是准公共产品[287]。

准公共产品具有一定商品的性质,在为社会提供服务的同时首先实现了一定的经济效益。同时准公共产品又不完全等同于商品,它还同时具备公共产品的性质,即不以盈利为目的,是一种社会公共服务,因此它的提供能还为社会带来社会效益、生态环境等[288]。综上所述,准公共产品的效益主要包括:社会效益、经济效益、生态环境效益。作为准公共产品的农村饮水工程,其社会效益和生态效益非常巨大,往往比其直接经济效益对社会的贡献更为显著,所以有必要将其定量化研究,建立完整的效益评价指标体系。

通过对农村饮水安全工程的效益综合分析,构建效益评价指标体系见图11-5[289]。

11.4.2　效益评价

根据《水利建设项目经济评价规范》(SL72—94),在进行国民经济评价时,乡村生活供水效益应按该项目向乡村提供人畜用水可获得效益计算。主要有:

(1) 节省运水的劳力、畜力、机械和相应的燃料、材料等费用;

(2) 改善水质,减少疾病可节省的医疗、保健费用;

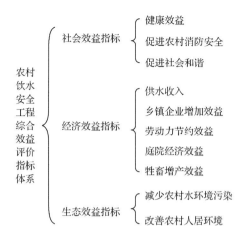

图 11-5 农村饮水安全工程综合效益评价指标体系

(3) 增加畜产品可获得的效益以及农民的庭院经济效益等。

因此,本项目间接效益可从以下几个方面来进行分析:减少农民医药费支出、节省劳动力、发展庭院经济所带来的收益。根据全区项目区已解决饮水不安全的农户的典型调查结果,具体分析如下[289-292]。

1. 供水收入

供水收入主要为集中供水工程的直接效益。集中供水工程水价执行成本加微利,其供水收入主要用于提水用水费、药剂费、电费、管理费、工资福利、维修养护及工程折旧费等费用。农村饮水安全工程增加的供水收入可用式(11-1)计算:

$$A_1 = aNFr \tag{11-1}$$

式中,A_1 为农村饮水安全工程增加的供水收入(万元),未考虑乡镇企业用水;a 为农民人均年用水量(m³/a);N 为农村饮水安全工程供水人数(万人);F 为农村饮用水水价(元/m³);r 为农村饮水安全工程平均利润。

2. 节省劳动力效益

若将缺水严重地区广大农民群众从每天找水、挑水、背水的繁重体力劳动中解放出来,可节省出大量劳动力以从事其他生产劳动,促进地方经济的发展。

节约劳动力效益可分为两部分:一是节约取水劳动力所需的直接工日费用,二是所节约取水劳动力可能创造的价值,节约劳动力效益可按式(11-2)估算:

$$A_2 = (d/x)Nwr \tag{11-2}$$

式中,A_2 为节约劳动力效益(万元/a);d 为受益户平均节约取水劳动力[工日/(天·户)],取 0.2~0.3;x 为户均人数(人),取 3~5 人;N 为农村饮水安全工程供水人数(万人);w 为年人均产值[万元/(人·a)];r 为修正系数,取 0.8~1.0。

3. 健康效益

健康效益:指因饮水安全工程的建设改变了受益人口的饮水条件,水媒介疾病下降,减少医疗费用支出及增加劳动出工率的经济效益。农村饮水安全工程项目实施后,农村居民可以饮用清洁安全卫生的水,为缺水地区的缺水人口提供了卫生的生活用水,减少了缺水人口因饮用不洁净的水源而引起的肠胃性等疾病,减少了因缺少生活卫生用水而引起的皮肤传染性疾病,降低一些疾病的发生率,使农村居民在医药费方面的支出大大减少,提高了农民的健康水平和生活质量。其效益可采用市场价值法估算:

$$A_3 = a + b = \sum_{i=1}^{n} ND_iP_i(m+w)r \tag{11-3}$$

式中,A_3 为健康效益(万元);a 为劳动出工率增加值(元);b 为医疗费降低值(元);N 为农村饮水安全工程现状供水人数(万人);D_i 为工程建成前当地受益人口发病基数[例/(万人·a)];P_i 为工程建成后因水致病的疾病下降率(%);m 为工程建成前人均年医疗费用[元/(人·a)];w 为饮水安全工程建成后增加的人均年产值[万元/(人·a)];n 为不安全水导致疾病发生的种类数;r 为修正系数,对涉及因素较少的效益其取值在 0.5~1.0 之间,对涉及因素较多的效益取 0.1~0.5 之间。

4. 促进农村消防安全效益

促进农村消防安全效益:可通过减少可能的火灾带来的损失计算,计算公式如下:

$$A_4 = SNr \tag{11-4}$$

式中,A_4 为增加农村消防安全产生的效益(万元);S 为人均年火灾损失[元/(人·a)];N 为农村饮水安全工程供水人数(万人);r 为修正系数,取 0.1~1.0 之间。

5. 促进社会和谐效益

促进社会和谐效益:根据农民减少的上访次数反映,可按照公式(11-5)计算:

$$A_5 = avN(p+dq)r \tag{11-5}$$

式中,A_5 为促进社会和谐的效益(元);a 为农村饮水安全工程受益区域的上访率;v 为农村饮水安全工程项目区上访人群中降低的上访率(%);N 为农村饮水安全工程供水人数(万人);p 为农民平均每次上访花费(元);d 为农民平均每次上访消耗的劳动工日(天/次);q 为当地劳动力平均工日费(元/工日);r 为修正系数,取 0.1~1.0 之间。

6. 增加畜产品效益

工程实施,不仅解决农村人口饮水安全问题,同时解决牲畜饮水问题,降低牲畜的发病率和残疾率,减少防治费支出,促进牲畜的生长及繁殖。增加畜产品效益可分为大牲畜增产效益和小家禽增产效益两部分,可采用市场价综合估算:

$$A_6 = (N/x)(s_1 d_1 + s_2 d_2) R_c r \tag{11-6}$$

式中,A_6 为增加畜产品效益(万元/a);N 为农村饮水安全工程供水人数(万人);x 为户均人数(人),取 3～5 人;s_1 为农户受益后户均增养大牲畜头数(头/a);dv_1 为大牲畜头均产值(元/头);s_2 为户均增养小家禽只数(只/a);d_2 为小家禽平均产值(元/只);R_c 为产品提高系数,取 10%～20%;r 为修正系数,取 0.8～1.0。

7. 庭院经济效益

此次规划的实施,在解决农村人口饮水安全问题的同时,可解决部分经济作物的浇灌,结合发展庭园经济,增加菜篮子收入,增值部分采用式(11-7)计算:

$$A_7 = (N/x) D t r \tag{11-7}$$

式中,A_7 为新增庭院经济效益(万元/a);N 为农村饮水安全工程供水人数(万人);x 为户均人数(人),取 3～5 人;D 为受益前农户多年平均庭院收入(元);t 为产值提高系数,取 5%～15%;r 为修正系数,取 0.8～1.0。

8. 减少农村水污染的生态效益

减少农村水污染的生态效益:用替代成本法计算,即可以用水污染造成的损失来替代减少污染产生的效益。计算公式如下:

$$A_8 = T N r \tag{11-8}$$

式中,A_8 为减少农村水污染产生的效益(万元/a);T 为平均每年水污染造成的人均损失[元/(人·a)];N 为农村饮水安全工程供水人数(万人);r 为修正系数,对涉及因素较少取值在 0.5～1.0,涉及因素较多的效益取 0.1～0.5 之间。

9. 改善农村人居环境

改善农村人居环境:农村饮水安全工程建设对农村改灶、改厕和沼气建设起到促进作用。计算公式为

$$A_9 = (N/x) W X r \tag{11-9}$$

式中,A_9 为改善农村人居环境产生的效益(万元/a);N 为农村饮水安全工程供水人数(万人);x 为户均人数(人),取 3～5 人;W 为改灶、改厕和沼气建设户数所占比率;X 为平均每年改灶、改厕和沼气建设产生的户均效益[万元/(户·a)];r 为修正系数,取 0.1～0.5。

10. 综合效益

根据建立的指标体系,可得出农村饮水安全工程的综合效益计算公式为

$$A_w = \sum_{i=1}^{n} k_i A_i \qquad (11\text{-}10)$$

式中,A_w 为农村饮水安全工程的综合效益(万元/a);A_i 为农村饮水安全工程产生的各项效益(万元/a);A_i 为饮水安全工程的效益类别数目;k_i 为农村饮水安全工程的效益存在判别系数,如某一项有效益时,$k=1$,反之 $k=0$。

式(11-1)～ 式(11-10)中各指标具体值见表 11-9,各效益计算结果见表 11-10。

表 11-9　各项指标取值

效益	指标取值
A_1	农民人均年用水量 a:15t;农村饮用水水价 F:2.53 元/m³;农村饮水安全工程平均利润 r:6%
A_2	受益户平均节约取水劳动力 d:0.3 工日/(天·户);户均人数 x:4 人;农村饮水安全工程供水人数为 N 万人(据不同供水工程供水人数而定,下同);年人均产值 w:1.45 万元/(人·a);修正系数 r:0.8
A_3	劳动出工率增加值 a(元);医疗费降低值 b(元);工程建成前当地受益人口发病基数 D_i,包括腹泻、痢疾、结石、病毒性肝炎、心脑血管硬化、癌症发病基数分别是 200 例/(万人·a)、80 例/(万人·a)、145 例/(万人·a)、18 例/(万人·a)、102 例/(万人·a)、5 例/(万人·a);工程建成后因水致病的疾病下降率 P_i(腹泻、痢疾、结石、病毒性肝炎、心脑血管硬化、癌症的疾病下降率分别是 90%、85%、90%、75%、75%、60%);不安全水导致疾病发生的种类 n:6 种;工程建成前人均年医疗费用 m:200 元/(人·a);饮水安全工程建成后增加的人均年产值 w:0.05 万元/(人·a);修正系数 r:0.8
A_4	人均年火灾损失 S:15 元/(人·a);修正系数 r:0.5
A_5	农村饮水安全工程受益区域的上访率 a:3%;农村饮水安全工程项目区上访人群中降低的上访率 v:20 %;农民平均每次上访花费 p:200 元;农民平均每次上访消耗的劳动工日 d:2 天/次;当地劳动力平均工日费 q:40 元/工日;修正系数 r:0.8
A_6	户均人数 x:4 人;农户受益后户均增养大牲畜头数 s_1:1 头/a;大牲畜头均产值 d_1:1000 元/头;户均增养小家禽只数 s_2:5 只/a;小家禽平均产值 d_2:25 元/只;产品提高系数 R_c:15%;修正系数 r:0.8
A_7	户均人数 x:4 人;受益前农户多年平均庭院收入 D:500 元;产值提高系数 t:10%;修正系数 r:0.8
A_8	平均每年水污染造成的人均损失 T:200 元/(人·a);修正系数 r:0.2
A_9	户均人数 x:4 人;改灶、改厕和沼气建设户数所占比率 W:23%;平均每年改灶、改厕和沼气建设产生的户均效益 X:0.01 万元/(户·a);修正系数 r:0.2

表 11-10 经济效益汇总表

效益	新店供水站		临溪供水站		名山区	
	"十一五"/万元	"十二五"/万元	"十一五"/万元	"十二五"/万元	"十一五"/万元	"十二五"/万元
A_1	479.55	691.93	94.35	135.33	2033.6	3807.17
A_2	471.634	388.9	92.79	72.44	2000.05	2830.29
A_3	60.61	49.24	11.92	9.55	257	358.32
A_4	17.21	12.23	3.39	2.37	73	89.06
A_5	1.03	0.73	0.2	0.14	4.36	5.32
A_6	151.19	119.94	29.81	23.26	642.42	872.75
A_7	29.95	16.32	4.52	3.17	97.34	118.74
A_8	206.58	161.38	40.64	31.65	876.02	1187.42
A_9	2.3	2.06	0.45	0.4	9.7	15.02
总计	1420.05	1442.73	278.07	278.31	5993.49	9284.09

11.5 供水站运行管理

根据第9章的农村饮用水风险管理对策,制定了供水站运行管理制度,具体如下所述。

11.5.1 运营管理机构

按照四川省人民政府办公厅《关于进一步加强农村饮水安全工作的通知》(川水函[2009]83号)的要求,该供水工程改造完工后,交付新店供水站进行管理,新店供水站根据《村镇供水单位资质标准》(SL308)确定工作岗位及人员编制,并明确各工作岗位的职责及人员素质要求。

11.5.2 水质管理

水质管理主要有三个环节,即水源水质管理、净水厂水质管理和管道水质管理。

1. 水源水质管理

1) 地表水水源的卫生防护
卫生防护主要包括以下几个方面:
(1) 取水点周围半径100m的水域内严禁捕捞、停靠船只、游泳和从事可能污染水源的任何活动,并应设有明显的范围标志和严禁事项的告示牌。
(2) 水库、河流、湖泊整个水域,上游1000m至下游100m的水域内,不得排入工业废水和生活污水;其渠道沿岸防护范围内不得堆放废渣,不得设立有害化学物品的仓库、堆栈或装卸垃圾、粪便和有毒物品的码头,不得使用工业废水或生活污水灌溉以及施用有持久性或剧毒的农药,并不得从事放牧等有可能污染该段水域水质的活动。

(3) 水厂生产区范围应明确划定并设立明显标志,在生产区外围不小于 30m 的范围内,不得设置生活居住区和修建禽畜饲养场、渗水厕所、渗水坑;不得堆放垃圾、粪便、废渣或铺设污水渠道;应保持良好的卫生状况和绿化。单独设立的泵站和清水池外围不小于 30m 的区域内,其卫生要求与水厂生产区相同。

2) 地表水水源的日常水质管理

A 主要工作内容

(1) 认真分析和记录取水口附近河水的浊度、pH 及水的温度,每日一次,在水质变化频繁的季节要适当增加分析次数和内容。

(2) 每半个月对取水口附近库水和渠水的水质进行一次取样进行常规分析,分析项目包括浊度、色度、臭和味、肉眼可见物、pH、总碱度、氨氮、硝酸氮、亚硝酸氮、总磷、硬度、溶解氧、耗氧量、细菌总数、大肠菌数,以及本水源有代表性的几个重要理化指标。

(3) 每月对取水口附近水库水、河水、湖泊水按《生活饮用水卫生标准》(GB 5749—2006)规定的所有项目进行一次全分析。

(4) 每年对取水口上游进行水源污染调查。

(5) 水库水、河水、湖泊水每个季度对不同深度的水温、浊度进行一次检测,掌握藻类与浮游动物含量。在水质变化频繁季节,增加检测次数。

B 职责分工

水源水质管理的分工要明确。

(1) 每日的浑浊度、pH 及水温可由进水泵房或净化操作工人进行测定。

(2) 常规分析、全分析与其他检测都应由厂化验室负责。

(3) 水源污染调查由厂部负责。

(4) 所有分析资料都要指定专人进行分析、整理。发现异常情况,要立即分析研究,查找原因、寻求对策。每年还要写出源水水质分析方面书面总结材料,所有资料都要存档保存。

3) 地下水水源的卫生防护

地下水源防护主要包括以下几个方面:

(1) 取水构筑物的防护范围应根据水文地质条件、取水构筑物形式和附近地区的卫生状况进行确定,其防护措施应按地面水水厂生产区要求执行。

(2) 取水井的影响半径范围内,不得使用工业废水或生活污水灌溉和施用有持久性或剧毒的农药,不得修建渗水厕所、渗水坑、堆放废渣或铺设污水渠道,并不得从事破坏深层土层的活动。如取水层在水井影响半径内不露出地面或取水层与地面水没有相互补充关系时,可根据具体情况设置较小的防护范围。

（3）在地下水水厂生产区范围内,应按地面水水厂生产区要求执行。

4）地下水水源的日常水质管理

地下水源的管理除参考地表水源管理的内容外,在水量与水质管理上还有它的特殊性。

地下水源水质管理除了同地表水源管理一样,做每日一次简单项目分析,每月一次常规分析和每年一次全分析外,还要严格做好水源的卫生防护工作。

2. 供水站水质管理

净水厂的水质管理一般包括选择和正确投加混凝剂、加氯消毒管理及水质检验等。其管理要点如下:

1）混凝剂的选择与投加

A 药剂选择的一般要求

（1）药剂的选择,应根据原水混凝沉淀试验确定。

（2）当单用混凝剂不能取得良好效果时,可投加助凝剂。①原水中有机腐殖质或藻类含量高、色度较大时,在投加混凝剂之前先加适量的氯（或漂白粉）,可起到提高混凝效果,减少混凝剂投加量的作用。②原水碱度不能满足混凝剂絮凝需要时,可选择助凝剂石灰或氢氧化钠,控制 pH。③水玻璃与硫酸铝或硫酸亚铁配合使用能提高低温低浊原水的絮凝效果。

B 影响药剂投加量的主要因素

原水悬浮物含量、粒径组成,胶体颗粒性质,溶解物含量及成分、pH、碱度、水温和色度等。

2）加氯消毒管理

A 氯消毒的方法

主要采用氯消毒,即投加液氯、漂白粉、次氯酸钠等。氯消毒是利用氯溶解于水中,水解成次氯酸,次氯酸具有很强的杀菌能力,能杀灭水中的病原生物,达到消毒的目的。

B 加氯点的位置

加氯点的位置应根据原水水质与净水工艺要求确定,加氯位置及其作用具体见表 11-11。

3）混凝剂的选择与投加水质检验

自来水水质量直接关系到人民身体健康和工业产品的质量。保证水质、确保供应的自来水符合国家《生活饮用水卫生标准》是自来水企业必须牢固树立的主导思想。

表 11-11 加氯点位置与作用

工艺要求	具体位置	适用条件	主要作用
滤前加氯	取水泵的吸水井内	适用于水中有机物较多,色度较高;有藻类滋生的水源	①充分杀菌;②提高凝聚沉淀效果;③防止沉淀池底部污泥腐化发臭或构筑物池壁青苔
滤后加氯	在过滤后流入清水池前的管道中间或清水池入口处	适用于一般水质水源,对于晚上停水的水厂如余氯消失,应补充加氯	①杀灭残存细菌;②保证出厂水的剩余氯
二次加氯	在吸水井内和滤池后分别加氯	当原水水质污染较严重时,宜选此法	既有滤前加氯作用,又有滤后加氯作用
补充加氯	一般选在管网中途	适用于管网末梢余氯难于保证时	确保管网末梢的剩余氯不低于 0.02mg/L

A 水质管理的机构与职责

设立水质管理科,或指定有专门负责水质管理的人员。

水质管理机构或专职人员的主要职责是:

(1) 负责贯彻执行国家、省、市、县有关的各项政策、法令、标准、规程和制度。

(2) 负责水质净化工艺管理和水质化验、分析、监督、管理或委托工作。

(3) 配合各级卫生防疫部门,对水源卫生防护状况进行监督,对重大水质事故进行调查处理。

(4) 负责水源污染状况的卫生学调查。

(5) 参与水厂和官网施工过程卫生监督及竣工验收工作。

(6) 对危及供水安全的水质事故,有权采取紧急措施,直至通知有关部门停止供水,事后逐级报告。

(7) 掌握水质变化动态,分析变换规律,提出水质阶段分析报告及水质升级规划。

B 水质管理的主要内容

(1) 建立和健全规章制度。①建立各项净水设备操作规程,制定各工序的控制质量要求;②健全水源卫生防护、净化水质管理、管网水质管理、水质检验频率、水质化验的有关规定等以工作标准为中心的各项规章制度。

(2) 加强卫生防护。①制定水源防护条例、对破坏水源卫生防护的行为提出有力的制止措施;②对水源防护地带设置明显的防护标志;③对污染源进行调查和检测,对消除重大污染源提出有效措施。

(3) 确保净化过程中的水质监控。①确定投药点,及时调整投药量;②监督生产班组对生产过程中的水质监测,确保无论何时沉淀水,过滤水,出厂水的余氯、浊度、pH(地下水只有余氯)都要达到规定的要求;③提出净化、消毒设备及其附属设施的维修意见,组织清水池、蓄水池、配水池定期清刷,保持水源、净化构筑物的整洁,严禁从事影响供水水质的活动。

(4) 管理管网水质。①确定管网水采样点;②对每个采样点进行采水分析,确保管网水质达到要求;③对新铺设管道坚持消毒制度。

C 水质监测

(1) 检验类别、周期。①原水、出厂水水质全分析。全分析是指按国家规定的生活饮用水卫生标准的各项标准,进行全面检验。全分析要求每季度一次。②原水、出厂水水质分析。每日一次。分析项目包括色度、浊度、臭和味、肉眼可见物、pH、铁、锰、细菌总数、大肠菌、游离性余氯、氨氮、亚硝酸氮、氯化物、耗氧量、总硬度共计 15 项。③出厂水余氯、浊度、pH 由生产班组负责,每小时一次。④管网水质(余氯)、细菌总数、大肠菌群、浊度四项指标,每星期一次。

(2) 检验方法。按《生活饮用水标准检验法》,水质检验方法包括定性分析检验、定量分析检验两种方法。

凡水质化验人员,必须经过专业培训,掌握化验基本知识,并经考试合格方可做化验工作。

(3) 报告制度。①生产班组每日将余氯、浊度、pH 的检验结果报告厂部水质管理人员或水质化验室(员)。②水厂化验室(员)将原水和出厂水水质分析结果和考核指标按月汇总报告厂部主管领导,如发现问题应随时汇报,并采取相应措施加以解决。

3. 管道水质管理

管道的水质管理是整个给水系统管理的重要内容,直接关系到人民群众的身体健康。符合饮用水标准的水进入管网要经过长距离输送到达用户,如果管网本身管理不善,容易造成二次污染,将难以满足用户对水质的要求,甚至可能导致饮用者患病乃至死亡等重大事故。所以加强给水管道管理,是保证水质的重要措施,一般管道水质管理主要是施工中应注意的问题:

(1) 新建或改建管道的末梢应设置闸门,以便及时排放管网末梢的"死水";新建管道投产前,冲洗流速应不小于正常供水中的最大流速,一般应大于 1m/s,如水量不足应考虑加压缩空气冲洗,以保证足够的冲洗强度。

(2) 新建管道与原有管道连接处尽可能安装临时或正式闸门,防止放水时污染原管道水质;下管前要清楚管道内以及管件内的泥土和杂物;施工间隙,管道内不能存放工具杂物,并应将管道两端用木塞堵严。

(3) 管道接口材料优先采用橡胶圈;管道试压充水应使用清洁的自来水,试压合格后要立即进行管道放水冲洗,同时把沿途的预留放水口和消火栓放水冲洗 5min。

在管网运行过程中,为保证给水管道正常的水量或水质,除了对出厂水严格把关外,还应采取以下措施:

(1) 通过消火栓、给水栓和放水管,定期冲排管道中停止时间过长的"死水";

(2) 及时检漏、堵漏,避免管道在负压状态下受到污染;

(3) 对离水厂较远的管线,若余氯不能保证,应在管网中途加氯,以提高管网边缘地区的余氯浓度,防止细菌繁殖;

(4) 长期未用的管线或管线末端,在恢复使用时必须冲洗干净;

(5) 无论在新敷管线竣工后还是旧管线检修后均应冲洗消毒;

(6) 长期维护与定期清洗水塔、水池以及屋顶高位水箱,并检验储水水质;

(7) 在管网的运行调度中,重视管道内的水质检验,发现问题及时采取有效措施予以解决。

11.5.3　水量管理

水量管理的主要工作内容有:

(1) 观察和记录水库的入、出库水量以及水库蓄水量,每日观察和记录一次,洪水期间适当增加观察次数;

(2) 记录每日取水流量和总取水量;

(3) 收听当地气象预报,记录每日气象情况;

(4) 汛期应密切注意取水水源水文条件变化和洪水影响情况。

11.5.4　生产运行管理

1. 生产技术管理

生产技术管理是水厂企业管理的主要内容之一,能否搞好生产技术管理直接关系到供水质量、安全、成本,关系到水厂生产正常进行、顺利发展。生产技术管理的主要内容有:

(1) 建立健全各项规章制度并检查执行的情况;

(2) 合理制订各生产环节的技术状态标准与定额消耗,加强以水质为中心的各生产环节的管理,进行生产调度;

(3) 组织安全检查;

(4) 抓好原始资料的记录及整理,定期测定各构筑物、机泵及管网中运行参数;

(5) 节约用电与能源管理;

(6) 设备管理及组织设备的维修与检测;

(7) 技术情报与技术档案;

(8) 生产发展规划。

2. 技术档案

1) 指导生产必需的档案资料

无论水厂规模大小,要实现科学管理,建立必需的技术档案室是必不可少的,主要有:

(1) 全厂总平面图。应标有各建筑物、构筑物及其相互之间的联系,全厂主要管线、闸阀位置和道路、上下水道、供电线路布置等。

(2) 水厂工艺流程图。应标有原水最高、最低水位、取水头部(水源井)及各构筑物之间的联系及每个构筑物的顶部、底部和正常工作水位的标高,泵房、泵轴及主要管底的标高。

(3) 沉淀、过滤等主要构筑物的工艺平、剖面图,标有主要尺寸、高程以及设计运行参数。

(4) 泵房及水源井的工艺布置、机组型号、性能曲线等。

(5) 高低压配电系统及主要电气设备线路图。

(6) 管网图档资料。

2) 档案资料的管理

(1) 建厂开始就要搜集设计任务书、设计图纸、概(预)算等设计施工中的文件。

(2) 购置主要设备、仪器的同时要将说明书、安装图、合格证归档保管。

(3) 生产运行中要注意积累有关技术档案如设备的性能测定、各主要生产报表、统计台账等。

3. 水泵运行管理

一般离心泵启动前,须向水泵灌水。灌水方式采用人工灌注。引水的目的在于排除水泵与吸水管路中的全部空气,保证水泵能正常启动。

1) 水泵的维护与管理

水泵正常运行是保证供水的重要环节。操作人员应掌握水泵机组的主要性能,能够判断常见故障产生原因,及时排除一般故障。水泵机组运行故障及其排除方法见表 11-12。

水泵零部件的清洗与检查主要包括以下内容:

(1) 水泵零件拆卸后用煤油清洗所有的螺丝,清洗水泵和法兰盘各接合面上的油垢和铁锈。

(2) 刮去叶轮内外表面和口环等处的水垢和铁锈。

表 11-12　水泵机组一般故障与排除

故障现象	产生原因	排除方法
水泵灌不满水或灌不进水	①底阀或吸水管漏水；②泵底部放空螺丝或阀门没关闭；③泵壳顶部或排气孔阀未开启	①检修底阀或吸水管；②关闭有关放空闸阀；③打开排气阀等
振动或轴承发热	①基础螺栓松动或安装不善；②吸水管堵塞或产生气蚀；③泵轴弯曲或电机轴磨损；④润滑油不够或轴承内进水	①拧紧螺栓，调整基础安装；②消除杂物，减少吸水系统阻力；③检修或更换泵轴和电机轴承；④添加或更换润滑油
水泵流量降低、压力不够	①吸水面下底阀淹没深度不够；②底阀、叶轮或管路阻塞或漏气；③叶轮、叶壳间隙过大；④未达到额定转速；⑤总扬程超过规定值；⑥吸水高度过大，超过允许值；⑦填料损坏或过松	①底阀没入吸水面深度应大于吸水管直径 1.5 倍；②消除杂物和检修；③调整叶轮与叶壳轴向间隙；④检查电路，是否电压、频率太低或调整转速；⑤减少管路损失或重新选泵；⑥减少吸水系统阻力或降低水泵位置；⑦换成或增加填料
电机过负荷	①转速过高；②流量过大；③泵内混入异物；④电机或水泵机械损失过大	①检查电机是否配套；②关小出水闸门；③拆除去除异物；④检查水泵叶轮与泵壳之间间隙，填料函、泵轴、轴承是否正常
水泵启动困难或轴功率过大	①填料压得太死，泵轴弯曲，轴承磨损；②联轴器间隙太小；③电压过低；④流量过大、超过使用范围太多	①松压盖，矫直泵轴，更换轴承；②调整间隙；③检查电路，对症检修；④关小出水阀门

（3）清洗泵壳内表面、水封管、水封环。检查泵壳内有无磨损或因气蚀造成的沟槽、坑斑或孔洞，检查叶轮有无裂纹和损伤、偏磨现象，轻者可进行修补、重者需要更换。

（4）用汽油彻底清洗滚动轴承。如为滑动轴承，应将轴瓦上的油垢刮去，再用煤油清洗擦净；检查轴承的滚球是否破损或偏磨，内外环有无裂纹，滚珠和内外环之间的间隙是否合格。滑动轴承应检查轴瓦有无裂纹和斑点、磨损程度和轴瓦间隙。

（5）橡胶轴承遇油会软化，不能用油类清洗，可擦刮干净后涂上滑石粉。橡胶轴承除一般检查外，还应检查有无偏磨和变质发硬现象。

（6）用手锤轻敲壳体，如有破哑声，说明泵壳有裂纹。在疑有裂纹处浇上煤油，然后擦干表面并涂上一薄层白粉，若有裂纹，煤油就会从裂纹中渗出来浸入白粉，呈现一道湿线，据此可判断裂纹的位置和大小。

2）泵房的运行管理规程

泵房是村镇给水的重要组成部分,它需要专人负责管理,并须制订相应安全操作和技术规程。主要内容包括:

（1）值班人员不得擅自离开工作岗位,不允许酒后值班。禁止非值班人员操作机电设备。

（2）必须严格按照操作规程启动、停泵。操作高压电器设备,送、停电必须严格按照《电气安全技术规程》执行。

（3）各种设施应有安全措施。如电机吸风口、联轴器、电缆头必须设置防护罩。

（4）要经常检查水压、电压、电流等仪表指示变化情况,注意运行中的异常现象,如机泵有振动声和杂音、轴承发热等。发热问题应及时处理。

（5）突然停电或设备发生事故时,应立即切断电源,然后通报情况并进行处理。

（6）操作人员应积极配合检修人员进行泵房的各项检查,严禁带电维修。下吸水井工作时,必须有人在旁边监护,以防意外情况发生。

（7）严禁在运行中接触转动部分,不得用水冲洗电缆头等带电部件。

11.5.5 滤池的运行管理

1. 投产前准备工作

（1）投产前或大修后,须对滤池的几个关键性标高如虹吸副主管管口、滤池出水口、进水分配堰口及底部、进水管 U 形弯底部、排水井堰口等的标高进行实测和检查,要求达到设计要求。

（2）为了防止滤料冲失,翻换滤料时,滤料面应加高 50～100mm;运行前,先将冲洗强度调节器调整到 1/4 的开启度,待试运行后根据情况逐步放大。

（3）投产前,在冲洗水箱内注入水,并使水自下而上地浸润滤料,以排除池内的空气;也可采取控制进水量的办法使水慢慢地从挡板洒下。

（4）试运行前的滤池可采用人工强制冲洗的连续冲洗滤料,并按慢滤池消毒的方法进行消毒处理。

2. 运行管理要点

（1）若滤池进水浊度较高,可采取增加投药量的方法,或采取人工强制方法增加冲洗次数。

（2）当滤池出水水质变坏或虹吸又未形成时,可采取人工强制冲洗的办法进行冲洗。

（3）正常运行时,须对滤池的进、出水浊度,虹吸管上透明水位管的水位,冲洗开始时间、冲洗历时等进行定时记录。

（4）滤池运行后,最好每半年打开入孔对滤池进行全面检查,看滤料是否平整、有无泥球或裂缝等情况,其产生原因及排除措施见表 11-13。

表 11-13　滤池一般故障及其排除措施

现象	产生原因	排除措施
滤后水水质不合格	①初滤水速过大;②如水头损失增加很慢,可能是滤层内有"短路";③滤料的组成及规格不符合要求	①降低初滤滤速;②调节反冲洗强度或检查配水系统;③更换滤料
反冲洗后短期内水质不好	①反冲洗强度或反冲历时不够,没有冲洗干净;②反冲洗水本身水质不好	①改善反冲洗条件;②确保反冲洗水水质
反冲洗时大量气泡上升,过滤时水头损失增加很快,工作周期缩短	①空气进入滤层;②由于工作周期过长,水头损失过大,使砂面上水头小于滤料中水头损失,从而产生负水头,使水中逸出空气进入滤料中;③藻类滋生产生气体	①加强操作管理,可采取清水倒滤等措施;②调整工作周期,提高滤池内水位;③采用预加氯除藻
出现露砂跑砂现象	①由于"气阻"或配水系统局部堵塞;②反冲洗不均匀,使承托层移动;③反冲洗时阀门开启太快或反冲洗强度过高;④滤水管破裂	①加强操作管理;②检修滤水管
滤料中结泥球、砂层堵塞	①反冲洗强度或时间不够;②配水和冲洗不均匀;③原水浊度过高使滤池负担过重;④加药不稳定,未根据原水浊度变化改变加药量	①改善反冲洗条件,调整反冲洗强度和反冲洗历时;②检查承托层有无移动,配水系统是否堵塞;③降低沉淀水出口浊度;④加强加药操作管理
滤料表面不平,出现喷口	①滤层下面承托层及配水系统堵塞;②配水系统局部有碎裂或排水槽口不平	翻整滤料层和承托层,检修配水系统和排水槽

11.5.6　加药消毒的操作管理

1. 二氧化氯消毒的操作管理

（1）严格按照危险品管理办法,对原料中的氯酸钠、亚氯酸钠、盐酸等分别存放、避光保存。

（2）定期对 ClO_2 生产设备进行检修,确保反应器、气路系统、吸收系统的气密性,防止 ClO_2 气体的逸出,定期检查各阀门(包括滴定针阀)有无漏气漏水情况,如有应更换密封圈。

　　(3) 应注意去除药液中的残渣、脏物,避免造成管路系统及设备堵塞。

　　(4) 严格按 ClO_2 的生产工艺要求,配制原料浓度,调节原料进料比,控制好进料速度,做到规范操作。

　　(5) 消毒间要安装排气扇,保持生产环境通风良好、降低室内二氧化氯的浓度。储备碱灰或熟石灰用于盐酸泄漏时进行中和处理,储备沙土用于扑灭氯酸钠、亚氯酸钠燃烧。

　　(6) 操作人员应配备防护服、口罩、化学安全护目镜、橡胶手套等个人防护用品。要不断增强操作人员的安全防范意识和执行安全操作规范的自觉性;定期接受安全知识教育,提高应付突发事故(药液溅到皮肤及衣物上,ClO_2 泄漏等)自救、互救的能力。

2. 漂白粉的投加注意事项

漂白粉的投加及使用应注意以下问题:

　　(1) 漂白粉宜储藏在阴凉、干燥和通风良好的地方,且不宜在仓库中储藏过久。

　　(2) 要经常检查溶液池的液位变化是否正常,管道是否通畅。尽量避免由于药渣流入管道而发生的堵塞。

　　(3) 尽量做到溶液池中漂白粉不结块、无结垢,排渣及时彻底。如发现管道堵塞或结垢,可用稀盐酸清洗。

参 考 文 献

[1] World Health Organization(WHO) and UNICEF 2006. Meeting the MDG drinking water and sanitation target: The urban and rural challenge of the decade. MDG Assessment Report, 2006.

[2] Shannon M A, Bohn P W, Elimelech M, et al. Science and technology for water purification in the coming decades. Nature, 2008, 452(7185): 301-310.

[3] Adrinna I, Hulsmaam D. Synthesis report on the quality of drinking water in the Member States of European Union in the period 1993-1995. Directives 80/778/EEC, 2001.

[4] Adrinna I, Hulsmaam D. Synthesis report on the quality of drinking water in the Member States of European Union in the period 1996-1998. Directives 80/778/EEC and 91/692/EEC, 2002.

[5] Adrinna I, Hulsmaam D. Synthesis report on the quality of drinking water in the Member States of the European Union in the period 1999-2001. Directives 80/778/EEC, 2007.

[6] Adrinna I, Hulsmaam D. Synthesis report on the quality of drinking water in the Member States of the European Union in the period 2002- 2004. Directives 80/778/EEC and 98/83/EC, 2007.

[7] 刘曼明. 美国安全饮用水法简介. 海河水利, 2002, (4): 68-69.

[8] 中国水利水电科学研究院编. 中国农村饮水安全科技新进展. 北京: 中国水利水电出版社, 2009.

[9] 李仰斌. 关于解决农村饮水安全问题的对策与措施(第二期). http://www. ncys. cn/Index/Display. asp? NewsID=7197, 2006.

[10] 国家项目办, 四川崇州项目办. 崇州市饮水安全预警系统开发. 2008.

[11] 新华社. "十一五"期间我国投巨资使2.1亿农民告别饮水难. http://www. ncys. cn/Index/Display. asp? NewsID=8916, 2011.

[12] 新华社. 中共中央国务院关于加快水利改革发展的决定. http://www. ncys. cn/Index/Display. asp? NewsID=8914, 2011.

[13] 健康风险评估. http://baike. baidu. com/view/3926472. htm.

[14] 胡二邦. 环境风险评估实用技术和方法. 北京: 中国环境科学出版社, 2000.

[15] 曲久辉. 饮用水安全保障技术原理. 北京: 科学出版社, 2007.

[16] 赵晓风, 李振山, 张汉松. 河北省农村饮用水源水质健康危害的风险度评价. 安徽农业科学, 2010, 38(26): 14614-14617.

[17] 耿福明, 薛联青, 陆桂华, 等. 饮用水源水质健康危害的风险度评价. 水利学报, 2006, 37(10): 1242-1245.

[18] 杜伟明, 卢洁, 梅园林. 雅安市2010-2013年农村饮水安全工程规划:人口调查复核报告(审定稿), 雅安市水利水电勘测设计研究院内部资料, 2009.

［19］刘新立. 区域水灾风险评估的理论与实践. 北京：北京大学出版社，2005.

［20］严慈庆，艾鼎敦. 美国健康风险评估的发展与应用. 中华健康管理学杂志，2009，3（4）：238- 241.

［21］NAS(National Aeademy of Seienees). Risk assessment in the Federal Government: Managing the process. Washington DC: National Academy Press，1983.

［22］USEPA. National oil and hazardous substance pollution contingency plan. Proposed Rule，53 Federal Register 51394，Washington DC，http: // www. epa. gov，1988.

［23］USEPA. Risk assessment guidance for super found: Human health evaluation manual. http: //www. epa. gov，1989.

［24］USEPA. Guidelines for exposure assessment. Federal Register，Washington DC，http: // www. epa. gov，1992，57（104）：22888- 22938.

［25］USEPA. Dermal exposure assessment: Principles and application. EPA/600/8-91/011B，http: //www. epa. gov，1992.

［26］USEPA. Guidelines for carcinogen risk assessment. http: //www. epa. gov，2005.

［27］IARC. Complete list of agents evaluated and their classification. http: //www. iarc. fr/，2006.

［28］USEPA. Integrated risk information system(IRIS). http: //www. epa. gov/ iris/ index. html，2007.

［29］WHO. Concise international chemical assessment documents （CICADs）. http: //www. who. int/ipcs/publications/cicad/，2000.

［30］USEPA. Provisional toxicity factor. http: //www. epa. gov/，2003.

［31］USEPA. Minimal risk levels （MRLs） for hazardous substances. http: //www. atsdr. cdc. gov/mrls/，2007.

［32］USEPA. Risk assessment guidance for super fund volume Ⅰ: human health evaluation manual （Part A）. EPA/541/1-89/002，December，1989：193-198，267-268.

［33］OAK RIDGE National Laboratory. Risk assessment information system. http: //rais. ornl. gov/tox. tox_values. shtml，2006.

［34］OAK RIDGE National Laboratory. Toxicity summary for cadmium in risk assessment information system. http: //rais. ornl. gov/tox/profiles/ cadmium. shtml ♯ t41，2006.

［35］OAK RIDGE National laboratory. Toxicity summary for arsenic in risk assessment information system. http: //rais. ornl. gov/tox/ profiles /arsenic. shtml ♯ t4，2007.

［36］US Department of Energy. Risk assessment information system. http: //rais. ornl. gov/ tox/tox_values. shtml，2006.

［37］USEDA. Integrated risk information system. http: //www. epa. gov/iris/index. html，2006.

［38］International Agency for Research on Cancer. Cancer database. http: //monographs. iarc. fr/ENG/Classification/index. php.

［39］USEDA. User's guide: Radionuclide carcinogenicity. http: //www. epa. gov/radiation/

heast/userguid. htm♯derivation, March 8th, 2006.

[40] Krishnan K, Paterson J, Williams D T. Health risk assessment of drinking water contaminants in canada: the applicability of mixture risk assessment methods. Regulatory Toxicology and Pharmacology, 1997, 26: 179-187.

[41] Cushman J, Driver S, Ball D. Risk assessment for environmental contamination: An overview of the fundamentals and application of risk assessment at contaminated sites. Canadin Journal of Civil Engineering 2001, 28: 155-162.

[42] National Environmental Protection Council (NEPC). Guideline on health risk assessment methodology. http: //www. epa. gov. au, 1999.

[43] Canadian Council of Ministers of the Environment(CCME). Canada- wide standards for petroleum hydrocarbons in soil 2001. http: //www. ccme. ca, 2001: 1-8.

[44] European Commission Joint Research Center. Exposure factors sourcebook for Europe. Italy; European Commission Joint Research Center. http: //cem. jrc. it/expofacts/, 2008.

[45] National Institute of Advanced Industrial Science and Technology. Japanese exposure factors handbook. http: //unit. aist. go. jp/riss/crm/exposure factors/English-summary. html, 2008.

[46] Kim S, Cheong H K, Choi K, et al. Development of Korean exposure factors handbook for exposure assessment. Epidemiology, 2006, 17(6): 460.

[47] John F. EC approach to environmental risk assessment of new substances. The Science of the Total Environment, 1995, 171: 275-279.

[48] Rolf F H. Outline on risk assessment programme of existing substances in the European Union. Environmental Toxicology and Pharmacology, 1996, 2: 93-96.

[49] Steinemann A. Rethinking human health impact assessment. Environmental Impact Assessment Review, 2000, 20: 627-645.

[50] Michael J G. Environmental health risk assessment: A Canadian perspective//Proceedings and papers from the 1994 risk assessment research symposium. http://www. isb. vt. edu/brarg/brasym94/goddard. htm, 1993.

[51] Lee S C, Guo H, Lam S M J, Lau S L. Multipathway risk assessment on disinfection by-products of drinking water in Hong Kong. Environmental Research, 2004, 94: 47-56.

[52] Sekizawa J, Suter G W, Birnbaum L. Integrated human and ecological the risk assessment: A case study of tributyltin and triphenyltin compounds. Human Ecology Risk Assessment, 2003, 9: 325-342.

[53] EC(European Community). Communication from the commission to the council, the European parliament and the European economic and social committee European enviroment and Health strategy. Brussels, Belgium, Commission of the European Communi-ties, 2003.

[54] EC(European Community). Technical guidance document (TGD) on risk assessment in support of Commission Directive 93/67/EEC. Commission Regulation(EC) No1488/94 and Directive 98/8/EC. Ispra, Italy, European Chemicals Bureau, 2003.

［55］EFSA. Scientific opinion of the Panel on Contaminants in the Food Chain on a request from the European Commission on arsenic in food. http: //www. efsa. eu ropa. eu/en/ efsa journal/doc/ 1351. pdf, 2009.

［56］EFSA. Panel on Contaminants in the Food Chain (CONTAM) and EFSA Panel on Food Contact Materials, Enzymes, Flavourings and Processing Aids (CEF); scientific opinion on melamine in food and feed. http: //www. efsa. europa. eu/en/efsajournal/doc/1573. pdf, 2010.

［57］WHO. Principles and methods for the risk assessment of chemicals in food. http: //www. who. int/foodsafety/chem/principles/en/index1. html, 2009.

［58］汪晶, 阎雷生. 健康风险评价的基本程序与方法. 环境科学与研究, 1993, 6(5): 52-56.

［59］田裘学. 健康风险评价的基本内容与方法. 甘肃环境研究与监测, 1997, 10(4): 32-36.

［60］曾光明, 卓利, 钟政林, 等. 水环境健康风险评价模型及其应用. 水电能源科学, 1997, 15(4): 28-33.

［61］毛小苓, 刘阳生. 国内外环境风险评价研究进展. 应用基础与工程科学学报, 2003, 11(3): 266-273.

［62］王永杰, 贾东红. 健康风险评价中的不确定性分析. 环境工程, 2003, 21(6): 66-69.

［63］Luo X B, Ding J, Xu B, et al. Incorporating bioaccessibility into human health risk assessments of heavy metals in urban park soils. Science of the Total Environment, 2012, 424: 88-96.

［64］Wang W, Huang M J, Kang Y, et al. Polycyclic aromatic hydrocarbons (PAHs) in urban surface dust of Guangzhou, China: Status, sources and human health risk assessment. Science of the Total Environment, 2011, 409: 4519-4527.

［65］Wang Y C, Qiao M, Liu Y X, et al. Health risk assessment of heavy metals in soils and vegetables from wastewater irrigated area, Beijing-Tianjin city cluster, China. Journal of Environmental Sciences, 2012, 24(4): 690-698.

［66］谌宏伟, 陈鸿汉, 刘菲, 等. 污染场地健康风险评价的实例研究. 地学前缘, 2006, 13(1): 230-236.

［67］汪万芬, 钱东升, 黄润. 六安市城区饮用水源水重金属健康风险评价. 皖西学院学报, 2010, 26(2): 140-142.

［68］Zeng G M, Liang J, Guo S L, et al. Spatial analysis of human health risk associated with ingesting manganese in Huangxing Town, middle China. Chemosphere, 2009, 77: 368-375.

［69］Du Y Y, Gao B, Zhou H D, et al. Health risk assessment of heavy metals in road dusts in urban parks of Beijing, China. Procedia Environmental Sciences, 2013, 18: 299-309.

［70］Zhong M S, Jiang L, Jia X Y, et al. Health risk assessment on PAHs contaminated site: A case study in a relocated coke and chemical plant in Beijing. Procedia Environmental Sciences, 2013, 18: 666-678.

［71］Ollson C A, Knopper L D, Whitfield Aslund M L, Jayasinghe R. Site specific risk assessment of an energy-from-waste thermal treatment facility in Durham Region, Ontario, Canada. Part A: Human health risk assessment. Science of the Total Environment, 2014, 466: 345-356.

[72] Zhao L, Xu Y F, Hou H, et al. Source identification and health risk assessment of metals in urban soils around the Tanggu chemical industrial district, Tianjin, China. Science of the Total Environment, 2014, 468: 654-662.

[73] 李如忠. 基于不确定信息的城市水源水环境健康风险评价. 水利学报, 2007, 38(8): 895-900.

[74] 李如忠. 盲信息下城市水源水环境健康风险评价. 武汉理工大学学报, 2007, 29(12): 75-87.

[75] 许海萍, 张建英, 张志剑, 等. 致癌和非致癌环境健康风险的预期寿命损失评价法. 环境科学, 2007, 28(9): 2148-2152.

[76] Muhammad S, Shah M, Khan S. Health risk assessment of heavy metals and their source apportionment in drinking water of Kohistan region, northern Pakistan. Microchemical Journal, 2011, 98: 334-343.

[77] Machdar E, Steenvander N P, Raschid Sally L, Lens P N. Application of quantitative microbial risk assessment to analyze the public health risk from poor drinking water quality in a low income area in Accra, Ghana. Science of the Total Environment, 2013, 449: 134-142.

[78] Wu B, Zhang Y, Zhang X, Cheng S P. Health risk assessment of polycyclic aromatic hydrocarbons in the source water and drinking water of China: Quantitative analysis based on published monitoring data. Science of the Total Environment, 2011, 410: 112-118.

[79] Gan W H, Guo W H, Mo J M, et al. The occurrence of disinfection by-products in municipal drinking water in China's Pearl River Delta and a multipathway cancer risk assessment. Science of the Total Environment, 2013, 447: 108-115.

[80] Murakami M, Oki T. Estimation of thyroid doses and health risks resulting from the intake of radioactive iodine in foods and drinking water by the citizens of Tokyo after the Fukushima nuclear accident. Chemosphere, 2012, 87: 1355-1360.

[81] Törnqvist R, Jarsjö J R, Karimov B. Health risks from large-scale water pollution: Trends in central Asia. Environment International, 2011, 37: 435-442.

[82] 倪福全, 刘国东, 杨尚川, 等. 四川盆地西缘农村水源地水质健康风险评价. 自然科学进展, 2009, 19(11): 1281-1287.

[83] 罗大成, 卢新卫, 任春辉, 等. 蓝田县农村居民饮用地下水中硝态氮污染及健康风险评价. 生态与农村环境学报, 2011, 27(4): 95-99.

[84] 白璐, 郑丙辉, 许秋瑾, 等. 我国华东某县饮用水源地多氯联苯的检测与风险评价. 环境科学研究, 2011, 24(12): 1441-1446.

[85] 王丽萍, 周晓蔚, 王小峰. 饮用水水源地健康风险评价. 水资源保护, 2008, 24(4): 14-17.

[86] 武晓峰, 谢磊, 赵洪阳. 土壤及地下水污染点不同暴露途径的健康风险比较. 中国环境科学, 2012, 32(2): 345-350.

[87] 张菊, 邓焕广, 孙镇, 等. 聊城市城区河湖水中 Hg、As 浓度分布特征及健康风险评价. 环境污染与防治, 2012, 34(3): 4-8.

[88] 孟晓琦, 孔伟威, 宣肇菲. 青岛市饮用水源地重金属污染物健康风险初步评价. 干旱环境监测, 2012, 26(1): 14-16.

[89] Chai L Y, Wang Z X, Wang Y Y, et al. Ingestion risks of metals in groundwater based on TIN model and dose-response assessment: A case study in the Xiangjiang watershed, central-south China. Science of the Total Environment, 2010, 408: 3118-3124.

[90] USEPA. Health effects assessment summary tables (HEAST). http://www. epa. gov/rpdweboo/heast/docs/heast 2-table-4-d2_0401. pdf. 2001.

[91] Sudbury Area Risk Assessment volume Ⅱ, Appendix B: model assumptions, equations, algorithms and a worked example. http://www. sudburysoils tudy. com/EN/media/Volume_Ⅱ_021408, 2008.

[92] National Institute of Advanced Industrial Science and Technology (AIST). Japanese exposure factors handbook. http://unit. aist. go. jp/riss/crm/exposure factors/english_ summary. html, 2007.

[93] The enHealth Council, Australia. Environmental health risk assessment: Guidelines for assessing human health risks from environmental hazards. http://enhealth. nphp. gov. au/council/pubs/ pubs. htm. 2004.

[94] The enHealth Council, Australia. Australian exposure factor guidance. http://www. health. gov. au/interne/main/publishing. nsf/Content/FAC004DCE7F63EF1CA25784000206980/ $ File/AEFG. pdf. 2010.

[95] Jang J Y, Jo S N, Kim S Y. Korean exposure factors handbook. Ministry of Environment, Seoul, Korea. 2007.

[96] 王宗爽, 段小丽, 刘平, 等. 环境健康风险评价中我国居民暴露参数探讨. 环境科学研究, 2009, 22(10): 1164-1170.

[97] Xu P, Huang S B, Wang Z J, Lagos G. Water consumption habit in general population of Shanghai and Beijing, China. Asian Journal of Ecotoxicology, 2008, 3(3): 224-230.

[98] 段小丽, 张文杰, 王宗爽, 等. 我国北方某地区居民涉水活动的皮肤暴露参数. 环境科学研究, 2010, 23(1): 55-61.

[99] 段小丽, 王宗爽, 王贝贝, 等. 我国北方某地区居民饮水暴露参数研究. 环境科学研究, 2010, 23(9): 1216- 1220.

[100] 张倩, 胡小琪, 邹淑蓉, 等. 我国四城市成年居民夏季饮水量. 中华预防医学杂志, 2011, 45(8): 677-682.

[101] 杨彦, 李定龙, 于云江. 浙江某地区人群暴露参数. 环境科学研究, 2012, 25(3): 316-321.

[102] Smith E. Uncertainty analysis. Encyclopedia of Environmetrics, 2002.

[103] 张应华, 刘志全, 李广贺, 等. 基于不确定性分析的健康环境风险评价. 环境科学, 2007, 28(7): 1409-1415.

[104] Chowdhury S, Champagne P, McLellan J. Uncertainty characterization approaches for risk assessment of DBPs in drinking water: A review. Journal of Environmental Management, 2009, 90: 1680-1691.

[105] Chen Y C, Ma H W. Model comparison for risk assessment: A case study of contaminated groundwater. Chemosphere, 2006, 63: 751-761.

[106] Houeto P, Carton A, Guerbet M, et al. Assessment of the health risks related to the presence of drug residues in water for human consumption: application to carbamazepine. Regulatory Toxicology and Pharmacology, 2012, 62: 41-48.

[107] Kumar A, Xagoraraki I. Human health risk assessment of pharmaceuticals in water: An uncertainty analysis for meprobamate, carbamazepine, and phenytoin. Regulatory Toxicology and Pharmacology, 2010, 57: 146-156.

[108] Hung M L, Wu S Y, Chen Y C, et al. The health risk assessment of Pb and Cr ieachated from fly ash monolith landfill. Journal of Hazardous Materials, 2009, 172: 316-323.

[109] Deng Y, Ni F Q, Yao Z G. The Monte Carlo-based uncertainty health risk assessment associated with rural drinking water quality. Journal of Water Resource and Protection, 2012, 4: 772-778.

[110] Li J B, Huang G H, Zeng G M, Huang Y. An integrated fuzzy-stochastic modeling approach for risk assessment of groundwater contamination. Journal of Environmental Management, 2007, 82: 173-188.

[111] Wong K, Mstreckre E W, Srtenstrom M K. GIS to estimate strom-water pollution mass loadings. Journal of Envirnoment Engineering, 1997, 123(8): 737-745.

[112] Yang Y S, Wang J L. GIS-based dynamic risk assessment for groundwater nitrate pollution from agricultural diffuse sources. Journal of Jilin University(Earth Science Edition), 2007, 37(2): 311-318.

[113] Jalba I, Cromar J, Pollard J T, et al. Safe drinking water: Critical components of effective inter-agency relationships. Environment International, 2010, 36: 51-59.

[114] Ni F, Liu G, Ye J, et al. ArcGIS-based rural drinking water quality health risk assessment. Journal of Water Resource and Protection, 2009, 5: 351-361.

[115] 刘庆, 王静, 史衍玺, 等. 基于 GIS 的县域土壤重金属健康风险评价——以浙江省慈溪市为例. 土壤通报, 2008, 39(3): 90-92.

[116] 廖永丰, 王五一, 张莉. 城市 NO_x 人体健康风险评估的 GIS 应用研究. 地理科学进展, 2007, 26(4): 44-52.

[117] Damian A, Barbara S. The importance of time of exposure to harmful anthropogenic factors as an element of cancer risk assessment in children. Ecotoxicology and Environmental Safety, 2011, 74: 967-973.

[118] Wang J J, He J T, Chen H H. Assessment of groundwater contamination risk using hazard quantification, a modified DRASTIC model and groundwater value, Beijing Plain, China. Science of the Total Environment, 2012, 432: 216-226.

[119] Winkel L，Berg M，Amini M，et al. Predicting groundwater arsenic contamination in Southeast Asia from surface parameters. Nature Geosciences，2008，1：536-542.

[120] Science Daily. Southeast Asia at high risk for arsenic contamination in water. http：// www. sciencedaily. com/releases/2008/07/080712150714. html，2008.

[121] 李建松. 地理信息系统原理. 武汉：武汉大学出版社，2006：116-124.

[122] 王志霞，陆雍森. 区域持久性有机物的健康风险评价方法研究. 环境科学研究，2007，20(3)：152-157.

[123] 倪福全，杨岳林，任化准. 基于组件式 GIS 技术的农村饮水安全决策支持系统研究. 环境变化与水安全(第五届中国水论坛)论文集. 北京：中国水利水电出版社，2007.

[124] 任化准，倪福全. 基于组件式 GIS 技术的雅安农村饮水安全预警系统初步设计. 环境变化与水安全(第五届中国水论坛)论文集. 北京：中国水利水电出版社，2007.

[125] 张建龙，解建仓，汪妮，等. 再生水回用的改进健康风险评价及土壤承载能力研究. 水土保持学报，2010，24(2)：192-196.

[126] 段小丽，王宗爽，于云江，等. 垃圾填埋场地下水污染对居民健康的风险评价. 环境监测管理与技术，2008，20(3)：20-23.

[127] 梁庆香. 健康风险评价国内外研究进展. 中外健康文摘，2011，8(31)：327-328.

[128] Random House Value Publishing Inc. Webster's encyclopedic unabridged dictionary of the English language. New York：Gramercy Books，1996.

[129] Willianms C A，Heins M R，著. 风险管理与保险. 陈伟等译. 北京：中国商业出版社，1990.

[130] 蒋维，金磊. 中国城市综合减灾对策. 北京：中国建筑工业出版社，1992.

[131] Dooley E. Risk analysis for health and environmental management. Halifax and Jakarta：Atlantic Nova Print，1990.

[132] 吴国富，周子康，魏凤荣. 一个考虑风险的证券价值评价公式的推导. 系统工程理论与实践，1998，18(11)：141-143.

[133] 国家科委、国家计委、国家经贸委、自然灾害综合研究组. 中国自然灾害区划研究进展. 北京：海洋出版社，1998.

[134] 赵恒峰，邱菀华，王新哲. 风险因子的模糊综合评价法. 系统工程理论与实践，1997，7：93-96.

[135] 刘新立，史培军. 区域水灾风险评估模型的理论与实践. 自然灾害学报，2001，10(2)：66-72.

[136] 赵战生，谢宗晓编著. 信息安全风险评估——概念、方法和实践. 北京：中国标准出版社，2007.

[137] 钱宇平. 流行病学研究实例(第二卷). 北京：人民卫生出版社. 1991.

[138] Fewtrell L，Macgill S M，Kay D，Casemore D. Uncertainties in risk assessment for the determination of drinking water pollutant concentrations：Cryptosporidium case study. Water Research，2001，35(2)：441-447.

[139] 陆雍森. 环境评价(第二版). 上海：同济大学出版社，1999.

[140] 刘爱萍. 健康风险评估. 中华健康管理学杂志, 2008, 2(3): 176-179.

[141] 付在毅, 许学工. 区域生态风险评价. 地球科学进展, 2001, 16(2): 267-271.

[142] 毛小苓, 倪晋仁. 生态风险评价研究综述. 北京大学学报(自然科学版), 2005, 41(4): 646-654.

[143] 孟紫强. 环境毒理学. 北京: 中国环境科学出版社, 2000.

[144] 焦安英, 李永峰, 熊筱晶. 环境毒理学教程. 上海: 上海交通大学出版社, 2009.

[145] Uyak V. Multi-pathway risk assessment of trihalomethanes exposure in Istanbul drinking water supplies. Environment International, 2006, 32: 12-21.

[146] Pitblado R, Stricoff S, Bartell S, et al. Risk assessment and management handbook: For environmental, health, s afety professionals. McGraw-Hill Publishing Co. 1996.

[147] Joshua I, 等. 饮用水质对人体健康的影响. 刘文君译. 北京: 中国环境科学出版社, 2003.

[148] 钱家忠, 李如钟, 汪家权, 等. 城市供水水源地水质健康风险评价. 水利学报, 2004, 8: 1-5.

[149] 秦钰慧. 饮用水卫生与处理技术. 北京: 化学工业出版社, 2002.

[150] USEPA. Integrated risk information system. http://www.epa.gov/iris/index.html, March 9th, 2006.

[151] HazDat Database-ATSDR. http://atsdr1.atsdr.cdc.gov:8080/hazdat.html♯A3.1

[152] 么鸿雁, 张敏, 李涛. 几种环境化学物神经毒性危险度评价研究进展. 环境与职业医学, 2005, 22(5): 467-469.

[153] USEPA. Guidelines for neurotoxicity risk assessment. Federal Register, 1998, 63(93): 26926-26954.

[154] 乔琰. 气态甲醛致中枢神经毒性效应及其机理探讨. 武汉: 华中师范大学, 2005.

[155] 周天舒, 梁立韵, 孙彦, 等. 四溴双酚A暴露下的神经毒性效应探讨. 第五届全国环境化学大会会议, 2008.

[156] 顾金敏, 程金平, 杨义晨, 等. 孕期暴露多氯联苯对仔鼠神经毒性影响. 第四届全国环境化学学术大会, 2007.

[157] 钱浩骏, 叶细标, 傅华. 汞及其化合物的慢性神经毒性. 环境与职业医学, 2005, 22(2): 160-166.

[158] Panzica G C, Viglietti-Panzica C, Ottinger M. A. Introduction: Neurobiological impact of environmental estrogens. Brain Res Bull, 2005, 65: 187-191.

[159] Carta P, Flore C, Alinovi R, et al. Sub-clinical neurobehavioral abnormalities associated with low level of mercury exposure through fish consumption. Neuro Toxicology, 2003, 24: 617-623.

[160] Foster P, Park T, Hughes C. International programme on chemical safety, principles for evaluating health risks to reproduction associated with exposure to chemicals, environmental health criteria. Geneva: WHO, 2001.

[161] 范奇元, 顾祖维, 丁训诚. 我国生殖毒理学研究进展. 卫生毒理学杂志, 1999, 4(13):

247-251.

[162] 钱玲，李涛. 环境化学物的生殖毒性研究进展. 环境与职业医学,2005,22(2)：167-171.

[163] 刚葆琪,甘卉芳. 关于环境化学物生殖毒性判定基准问题. 工业卫生与职业病,2001,
　　　27(2)：65-67.

[164] 吴强,王爱平. 用鱼类研究化学物质生殖毒性的方法. 癌变·畸变·突变,2001,13(1)：
　　　58-61.

[165] 万旭英. 大、小鼠卵泡培养方法及其在雌性生殖毒性研究中的应用. 第二军医大学, 2008

[166] 周宗灿主编. 毒理学基础. 北京:北京医科大学出版社,2000.

[167] 王心如. 毒理学基础(第四版). 北京:人民卫生出版社,2003.

[168] 王向东,赵良忠主编. 食品毒理学. 南京:东南大学出版社,2007.

[169] Jederber W W, Still K R, Briggs G B. The utilization of risk assessment in tactical com-
　　　mand decisions. The Science of the Total Environment, 2002,288：119-129.

[170] Molak V. Fundamentals of risk analysis and risk management. Georgia：Lewis Publish-
　　　ers, 1996.

[171] 韩冰. 地下水污染评价与控制. 北京:中国地质大学, 2006.

[172] 周晓蔚. 河口生态系统健康与水环境风险评价理论方法研究. 北京:华北电力大
　　　学, 2008.

[173] Bertrand G. Bull environmental contain. Toxicology, 1981.

[174] 朱颜明,何岩. 环境地理学. 北京:科学出版社, 2002：176.

[175] 杨克敌,王爱国,李贤相,等. 硒对氟致大鼠脂质过氧化拮抗作用的研究. 卫生研究,
　　　1996, 25(1)：13-15.

[176] 段金叶,潘月鹏,付华,等. 饮用水与人体健康关系研究. 南水北调查与水利科技,
　　　2006, 4(3)：36-40.

[177] Gillett J. Hazard study and risk assessment：A complete guide. Interpharm Press,
　　　Inc.,1996.

[178] Hallenbeck W H, Cunningham K M. Quantitative risk assessment for environmental and
　　　occupational health. Chelsea：Lewis Publishers, 1993.

[179] USEPA. Guiding principles for Monte Carlo analysis. EPA/630/R-97/001,Washington
　　　DC, 1997：1-35.

[180] Florig H K, Morgan M G, Morgan K M, et al. A deliberative method for ranking risks,
　　　Ⅰ：Overview and test bed development. Risk Analysis, 2001, 21：913-921.

[181] Morgan K M, DeKay M L, Fisehbeek P S, et al. A Deliberative method for ranking
　　　risks, Ⅱ：Evaluation of validity and agreement among risk managers. Risk Analysis,
　　　2001,21：923-937.

[182] Willis H H, DeKay M L, Morgan M G, et al. Ecological risk ranking：Development and
　　　evaluation of a method for improving public participation in environmental decision mak-
　　　ing. Risk Analysis, 2004, 24：363-378.

[183] IEI(Industrial Economics,Incorporated). An expert judgment study of the concentration-

response relationship between PM2. 5. Exposure and Mortality, 2004.

[184] USEPA. Final Regulatory Analysis: control of emissions from nonroad diesel engines. EAP420-R-04-007. Washington DC, http: //www. epa. gov/ nonroad-diesel/, 2004.

[185] Walker K D, MaeIntosh D, Evans J S. Use of expert judgment in exposure assessment, Part I. Characterization of personal exposure to benzene. Journal of Exposure Environment Epidemiology, 2001, 11: 308-322.

[186] Walker K D, Catalano P, Hmmaitt J K, Evans J S. Use of expert judgement in exposure assessment: Part Ⅱ. Calibration of expert judgements about personal exposures to benzene. Journal of Exposure Environment Epidemiology, 2003, 13: 1-16.

[187] Van Der I H J, Goossens L H J, Saatkmap H W, et al. Elicitation of quantitative data from a heterogeneous expert panel: Formal process and application in animal health. Risk Analysis, 2002, 22: 67-81.

[188] 于云江. 环境污染的健康风险评估与管理技术. 北京: 中国环境科学出版社, 2011.

[189] HamlII P V V, Drizd T A, Johnson C L, et al. Physical growth: National center for health statistics percentiles. American Journal of Clinical Nutrition, 1979, 32: 607-609.

[190] Brainard J, Burmaster D. Bivariate distributions for height and weight of men and women in the United States. Risk Analysis, 1992, 12(2): 267-275.

[191] Ershow A G, Cantor K P. Total water and tap water intake in the United States: Population-based estimates of quantities and sources. Life Sciences Research Office, Federation of American Societies for Experimental Biology, 1989.

[192] Shof M B, Shirai J H, Kedan G, et al. Child dermal sediment loads following play in a tide flat. Jornal of Exposure Science and Environmental Epidemiology, 2005, 15 (5): 407-412.

[193] 王喆, 刘少卿, 陈晓明, 等. 健康风险评价中中国人皮肤暴露面积的估算. 安全与环境学报, 2008, 8(4): 152-157.

[194] 名山区农业局. 名山土壤—第二次土壤普查资料汇编. 1985, 7: 11-12.

[195] 张翼飞, 黄川友. 四川盆地的河流水环境现状与可持续发展. 水电站设计, 2008, 14(4) 24-28.

[196] 雅安市人民政府. 雅安年鉴(2008 年), 2008.

[197] 四川嘉源生态发展有限公司. 四川省雅安市名山县农田水利综合规划. 2009.

[198] 四川省雅安市名山县"十二五"农村饮水安全工程实施方案（内部资料）. 2011: 8.

[199] 胡玉福, 邓良基, 张世熔, 等. 四川盆地西缘浅层地下水铁、锰含量的空间变异特征. 生态学报, 2009, 29(2): 797-803.

[200] 易桂花. 蒙顶山茶区生态地球化学评价. 成都: 成都理工大学, 2008.

[201] 戴树桂. 环境化学. 北京: 高等教育出版社, 1997

[202] Xie Z M, Ye Z H, Wong M H. Distribution characteristics of fluoride and aluminum in soil profiles of an abandoned tea plantation and their uptake by six woody species. Environment International, 2001, 26(5): 341-346

[203] 孙晋民，宋芷珩，郝文学，等. 精制蝮蛇抗栓酶对人体内锌铜铁的影响. 广东微量元素科学，2000，7(7)：24-26.

[204] 于炎湖. 饲料安全性问题(4)饲料中重金属元素污染的来源、危害及预防. 饲料与生产，2003，2：3-5.

[205] Ren S R, Shao Y C, Wang Z X. Analyze on heavy metals content of merchandise compost produced by animal wastes. Journal of Agro-Environmental Science, 2005, 24: 216-318.

[206] Rao V, Hinz M E, Roberts B A, Fine D. Environmental hazard assessment of Venezuelan equine encephalitis virus vaccine candidate strain V3526. Vaccine, 2004, 22: 2667-2673.

[207] 吴炳方. 水田植物营养素流失与控制措施. 环境科学，1991，12(3)：88-91.

[208] 艾雪梅. 畜禽养殖业对环境污染的影响. 四川畜牧兽医，2009，2：14-15.

[209] 郑西来. 地下水污染控制. 武汉：华中科技大学出版社，2009.

[210] 雅安市水务局. 雅安市水资源公报(2011年). 2011.

[211] Gatto N, Kelsh M, Mai D, et al. Occupational exposure to hexavalent chromium and cancers of the gastrointestinal tract: A meta-analysis. Cancer Epidemiology, 2010, 145: 1-8.

[212] USEPA. Toxicological review of hexavalent chromium, in support of summary information on the Integrated Risk Information System(IRIS), 1998, 46-48.

[213] Gim'enez J, Martínez M, Pablo J, Duro L. Arsenic sorption onto natural hematite, magnetite and goethite. Journal of Hazardous Materials, 2007, 141: 575-580.

[214] WHO. Cadmium. Environmental Health Criteria, 1992.

[215] 崔玉静，黄宜宗，朱永官. 镉对人类健康的危害及其影响因子的研究进展. 卫生研究，2006，35(5)：656-659.

[216] Jin Y P, Liao Y J, Lu C W, Yu F. Health effects in children aged 3～6 years induced by environmental lead exposure. Ecotoxicology and Environmental Safety, 2006, 63: 313-317.

[217] Gennart J P, Bernard A, Lauwerys R. Assessment of Thyroid, testes, kidney and autonomic nervous-system function in lead-exposed workers. International Archives of Occupational and Environmental Health, 1992, 64: 49-57.

[218] Fontecave M, Pierre J L. Iron: Metabolism, toxicity and therapy. Biochimie, 1993, 75, 767-773.

[219] Roth J A, Garrick M D. Iron interactions and other biological reactions mediating the physiological and toxic actions of manganese. Biochemical Pharmacology, 2003, 66: 1-13.

[220] Gerber G B, Léonard A, Hantson P. Carcinogenicity, mutagenicity and teratogenicity of manganese compounds. Critical Reviews in Oncology Hematology, 2002, 42: 25-34.

[221] Erikson K M, John C E, Jones S R, Aschner M. Manganese accumulation in striatum of mice exposed to toxic doses is dependent upon a functional dopamine transporter. Environmental Toxicology and Pharmacology, 2005, 20(3): 390-394.

[222] Kumar J V, Moss M E. Fluorides in dental public health programs. Dental Clinics of

North America,2008,52：387-401.

[223] Anasuya A,Bapurao S,Paranjape P K. Fluoride and silicon intake in normal and endemic fluorotic areas. Journal of Trace Elements in Medicine and Biology, 1996, 10 (3)： 149-155.

[224] Ben-Youssef C, Zepeda A, Texier A, Gomez J. A two-step nitrification model of ammonia and nitrite oxidation under benzene inhibitory and toxic effects in nitrifying batch cultures. Chemical Engineering Journal, 2009,152：264-270.

[225] Samosudova N, Reutov V. Neuron-glial interaction under toxic action of nitrites in the cerebellum. Nitric Oxide,2011, 24：30-37.

[226] Propst A, Propst T, Feichtinger H, et al. Copper-induced acute rhabdomyolysis in Wilson's disease. Gastroenterology, 1995,108：885-887.

[227] Sarkar B. Copper transport and its defect in Wilson disease：Characterization of the copper-binding domain of Wilson disease ATPase. Journal of Inorganic Biochemistry, 2000, 79：187-191.

[228] Mishra S, Srivastava A K. The acute toxic effects of copper on the blood of a teleost. The acute toxic effects of copper on the blood of a teleost. Ecotoxicology and Environmental Safety, 1980, 4：191-194.

[229] Committee on the use of treated municipal wastewater effluents and sludge in the production of crops for human consumption,water science and technology board,commission on geosciences,environment,and resources National Research Council. Use of reclaimed water and sludge in food crop production. Washington,DC：National Academy Press,1996.

[230] 廖飞凤，郑兴灿，鞠宇萍. 再生水厂微生物风险评价述评. 全国城市污水再生利用经验交流和技术研讨会，天津，2003.

[231] 仇付国. 城市污水再生利用健康风险评价的理论与方法研究. 西安建筑科技大学，2004.

[232] 李如忠，童芳，周爱佳，等. 基于梯形模糊数的地表灰尘重金属污染健康风险评价模型. 环境科学学报，2011,31(8)：1790-1798.

[233] USEPA. Development of statistical distributions or ranges of standard factors used in exposure assessments. EPA/600/S8-85/010, 1985.

[234] 名山县政府. 名山县统计年鉴(2012 年). 成都：四川大学出版社,2012.

[235] Burmaster D E. Lognormal distributions for skin area as a function of body weight. Risk Analysis,1998,18(1)：27-32.

[236] Richardson G M. Compendium of Canadian human exposure factor for risk assessment. Ottawa：O'Connor Associates Environmental Inc,1997.

[237] IRIS. Chromium compounds. http：//www. epa. gov/ttn/atw/hlthef/ chromium. html, 2000.

[238] 刘秀平. 城市饮用水源水质健康风险评价. 广州环境科学，2011,26(2)：28-30.

[239] 侯千. 开封市饮用水源水及食鱼健康风险评价. 河南大学，2011.

[240] Blaylock B G, Frank M L, Hook L A, et al. White Oak Creek Embayment Site character-

ization and contaminant screening report. Oak Ridge National Laboratory, Oak Ridge, Tennessee. 1992.

[241] Hamby D M. A review of techniques for parameter sensitivity analysis of environmental models. Environmental Monitoring and Assessment, 1994, 32(2): 135-154.

[242] USEPA. Guidelines for exposure assessment(1992c). Washington: USEPA, 1992, 1-28.

[243] Hoffman F O, Hammonds J S. Propagation of uncertainty in risk assessments: The need to distinguish between uncertainty due to lack of knowledge and uncertainty due to variability. Risk Analysis, 1994, 14(5): 707-712.

[244] Masliev I. Probabilistic methods for uncertainty analysis and parameter estimation for dissolved oxygen models. Water Science Technology, 1994, 30(2): 99-108.

[245] 刘思峰, 党耀国, 方志耕, 等. 灰色系统理论及其应用(第五版). 北京:科学出版社, 2010.

[246] 邓聚龙. 灰色系统基本方法. 武汉:华中理工大学出版社, 1992.

[247] Nicolis G, Prigogine I. Self-organization in nonequilibrium systems. New York: John Wiley & Sons, 1997.

[248] 萧树铁. 随机数学(第二版). 北京:高等教育出版社, 2004.

[249] Atanassov E, Dimov I T. What Monte Carlo models can do and cannot do efficiently. Applied Mathematical Modelling, 2008, 32: 1477-1500.

[250] Lin Y, Wang F, Zheng X, Gao H, Zhang L. Monte Carlo simulation of the Ising model on FPGA. Journal of Computational Physics, 2013, 237: 224-234.

[251] 姚宏, 李圭白, 张景成, 等. 蒙特卡罗方法在水污染控制理论中的应用前景. 哈尔滨工业大学学报, 2004, 36(1): 129-131

[252] 钱永中, 李耘, 陈晨. 应用于农药残留对人体暴露评估的蒙特卡洛方法及其进展. 农业质量标准, 2007, 5(5): 44-47.

[253] 张德新, 马红梅, 何振宇. 基于 Monte Carlo 模拟法对大米途径摄入镉的风险评估. 环境卫生学杂志, 2013, 3(1): 40-44.

[254] International Atomic Energy Agency (IAEA). Evaluating the reliability of predictions using environmental transfer model. Safety Practice Publications of IAEA, Safety Series No. 100, Washington: IAEA, 1989, 5-9.

[255] 束龙仓, 朱元生. 地下水资源评价中的不确定性因素分析. 水文地质工程, 2000, 6: 6-8.

[256] 段小丽. 暴露参数的研究方法及其在环境健康风险中的应用. 北京:科学出版社, 2012.

[257] Kerger B D, Paustenbach D J, Corbett G E. Absorption and elimination of trivalent and hexavalent chromium in humans following ingestion of a bolus dose in drinking water. Toxicology and Applied Pharmacology, 1996, 141(1): 145-158.

[258] 胡静波. 风险管理工具——Crystal Ball 在企业经营风险管理中的应用. 信息技术, 2009, 31: 270-273.

[259] 马慧. Crystal Ball 仿真软件的探讨及其在微机上的应用. 计算机系统应用, 2004, 9: 29-31.

[260] 汤国安,杨昕. ArcGIS 地理信息系统空间分析实验教程. 北京:科学出版社,2006.

[261] 边馥苓. 地理信息系统原理与方法. 北京:测绘出版社, 1996.

[262] 陈伟,李允,黎明,等. 地理信息系统与油田开发管理. 西南石油学院学报, 2001, 23(1):34-37.

[263] Zheng Y M, Chen T B, He J Z. Multivariate geostatistical analysis of heavy metals in topsoils from Beijing, China. Environment International, 2008, 8(1): 51-58.

[264] Ding Y M, Fotheringham A S. The integration of spatial analysis and GIS. Computers, Environment and Urban Systems, 1992, 16: 3-19.

[265] 黎夏. GIS 与空间分析——原理与方法. 北京:科学出版社, 2006.

[266] Graham A J, Atkinson P M, Danson F M. Spatial analysis for epidemiology. Acta Tropica, 2004, 91(3): 219-225.

[267] Dubrule O. Cross validation of Kriging in a unique neighborhood. Mathematical Geology, 1983, 15(6): 687-699.

[268] Rivoiraro J. Introduction to disjunctive Kriging and nonlinear geostatics. Paris: Decembre, 1990

[269] 汪学兵,柳玲,吴中福. 空间内插方法在 GIS 中的应用. 重庆建筑大学学报, 2004, 26(1): 30-36.

[270] 李新,程国栋,卢玲. 空间内插方法比较. 地球科学进展, 2000, 15(3): 260-265.

[271] Yasrebi J, Saffari M, Fathi H, et al. Evaluation and comparison of ordinary Krigning and inverse distance weighting methods for prediction of spatial variability of some soil chemical parameters. Research Journal of Biological Sciences, 2009, 4(1): 93-102.

[272] 刘述强,张长利,高君峰. 土壤水分空间变异性的研究. 东北农业大学学报, 2008, 39(8): 122-126.

[273] Colin C. Interpolating surfaces in ArcGIS spatial analyst. ArcUser, 2004, 32-35.

[274] 孙英君,王劲峰,柏延臣. 地统计学方法进展研究. 地球科学进展, 2004, 19(2): 268-274.

[275] 靳国栋,刘衍聪,牛文杰. 距离加权反比插值法和克里金插值法的比较. 长春工业大学学报, 2003, 24(3): 53-57.

[276] 毕军,杨洁,李其亮. 区域环境风险分析和管理. 北京:中国环境科学出版社, 2006.

[277] Covello V T, Mumpower J. Risk analysis and risk management: An historical perspective. Risk Analysis, 1985, 5(2): 103-120.

[278] 陈敏建,陈炼钢,丰华丽. 基于健康风险评价的饮用水水质安全管理. 中国水利, 2007, 7: 12-15.

[279] 王杰,胡衡生. 基于 GIS 的城市大气环境污染与人体健康信息系统研究——以广西南宁市为例. 广西师范学院学报(自然科学版). 2006, 23(4): 72-77.

[280] 于云江,孙飞,车朋,等. 环境污染的健康风险管理信息系统开发研究. 环境与健康杂志, 2011, 28(7): 622-625.

[281] 朱少霞,诸云强,孙颖. 基于 GIS 的地下水空间分析系统的设计. 首都师范大学学报(自

然科学版），2005，26(1)：108-112.

[282] 薛伟. MapObjects——地理信息系统程序设计. 北京：国防工业出版社，2004.

[283] 侯景伟，李小建. 基于 GIS 的饮水安全评价与预测系统研究. 地域研究与开发，2008，27(5)：120-123.

[284] United Nations(UN). The millennium development goals report 2000. New York,2000.

[285] 中华人民共和国发展改革委员会、水利部、卫生部、环境保护部. 全国农村饮水安全工程"十二五"规划(公开稿). 2012.

[286] 叶剑，冯坤，倪福全. 基于 ArcGIS 的水源地水质健康风险研究. 长江科学学院学报，2011,28(4)：10-15.

[287] 李伯华，刘传明，曾菊新. 基于公共物品理论的农村饮水安全问题研究-以江汉平原为例. 农业经济问题，2007，4：81-85.

[288] 王国华，李克强. 农村公共产品供给与农民收入问题研究. 财政研究，2003,1：34-37.

[289] 胡威. 农村饮水工程效益评价指标体系初探. 中国科技论文在线,http：//www. paper. edu. cn,2009,1-8.

[290] 陈菁，陈丹，代小平，等. 基于效益评价的农村饮水安全工程管理体制研究. 三峡大学学报(自然科学版)，2013,35(1)：1-5.

[291] 张裕厚. 乡村供水工程效益的定量分析. 山西水利科技，2002,2：52-53.

[292] 曾永年，曾德婵. 农村供水工程社会经济效益的量化分析. 中国农村水利水电，2001，4：30-31.